Telemedicina de Logística e Telessaúde Integrada

Para melhoria da eficiência e humanização na Saúde

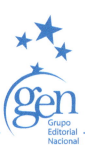

O GEN | Grupo Editorial Nacional – maior plataforma editorial brasileira no segmento científico, técnico e profissional – publica conteúdos nas áreas de ciências da saúde, exatas, humanas, jurídicas e sociais aplicadas, além de prover serviços direcionados à educação continuada e à preparação para concursos.

As editoras que integram o GEN, das mais respeitadas no mercado editorial, construíram catálogos inigualáveis, com obras decisivas para a formação acadêmica e o aperfeiçoamento de várias gerações de profissionais e estudantes, tendo se tornado sinônimo de qualidade e seriedade.

A missão do GEN e dos núcleos de conteúdo que o compõem é prover a melhor informação científica e distribuí-la de maneira flexível e conveniente, a preços justos, gerando benefícios e servindo a autores, docentes, livreiros, funcionários, colaboradores e acionistas.

Nosso comportamento ético incondicional e nossa responsabilidade social e ambiental são reforçados pela natureza educacional de nossa atividade e dão sustentabilidade ao crescimento contínuo e à rentabilidade do grupo.

Telemedicina de Logística e Telessaúde Integrada

Para melhoria da eficiência e humanização na Saúde

CHAO LUNG WEN

Médico graduado pela Faculdade de Medicina da Universidade de São Paulo (FMUSP).
Doutor em Informática Médica e Livre-Docência em Telemedicina pela FMUSP.
Professor Associado e Chefe da disciplina de Telemedicina
do Departamento de Patologia da FMUSP.
Membro Fundador do Conselho Brasileiro de Telemedicina
e Telessaúde (CBTms), em 2002, e presidente de 2006 a 2013.
Presidente da Associação Brasileira de Telemedicina
e Telessaúde (ABTMS) – 07/2022 a 07/2024.

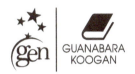

- O autor deste livro e a editora empenharam seus melhores esforços para assegurar que as informações e os procedimentos apresentados no texto estejam em acordo com os padrões aceitos à época da publicação, *e todos os dados foram atualizados pelos autores até a data do fechamento do livro.* Entretanto, tendo em conta a evolução das ciências, as atualizações legislativas, as mudanças regulamentares governamentais e o constante fluxo de novas informações sobre os temas que constam do livro, recomendamos enfaticamente que os leitores consultem sempre outras fontes fidedignas, de modo a se certificarem de que as informações contidas no texto estão corretas e de que não houve alterações nas recomendações ou na legislação regulamentadora.

- Data do fechamento do livro: 19/03/2024.

- O autor e a editora se empenharam para citar adequadamente e dar o devido crédito a todos os detentores de direitos autorais de qualquer material utilizado neste livro, dispondo-se a possíveis acertos posteriores caso, inadvertida e involuntariamente, a identificação de algum deles tenha sido omitida.

- **Atendimento ao cliente:** (11) 5080-0751 | faleconosco@grupogen.com.br

- Direitos exclusivos para a língua portuguesa
  Copyright © 2024 by
  Editora Guanabara Koogan Ltda.
  Uma editora integrante do GEN | Grupo Editorial Nacional
  Travessa do Ouvidor, 11
  Rio de Janeiro – RJ – CEP 20040-040
  www.grupogen.com.br

- Reservados todos os direitos. É proibida a duplicação ou reprodução deste volume, no todo ou em parte, em quaisquer formas ou por quaisquer meios (eletrônico, mecânico, gravação, fotocópia, distribuição pela Internet ou outros), sem permissão, por escrito, da Editora Guanabara Koogan Ltda.

- Editoração eletrônica: R.O. Moura
- Capa: Bruno Sales
- Imagem da capa: iStock (© Supersizer)

- Ficha catalográfica

CIP-BRASIL. CATALOGAÇÃO NA PUBLICAÇÃO
SINDICATO NACIONAL DOS EDITORES DE LIVROS, RJ

W493t

    Wen, Chao Lung
        Telemedicina de logística e telessaúde integrada / Chao Lung Wen. - 1. ed. - Rio de Janeiro : Guanabara Koogan, 2024.
        il. ; 24 cm.

    Inclui bibliografia e índice
    ISBN 978-85-277-3970-2

    1. Telemática médica. I. Título.

24-87984   CDD: 610.285
                          CDU: 616::004.773.5

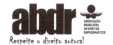

Gabriela Faray Ferreira Lopes - Bibliotecária - CRB-7/6643

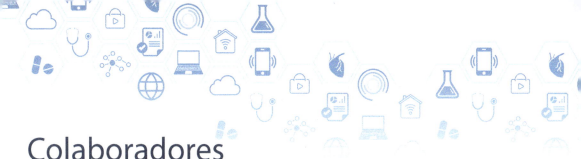

Colaboradores

Rosângela Suetugo Chao

Dentista. Graduada em Odontologia pela Universidade Santo Amaro (UNISA). Especialista em Acupuntura pela Faculdade de Medicina da Universidade de São Paulo (FMUSP). Mestre em Ciências pela FMUSP.

Maíra Lie Chao

Jornalista e Designer de Comunicação Educacional. Graduada em Comunicação Social, com habitação em Jornalismo, pela Faculdade Cásper Líbero. Especialista em Design Instrucional e Direção de Artes pelo Centro Universitário do Serviço Nacional de Aprendizagem Comercial (Senac) e pelo Centro Universitário Belas Artes.

Mariana Mie Chao

Graduada em Arquitetura e Urbanismo pelo Centro Universitário Belas Artes de São Paulo. Mestranda em Gerontologia pela Escola de Artes, Ciências e Humanidades da Universidade de São Paulo (USP). Membro da Associação Brasileira de Telemedicina e Telessaúde (ABTms).

Cleinaldo de Almeida Costa

Graduado em Medicina pela Universidade Federal do Amazonas (UFAM). Especialista em Cirurgia Vascular pela Sociedade Brasileira de Angiologia e Cirurgia Vascular (SBACV). Mestre em Cirurgia Vascular pela Universidade Federal de São Paulo (UNIFESP). Doutor em Medicina pela Faculdade de Medicina da Universidade de São Paulo (FMUSP). Professor Associado da UFAM e da Universidade do Estado do Amazonas (UEA). Membro da Associação Brasileira de Telemedicina e Telessaúde (ABTms).

Carlos Vinicius Nascimento de Araújo

Graduado em Gestão de Recursos Humanos pelo Centro Universitário FACEX (UNIFACEX). Especialista em Gestão de Multimateriais com foco em projetos de envidraçamento pelo Serviço Nacional de Aprendizagem Industrial (SENAI). Membro da Associação Brasileira de Telemedicina e Telessaúde (ABTms).

Gustavo Zagatto

Técnico em Design 3D pela Escola Técnica Estadual (ETEC) Carlos de Campos.

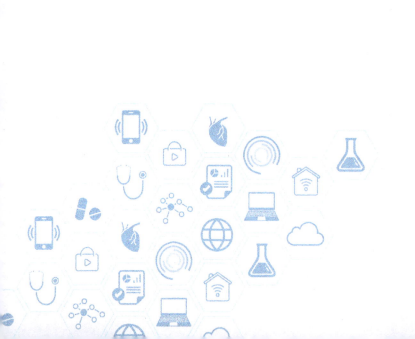

Os obstáculos só engrandecem o rio.
Com fluxo contínuo de água,
no momento certo,
ele os supera e ainda forma um lago…
A força de um rio vem de várias fontes;
enquanto flui e se adapta ao caminho,
novas fontes juntam-se a ele,
tornando-o cada vez maior.
Ao superar os grandes obstáculos,
o rio fornece vida e sustento a todos que estão ao seu redor,
pelo fluir da água e pelo lago formado…

Chao Lung Wen
2023

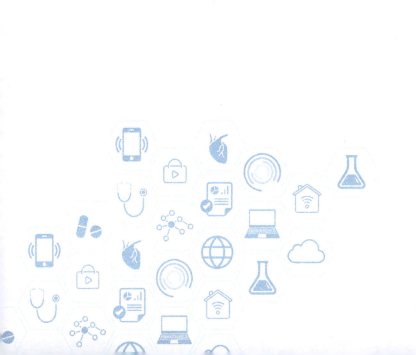

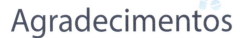

Agradecimentos

À minha família (esposa, filhas, netos, irmã, sogra, genros, cunhado, cunhadas, sobrinhos).

A meus pais, meu irmão e meu sogro (todos *in memoriam*).

Ao Prof. Dr. György Miklós Böhm (*in memoriam*), meu "pai" acadêmico.

A todas as pessoas que participaram da construção desta história.

Aos amigos e amigas.

À minha equipe.

À Faculdade de Medicina da Universidade de São Paulo (FMUSP), onde ingressei como estudante, em 1980, e me tornei professor a partir de 2003; e ao Hospital das Clínicas da FMUSP, no qual ingressei em 1987. Nessas instituições, tive a minha formação e desenvolvi a carreira de docente e pesquisador.

A vida é como uma folha em branco. As ações são como a caneta. Cabe a cada um compor a sua poesia.

Chao Lung Wen
2001

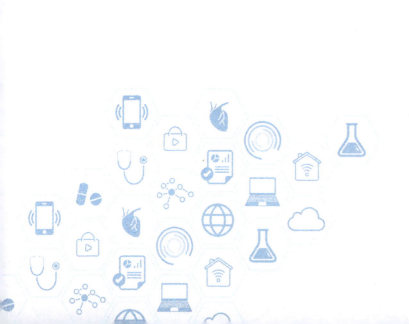

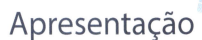

Apresentação

Escrever a apresentação de um livro é sempre uma responsabilidade, e naturalmente não poderia fazê-lo sem provocar reflexão.

Vivemos em uma época de transformações, em que cada uma das ações faz parte da linha do tempo de uma evolução histórica. Talvez não consigamos mudar o mundo isoladamente, mas podemos fazer a nossa parte ao fomentar as reflexões-chave para o desenvolvimento de ações responsáveis e estruturantes.

Foram mais de duas décadas de história e uma evolução importante, se considerarmos como referência no Brasil o ano de 2002, quando foi publicada a primeira Resolução de Telemedicina do Conselho Federal de Medicina (CFM) – nº 1.643, em agosto – e criado o Conselho Brasileiro de Telemedicina e Telessaúde (em novembro). São relatadas neste livro justamente a fase de determinação e empreendedorismo para promover a Telemedicina e a Telessaúde como recursos importantes para a logística e a otimização do sistema de Saúde no Brasil para a terceira década do século 21 em diante.

Registrar e relatar a história enquanto ela acontece é um privilégio para poucos em suas carreiras. Costumo me divertir dizendo que sou um dos poucos "mausoléus vivos" da Telemedicina no país. Assim, procuro descrever os principais acontecimentos, bem como os desafios enfrentados durante esse percurso de duas décadas rumo à sua difusão, capacitação, regulamentação e incorporação no sistema de Saúde. A história, muitas vezes, pode deixar a impressão de que, ao olharmos para trás e lermos agora, tudo parece ter sido muito fácil. O difícil, no entanto, foi tomar as decisões sem ter certeza das escolhas, contando com ética, convicções, experiências e esperanças como orientadoras.

O mundo tem se transformado digitalmente de maneira cada vez mais rápida desde o início do século 21, com aumento da capacidade de processamentos computacionais, melhorias dos sistemas de telecomunicação, impressão 3D, realidade virtual e aumentada, inteligência artificial, robótica, *smartphones*, internet das coisas e internet das coisas médicas, entre outros recursos. A incorporação digital tende a ser mais acelerada com a consolidação da internet móvel 5G e a evolução para a 6G, o estabelecimento do uso do grafeno nos aparelhos eletrônicos, a difusão de dispositivos com biossensores utilizando biomarcadores, a inteligência artificial geral (AGI) e a de uso doméstico, os robôs de telepresença, o metaverso etc. Essas mudanças provocarão expansão e consolidação da Telemedicina e da Telessaúde, possibilitando aprimorar a cadeia de Saúde por meio da oferta de serviços, que poderão englobar desde educação em Saúde (promoção de saúde), orientação, prevenção e monitoramento para a população até cuidados multiprofissionais domiciliares (telemulticuidados) e reintegração social.

Projetando para 2030, o Brasil será possivelmente o sexto país do mundo com o maior número de idosos em sua população, com risco de o sistema de Saúde atual colapsar por aumento da quantidade de doenças e agravos se a Saúde Conectada focada no estilo de vida e no bem-estar não for instituída de maneira ampla. Diante disso, é nosso papel incentivar e adoção da cadeia produtiva em Saúde para instituir estratégias que visem reduzir a sinistralidade, ou seja, que evitem que a população adoeça ou tenha agravamento de condições crônicas por meio da Atenção Integrada e da expansão do acesso a serviços.

Apesar de a Telemedicina e a Telessaúde serem muito associadas à ideia de provimento de serviços assistenciais de modo não presencial, elas atuam em cinco grandes áreas, a saber:

- Teleassistência
- Tele-educação interativa
- Rede colaborativa de pesquisa (Teleciência)
- Prevenção de doenças e lesões
- Promoção e gestão da saúde.

Quando enxergamos os serviços de Saúde não unicamente como provimento de medidas para o tratamento de doenças, mas, sim, como conjuntos organizados de serviços que, além de recuperarem as pessoas de condições de doença, promovem a saúde e previnem doenças e complicações, passamos a pensar em oferecer serviços com base em cuidados integrados biopsicossociais. Assim, quando a Telessaúde é associada à gestão da saúde, podemos chamá-la de Telessaúde Integrada de Bem-Estar.

Com o uso das tecnologias eletrônicas e de telecomunicação para fins assistenciais (teletecnologias assistenciais), em um futuro próximo poderemos evitar inúmeros desperdícios, pela otimização de processos nos cuidados de doenças e pela humanização e melhoria da jornada de atendimento dos pacientes. Essas deverão ser as metas da Telemedicina na Medicina, podendo ser chamada, assim, de Telemedicina de Logística. O surgimento dos conceitos de Telemedicina de Logística, Telessaúde Integrada, Telessaúde de Bem-Estar, além, é claro, da consolidação de um sistema híbrido de cuidados (que combine atendimentos a distância com presenciais), serão recursos estruturantes para os quais precisamos estar habilitados e empenhados em conhecer, a fim de implementá-los na construção da Saúde do futuro.

REFLEXÃO SOBRE MUDANÇAS – PENSANDO MATEMATICAMENTE

Se aceitarmos que devemos continuar sendo o que somos porque não há o que fazer, seremos sempre 1 e, assim, continuaremos eternamente 1, não importa o que aconteça ao longo de 1 ano. Logo:

$$1^{365} = 1$$

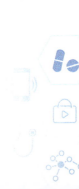

Se fizermos uma pequena mudança, por mais ínfima que seja, mesmo que um milésimo na nossa maneira de pensar ou agir no dia a dia, seremos capazes de mudar a nós mesmos ao longo de 1 ano. Então: $1{,}001^{365} = 1{,}4417$ (44% ao ano).

O que significaria isso ao longo de uma ou duas décadas?

Pequenas atitudes recorrentes, ao se repetirem exponencialmente, provocam mudanças significativas. Esse fundamento pode ser a base de transformações por ações exponenciais ao longo da linha do tempo.

Vejam também o livro *Telemedicina e Telessaúde: 20 Anos da Fase Heroica ao Momento Estruturante da Medicina e Saúde Conectada*, uma história contada por 20 entrevistados.

Trata-se de um livro composto de 18 capítulos, que pode servir de apoio para fomentar reflexões e incentivar vários repensares, podendo tornar tangíveis as mudanças pela indução de novos pensamentos, convicções, valores e atitudes.

A humildade é um comportamento que nos permite enxergar a nós mesmos e aos outros com a mente aberta, destituída de pré-conceitos e preconceitos.
***
A história tem mostrado que a coragem e o melhor que cada pessoa consegue fazer é sempre aquilo que ainda desconhece.
Se não é desafiada para superar obstáculos e situações difíceis, também não achará coragem, ao se manter na conveniência e na zona de conforto.

Chao Lung Wen
2024

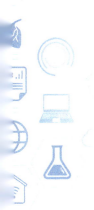

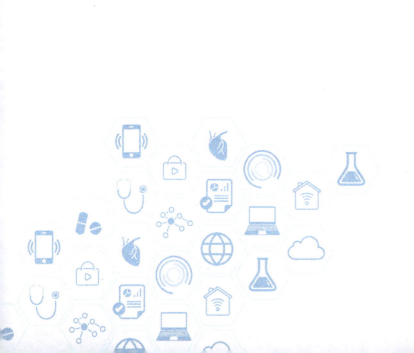

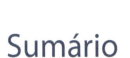

Sumário

1 Reflexões e Perspectivas para Saúde Conectada 5.0, *1*
Chao Lung Wen

2 Evoluções Tecnológicas Eletrônicas e Relações com Telemedicina e Telessaúde, *13*
Chao Lung Wen

3 História da Telemedicina e da Telessaúde no Brasil, *21*
Chao Lung Wen

4 Bioética, Ética, Responsabilidade e Segurança Digital, *31*
Chao Lung Wen

5 Leis, Portarias e Resoluções Relacionadas com Telemedicina e Telessaúde, *51*
Chao Lung Wen

6 Telemedicina, Telessaúde e Saúde Digital: Conceitos e Diferenças, *69*
Chao Lung Wen

7 Telepropedêutica: Qualidade e Humanização, *77*
Chao Lung Wen

8 Formação em Telemedicina e Telessaúde, *93*
Chao Lung Wen

9 Cuidados Integrados em Saúde, *105*
Chao Lung Wen

10 Saúde Conectada 5.0 (Saúde do Futuro), *123*
Chao Lung Wen

11 Inteligência Artificial, Robótica e Telepresença, *129*
Chao Lung Wen

12 Telessaúde de Estilo de Vida e Bem-Estar, *153*
Chao Lung Wen • Mariana Mie Chao

13 Casas Inteligentes e Saudáveis, *161*
Mariana Mie Chao • Carlos Vinicius Nascimento de Araujo • Chao Lung Wen

14 Evolução da Saúde Digital Acadêmica Universitária: FMUSP e HC, *169*
Chao Lung Wen • Maíra Lie Chao

15 Homem Virtual | Computação Gráfica e Impressão 3D, *179*
Chao Lung Wen • Gustavo Zagatto

16 Educação Digital Interativa, Metodologia Ativa Digital e Segunda Opinião Formativa, *189*
Chao Lung Wen • Maíra Lie Chao

17 Programa Jovem Doutor: Lei nº 14.681/23 (Bem-Estar e Saúde nas Escolas) e FUST (Lei nº 9.998/2000), *209*
Chao Lung Wen • Maíra Lie Chao • Rosângela Suetugo Chao • Mariana Mie Chao • Cleinaldo de Almeida Costa

18 Logística e Otimização do Sistema de Saúde, Estação de Telessaúde Integrada e Hospitais Híbridos Conectados, *229*
Chao Lung Wen, Mariana Mie Chao • Carlos Vinicius Nascimento de Araujo

Índice Alfabético, *261*

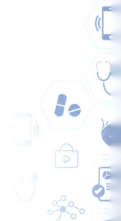

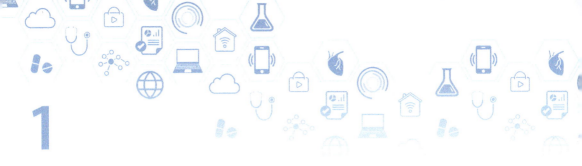

1

Reflexões e Perspectivas para Saúde Conectada 5.0

Chao Lung Wen

É comum pensar que a Telemedicina (Tm) e a Telessaúde (Ts) surgiram no Brasil a partir de iniciativas privadas, pelas *healthtechs* e *startups*, e que seria difícil o Sistema Único de Saúde (SUS) incluir esses recursos na sua rede. Em outros momentos, associa-se a ideia de que a Tm surgiu em virtude da pandemia de covid-19, em 2020, mas os fatos são bem diferentes.

A Tm e a Ts surgiram a partir de iniciativas acadêmico-universitárias e governamentais (Ministério da Saúde e Ministério da Ciência e Tecnologia) em 2005; somente uma década depois é que a iniciativa privada começou a atuar na área. Pode-se dizer que os anos de 2005 (usado como referência devido ao Projeto de Telemedicina Estação Digital Médica, aprovado pelo Programa Institutos do Milênio/CNPq/MCT) até 2015 foram a década da Tm acadêmico-governamental. Nesse período, foram criados as redes universitárias, o Programa Telessaúde Brasil Rede, a Rede Universitária da Telemedicina (RUTE), a Universidade Aberta do Sistema Único de Saúde (UNA-SUS) e o Programa de Valorização do Profissional de Atenção Básica (PROVAB). Somente a partir de 2015, devido à crise econômica que o país atravessou e ao barateamento das tecnologias (dispositivos, telecomunicação), o setor privado começou a ter um crescimento envolvendo os hospitais privados filantrópicos vinculados ao Programa de Apoio ao Desenvolvimento Institucional do SUS (PROADI-SUS). Essa década possivelmente se estenderá até 2025 (adotado como referência por ser o ano em que todas as capitais dos estados brasileiros terão a tecnologia 5G totalmente implantada). Seria a década da Tm e da Ts regulamentadas (em virtude da aprovação de resoluções, portarias e leis), comerciais e empreendedoras.

A Tm e a Ts, mais do que métodos realizados por meio de recursos tecnológicos digitais e telecomunicação para provimento de serviços assistenciais a distância, precisam ser entendidas como recursos para implementação de inovação em processos, logística e formação de rede de serviços de saúde distribuída. Não é possível simplesmente importar a Tm e aplicá-la. Quaisquer ações de Tm e Ts precisam de adequação, treinamento da equipe, recursos humanos e um plano de ação. Pelo fato de a Tm e a Ts envolverem recursos tecnológicos, elas têm custos de implantação e custos de manutenção (equipe, tecnologia e comunicação). Assim, as suas adoções precisam

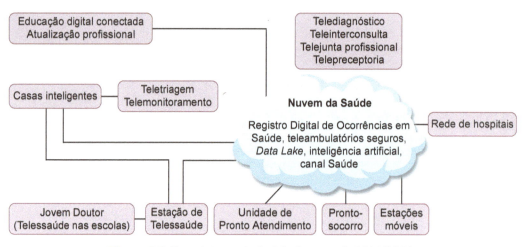

Figura 1.1 Ecossistema de Saúde Conectada 2026/2030.

gerar benefícios na cadeia da saúde, de forma que possam ser sustentadas a partir da economia financeira resultante da otimização do sistema de saúde como um todo.

PERSPECTIVAS A MÉDIO PRAZO

A sociedade está em um momento importante em relação ao potencial cenário da Saúde 2030, pois, até lá, haverá uma mudança do perfil populacional no Brasil, que será caracterizado pelo envelhecimento. Com isso, serão observadas mudanças nos perfis de doenças e nos comportamentos dos pacientes. Contudo, nesse período, haverá uma crescente miniaturização dos componentes eletrônicos e a incorporação de novas tecnologias, como grafeno, processadores computacionais com núcleo de inteligência artificial, consolidação da telecomunicação 5G e evolução para 6G, ampliação do acesso à internet por satélite, popularização da Internet das Coisas (IoT) e da Internet das Coisas Médicas (IoMT), inteligências artificial e robótica, entre outros, o que gerará, também, significativas mudanças na sociedade e na Saúde.

Além dos dispositivos de apoio ao diagnóstico, a telepresença robótica e o avanço do processamento em nuvem seguro (nuvem da saúde), com disponibilização de salas-cofre digitais para armazenamento de dados (registro e compartilhamento de dados de forma segura), salas digitais seguras de teleatendimentos e *Data Lakes*, facilitarão a realização de serviços de teleatendimento, incluindo a segunda opinião especializada/formativa (Figura 1.1). Essas melhorias viabilizarão o aumento dos serviços de cuidados integrados de doenças, a formação de redes de saúde e interconexão entre centros especializados de referência, os telediagnósticos, o aumento da capacidade de triagem para diagnósticos precoces e a ampliação de áreas de cobertura geográfica, além de possibilitarem maior tempo de oferta e disponibilidade de serviços na modalidade 24 horas por dia, 7 dias por semana. A oferta de salas de reuniões interativas, *online*, para uma grande quantidade de participantes (centro de convenção digital) com realidade virtual e aumentada, metaverso e ferramentas de produtividade mudará as formas de interação e a realização de reuniões clínicas e trabalhos colaborativos e facilitará os conceitos de atualização profissional continuada em escala nacional (*lifelong learning*), que expandirão os conceitos básicos de ensino a distância (EaD) para educação digital interativa com incorporação de metodologias ativas digitais, o que se pode denominar EaD interativo.

Nesta 3ª década do século 21, será necessário desenvolver ações estruturadas visando à realidade da Saúde na 4ª década. Os processos atuais terão de ser reorganizados, e novos tipos de serviços humanizados e de qualidade, com a adoção de recursos digitais interativos e exponenciais, terão de ser ofertados. São esses tipos de mudanças que provocarão a expansão e a consolidação da Tm e da Ts, com potencial de aprimorar toda a cadeia de saúde, expandindo a oferta de serviços, que englobarão desde educação em saúde (promoção de saúde e desenvolvimento de novos hábitos), orientação, prevenção de doenças e monitoramento de condições crônicas até cuidados multiprofissionais domiciliares (telemulticuidados) e reintegração social.

A Tm e a Ts são evoluções naturais dos cuidados médicos e em saúde, alinhadas com a realidade da incorporação de facilidades digitais no cotidiano da sociedade. É importante destacar que não existe competição entre Medicina e Tm ou Saúde e Ts. O que realmente existe é a perspectiva de ampliação das modalidades de serviços oferecidas na saúde, criando-se estratégias de Medicina e Saúde Conectada (fusão da Medicina e da Saúde com a Tm e a Ts, respectivamente), que, possivelmente em poucos anos, poderá até ser chamada Medicina e Saúde sem distância. Para que isso ocorra, é preciso desenvolver a Tm e a Ts de maneira ética, baseando-se nos princípios da bioética digital e na definição de diretrizes de boas práticas clínicas e telepropedêutica, que possibilitem garantir a qualidade dos "atos médicos e em saúde realizados por uso de teletecnologias interativas", sigilo dos dados, capacitação profissional para telecuidados na promoção da humanização paciente-profissional, educação permanente e inovação e avaliação de processos em saúde.

O mundo passará dos conceitos de cuidados fragmentados de saúde para cuidados integrados e coordenados, com formação de rede de saúde e interconexão com centros especializados de referência, monitoramento contínuo de pessoas com condições crônicas, aumento da capacidade de triagem para diagnósticos precoces e ampliação de áreas de cobertura geográfica, além de maior tempo de oferta e disponibilidade de serviços na modalidade 24 horas por dia, 7 dias por semana. Além de aumentar o acesso a serviços de saúde e facilitar o intercâmbio de dados e informações de pacientes entre os diferentes níveis de atenção à saúde (primária, secundária e terciária), a Tm e a Ts permitirão a otimização dos recursos disponíveis na rede assistencial física por meio da organização de processos. Isso evitará desperdícios e agilizará os processos de resolução de doenças.

É importante destacar que Tm e Ts não são sinônimos; elas têm implicações ético-jurídicas totalmente diferentes. Enquanto a Tm é exclusivamente médica (exercício da medicina), a Ts é mais abrangente, envolvendo todas as profissões da Saúde, que terão seus respectivos "teles", como tele-enfermagem, teleodontologia, telepsicologia, telefisioterapia, telefarmácia, telenutrição, telefonoaudiologia, entre outros, normatizados e fiscalizados pelos seus respectivos conselhos federais, como é definido no art. 26-D da Lei Federal de Telessaúde nº 14.501, de 27 de dezembro de 2022.

NOVAS ABORDAGENS COM TELEMEDICINA E TELESSAÚDE

Embora a Tm e a Ts facilitem o contato entre pacientes e profissionais da Saúde, independentemente da distância física entre eles, elas podem trazer prejuízos para ambas as partes caso não sejam realizadas adequadamente. Entre os riscos mais comuns para os pacientes, estão a exposição de dados confidenciais e a interação com falsos médicos ou profissionais com registro suspenso. Para os médicos, o risco principal envolve o uso mal-intencionado dos teleatendimentos por parte de falsos pacientes, que podem aproveitar o método para iniciar demandas jurídicas contra profissionais da Saúde. Assim, mesmo com a Tm e a Ts autorizadas legalmente, para a sua adoção, é preciso tomar uma série de cuidados, como ter normas e regras ético-jurídicas, diretrizes de boas práticas e capacitação profissional prévia em relação ao uso de recursos tecnológicos seguros, considerando a vigência da Lei Geral de Proteção de Dados Pessoais (LGPD), com início do processo punitivo com multa pela Autoridade Nacional de Proteção de Dados (ANPD), desde 1º de agosto de 2021.

Os modelos mais atuais de medicina e saúde incorporados de tecnologias digitais e de informação e comunicação para a saúde (teletecnologias assistenciais), promoverão mudança no modo de cuidado. A Saúde Conectada, ou Saúde Híbrida, terá foco em quatro pontos fundamentais: agilizar o processo de resolução de problemas, reduzir desperdícios, aumentar a acessibilidade e promover a saúde (redução de sinistros). Esses quatro pontos melhorarão a eficiência do sistema de saúde como um todo; com isso, naturalmente, ocorrerá o aumento da capacidade funcional da medicina e da saúde e dos sistemas hospitalares (com a mesma infraestrutura), que poderão, assim, atender muito mais pessoas e com melhor qualidade.

A Medicina Conectada terá a possibilidade de formar redes de centros de excelência para o compartilhamento de conhecimentos e para agilizar as melhores decisões em relação aos pacientes com provimento de teleinterconsulta especializada e telejuntas médicas.

Na pandemia da covid-19, houve mais adoção e popularização da Tm, pois uma boa parte dos conceitos e da organização já existiam. A pandemia apenas acelerou a utilização da Tm, considerando que existia um processo de quarentena e isolamento.

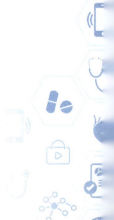

Entretanto, apesar do crescimento nos últimos anos, nem tudo correu da forma mais adequada. Algumas grandes corporações acabaram banalizando o conceito de Tm ao associá-la a uma simples teleconsulta e criaram expectativas irreais. É importante lembrar que uma consulta sozinha não resolve a maioria dos problemas. No acompanhamento de um paciente, é realizado um conjunto de consultas, com solicitação de exames de apoio ao diagnóstico, prescrição de medicamentos, acompanhamento de resultados e outros aspectos. Além disso, cabe aos médicos checarem a adesão do paciente ao tratamento proposto e se ele entendeu corretamente o que deve fazer. Cada um desses pontos pode ser feito de forma otimizada e mais rápida com o avanço do uso das tecnologias na medicina. Por meio de aplicativos, plataformas de atendimento e registros digitais, os pacientes podem receber *feedbacks* mais rápidos e se conectar com seu médico mais vezes, além de terem acesso a todos os seus dados de saúde em qualquer lugar. Essas possibilidades apontam para o futuro da medicina com diagnósticos mais precisos e um acompanhamento mais próximo do paciente.

Dentro da Medicina Conectada, um dos aspectos mais importantes e que vale ser ressaltado é a possibilidade do telemonitoramento dos pacientes. Além de permitir o atendimento caso o paciente esteja viajando – seja por lazer ou a trabalho –, o recurso proporciona um controle maior de sua condição de saúde. Para alguns pacientes, a medicina feita remotamente pode ser ainda mais importante. É o caso de idosos ou pessoas com condições crônicas, para quem evitar o deslocamento físico pode não apenas ser uma questão de economia de tempo ou recursos, mas também uma necessidade. O deslocamento físico desses pacientes pode simbolizar um obstáculo não só para a pessoa, mas também para seus acompanhantes. Assim, a Medicina Conectada facilita a jornada de cuidado do paciente e de sua família – sem perda de qualidade – e possibilita que o paciente apenas rume para o atendimento presencial quando realmente for necessário. A moderna Medicina Conectada será a medicina sem distância, que nos permitirá cuidar de forma efetiva dos pacientes, independentemente do local em que estejam.

Apesar do distanciamento físico entre o médico e o paciente durante os teleatendimentos, as tecnologias que possibilitam o uso da Tm os aproximam mais do que afastam. É um equívoco pensar que, em virtude da distância física, o relacionamento médico-paciente não poderá desenvolver-se. Na Medicina Conectada, será possível ter um cuidado híbrido entre presencial combinado com videoatendimento. Com o aumento da facilidade de interação, poder-se-á ter acompanhamentos mais frequentes e mais bem planejados, não importando a forma de conexão do médico com seu paciente, o que proporciona um cuidado maior, independentemente do local físico em que cada um esteja. Embora exista falta de contato físico, ela por si só não desumaniza o atendimento médico. A humanização não está relacionada apenas com o "olho no olho", mas, de fato, está vinculada com o que o médico estabelece na sua preocupação e na responsabilidade em relação ao bem-estar do paciente. Um médico qualificado com boa habilidade de comunicação consegue humanizar muito mais o atendimento com o uso das tecnologias interativas. Assim, não se pode "vilanizar" seu uso.

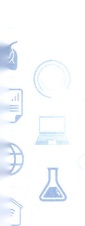

A Medicina Conectada transpõe barreiras, e o ponto principal é que o profissional busque desenvolver suas habilidades de relacionamento com os pacientes como um todo, no presencial e a distância.

Para o médico, a maior facilidade no compartilhamento de dados, no entanto, traz consigo a necessidade redobrada de adotar medidas para garantir a segurança dos dados do paciente e o seu sigilo, como consta no Princípio XI do Código de Ética Médica (CEM).

> **Princípio XI | Código de Ética Médica**
> O médico guardará sigilo a respeito das informações de que detenha conhecimento no desempenho de suas funções, com exceção dos casos previstos em lei.

Para a boa adoção da Tm e da Ts, a LGPD traz as diretrizes que devem ser seguidas para evitar o vazamento de dados e proteger as informações pessoais do paciente, o que pode acarretar, em consequência, multas e sanções. Um dos principais pontos da lei é a categorização dos dados de saúde como dados sensíveis, que, por isso, devem ser tratados com cautela redobrada e não podem ser compartilhados sem a autorização do paciente.

No teleatendimento, por exemplo, é crucial utilizar plataformas adequadas e atualizadas para prevenir vazamentos de dados, além da necessidade de o paciente e/ou do seu responsável assinar antes das consultas o Termo de Concordância e Autorização para Telemedicina e, no caso de pacientes menores de idade ou incapazes, o Termo de Assentimento Livre e Esclarecido (Tale). Por isso, antes de implementar a Tm em seu dia a dia, o médico deve se atualizar sobre as diretrizes vigentes e o que deve ser feito para o exercício responsável do cuidado com os pacientes.

Olhando ao redor, pode-se constatar o quanto o avanço da tecnologia traz praticidade para o nosso dia a dia. Desde a facilidade de comunicação até o acesso à informação, por exemplo, é difícil imaginarmos nossas vidas sem a presença tecnológica. Naturalmente, na Saúde não seria diferente: a Tm e a Ts já são uma realidade e contam com diversas ferramentas de tecnologia avançada. Uma delas é o Conecte SUS, um aplicativo do Ministério da Saúde que registra toda a trajetória do paciente no SUS. Além de reunir o histórico do paciente, o aplicativo permite consultar exames realizados, agendamentos, carteira de vacinação e informações sobre doação de sangue, por exemplo. O aplicativo oferece um conceito mais atualizado dentro da saúde, substituindo a antiga "sacola de exames", que muitas vezes se perdia e prejudicava o andamento dos tratamentos, além de sua falta de praticidade.

Durante a pandemia de covid-19, com a função de disponibilizar a carteira de vacinação direto de um *smartphone*, ficou evidente a facilidade que o aplicativo proporciona aos pacientes. No entanto, o uso do aplicativo não oferece benefícios apenas para eles. Ter reunido em um só lugar todo o histórico do paciente e com acesso facilitado permite ao médico compreender melhor o quadro e qual tipo de tratamento é o mais adequado.

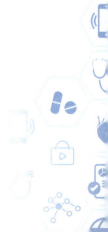

MUDANÇAS | REFLEXÃO FILOSÓFICA

O conceito de mudança não é uma ideia nova, nem mesmo está na moda. Desde o século 6 a.C., as três famosas escolas gregas (de Tales, Heráclito e Parmênides) já haviam abordado os problemas relacionados com a mudança e a permanência. O fato de mudarmos e, ao mesmo tempo, permanecermos os mesmos gerou uma questão fundamental: "Qual é a essência que persiste no decorrer da mudança?"

Heráclito, considerado o filósofo do movimento, mostrou que a realidade devia sua existência do confronto entre mudança e permanência, pois o real é um vir a ser que resulta do confronto entre as duas forças. Ele cita a experiência inelutável da mudança: "Tudo passa... Não é possível entrar 2 vezes em um mesmo rio. Se a ele voltarmos, não só já não seremos os mesmos, mas a água anterior já estará distante: portanto, é um novo rio, uma outra água que experimentamos agora."

Parmênides, seu contemporâneo, que de certa forma pode ser considerado o filósofo da permanência, descreve que a racionalidade prevalece sobre a experiência, e a verdade lógica é superior ao conhecimento empírico. Para ele, a mudança implica que haja um espaço, um jogo, um vazio ou uma alteridade. Ele diz que "no ser não existe nada mais além do ser". Assim, como o ser é pleno, nada muda nele. De fato, quando uma mala está cheia, nada pode mais se mexer.

Vinte e cinco séculos depois, Hegel estabeleceu a síntese entre as duas posições, ao destacar que não se pode pensar na mudança senão em relação à imobilidade. A consciência da mudança só pode ocorrer quando comparada com a permanência, mas esta é tão difícil de perceber quanto aquela. O tempo e a mudança são totalmente invisíveis, impalpáveis e inexoráveis. Embora o mundo evolua permanentemente, a consciência da sua evolução não pode ocorrer em tempo real, mas somente *a posteriori*.

Todo ser humano ou grupo social é regido por duas tendências fundamentais, uma em direção à evolução e outra em direção à homeostase, o que resulta na dialética em relação à complexidade de mudanças nos sistemas humanos. Nos dias atuais, não basta se adaptar, é preciso aprender a projetar o futuro e preparar-se para ele. Em uma sociedade em que a evolução é cada vez mais acelerada e mais complexa, a arte de previsão deve dar lugar à da prospecção para responder às novas exigências dos indivíduos. É mais simples produzir sempre mais do que sempre melhor. Enquanto a mudança quantitativa origina-se de soluções materiais, a mudança qualitativa origina-se do cultural, que resulta de novos modos de interação. A mudança qualitativa é informal e vem da mudança de perspectiva em relação às coisas. Toda mudança resulta de um aprendizado.

A tecnologia de ruptura ou inovação disruptiva é uma inovação que ajuda a criar uma nova rede de valor e, eventualmente, passa a alterar os valores vigentes no mercado. O termo é usado nas literaturas de negócios e tecnologias para descrever inovações que melhoram um produto ou serviço de forma que o mercado não espera. Apesar de o termo "tecnologia disruptiva" ser amplamente utilizado,

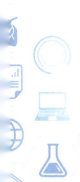

talvez seja mais conveniente utilizar o termo "inovação disruptiva", uma vez que são poucas as tecnologias que intrinsecamente provocam grandes perturbações; ao contrário, o modelo de negócio que a tecnologia permite é que cria um impacto disruptivo.

A Tm e a Ts encontram-se em uma encruzilhada que alguns setores econômicos da sociedade já enfrentaram há uma década e superaram a partir de ações organizadas e sistemáticas. Para sua efetiva consolidação como um recurso eficiente que possibilite ampliar o espectro de serviços de medicina e saúde, elas precisam ser vistas como uma extensão e ampliação dos serviços de saúde tradicional (as que são providas de forma presencial e ancorados em hospitais e consultórios). Diferentemente da pressuposição de que a Tm e a Ts poderiam competir com o sistema de saúde tradicional, tornar a saúde mais desumana ou provocar uma desvalorização dos serviços profissionais, deve-se olhar na perspectiva de que a Tm e a Ts são inovações que podem melhorar os processos de execução e provimento de serviços, aumentando a eficiência, ampliando a cobertura (seja em ampliação dos horários de atendimento ou ampliação das localidades a serem atendidas) aos usuários e o surgimento de novos serviços que podem melhorar a cadeia integrada de saúde, que, pelos métodos convencionais, seriam inviáveis. A Tm e a Ts são metodologias inovadoras disruptivas baseadas em teletecnologias assistenciais resultantes da evolução de um mundo cada vez mais globalizado e com conhecimentos cada vez maiores e mais aprofundados.

Os avanços na miniaturização dos componentes eletrônicos vêm possibilitando criar e difundir *smartphones* com capacidades de processamento cada vez mais velozes para maior quantidade de pessoas. Tal situação torna esses aparelhos candidatos a serem utilizados para fins assistenciais quando associados a dispositivos médicos especiais, que servirão para telemonitoramento e recurso de apoio à propedêutica clínica ou ao diagnóstico. Pode-se, inclusive, afirmar que os procedimentos que eram considerados há 15 anos como procedimentos ou exames especializados de apoio ao diagnóstico provavelmente na atualidade são considerados recursos propedêuticos padrões e obrigatórios. Essa disruptura na forma tradicional de provimento de serviços de saúde trará em si importantes mudanças, inclusive com a possibilidade de expansão dos locais destinados a cuidados à doença e/ou à saúde, saindo das esferas de hospitais e consultórios físicos para residências e comunidades. A Tm e a Ts são uma evolução natural e irreversível nos cuidados de saúde, principalmente em decorrência da incorporação de recursos digitais na sociedade moderna.

Dentro da acelerada transformação, é importante considerar os seguintes pilares para implementar Tm e Ts estruturantes e responsáveis:

- Questões ético-jurídicas, regras de conformidade institucional, termos de concordância e autorização e diretrizes de boas práticas clínicas
- Gestão e organização, jornada de cuidados, planejamento de logística, avaliação e auditoria técnica de qualidade de serviços e definição de remuneração profissional

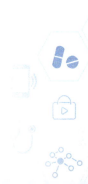

- Humanização e qualidade de oferta de serviços, com formação de recursos humanos, comunicação institucional, difusão da Tm e da Ts para a população, pesquisa de satisfação e promoção de educação permanente (*lifelong learning*)
- Inovação e renovação tecnológicas e de processos organizacionais, implementação de cuidados integrados, bem-estar e qualidade de vida
- Infraestrutura tecnológica digital segura, intercambialidade/interoperabilidade de dados e inovações/renovações.

Quando se entende os serviços de saúde não apenas como serviços para o tratamento de doenças, mas como um conjunto organizado de serviços que, além de recuperar as pessoas de condições de doença, promove a saúde e previne doenças, passa-se, então, a poder inovar, planejando a oferta de serviços de maneira mais ampla por meio da Ts de cuidados integrados biopsicossociais.

TELEMEDICINA E TELESSAÚDE RESPONSÁVEIS

Entre os diversos obstáculos para a consolidação da Tm e da Ts no Brasil, um ponto importante que deve receber atenção é a formação dos médicos, que atualmente é carente em conhecimentos e habilidades para o exercício da Tm. Para o avanço dessa área, é necessário que não haja improvisos e que os profissionais estejam qualificados para atuarem nela. Atualmente, há uma importante deficiência de inclusão na formação da graduação e residência (médica e multiprofissional). Desde a publicação da Resolução nº 1.643, em agosto de 2002, pelo Conselho Federal de Medicina (CFM), são menos de 5% das faculdades que têm ensino obrigatório de Tm e Ts para graduação, e é quase ausente a formação em residência médica e multiprofissional. O Hospital das Clínicas da Faculdade de Medicina da Universidade de São Paulo (FMUSP) foi o primeiro e único grande hospital com atendimento ao SUS que incluiu o ensino de Tm e Ts como mandatório para médicos R1, a partir de 2023. É urgente que se torne obrigatório o ensino de Tm e Ts em pelo menos 50% dos cursos de graduação da área da Saúde e em programas de residência médica e residência multiprofissional até 2028. Essa regra foi colocada na Lei Municipal de Telemedicina de São Paulo, nº 17.718, sancionada no dia 23 de novembro de 2021, embora conste na Resolução CFM nº 2.314/22 de Telemedicina como uma recomendação.

MEDICINA E SAÚDE CONECTADA SÃO MEDICINA E SAÚDE SEM DISTÂNCIA?

A Tm e a Ts são soluções para a criação da Saúde do futuro (Saúde Conectada), na qual haverá otimização de processos e redução de desperdícios, humanização e ampliação de acesso e integração dos diferentes níveis de atenção da saúde

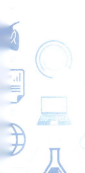

(primário, secundário e terciário) para desfragmentar a saúde, aumentar a agilidade na resolução de problemas (Ts integrada) e ofertar serviços que promovam a saúde e previnam doenças e complicações (Ts de bem-estar).

Embora as expressões Tm e Ts ainda estejam associadas quase que exclusivamente com a ideia de provimento de serviços assistenciais, elas são mais amplas no Brasil, conforme a Resolução CFM nº 2.314/22 e a Portaria nº 1.348/22 do Ministério da Saúde. São fundamentalmente cinco grandes grupos:

1. Assistencial: teleassistência.
2. Educação: teleducação interativa.
3. Pesquisa: rede multicêntrica de pesquisa (teleciência).
4. Promoção e gestão da saúde.
5. Prevenção de doenças e lesões.

Na Tm, o subgrupo 1, assistência, pode ser dividido em sete modalidades de serviços:

- Teletriagem, teleconsulta e telemonitoramento/televigilância
- Teleinterconsulta e teleconsultoria
- Telediagnóstico e telecirurgia.

Os subgrupos 4 e 5, promoção da saúde e prevenção de doenças, podem estar associados a eixos de Ts de bem-estar com serviços de teleorientação, telemonitoramento, teletriagem e teleconsultoria de arquitetura de moradias saudáveis e seguras. Eles envolvem a mudança comportamental das pessoas e das famílias para o desenvolvimento de hábitos saudáveis e qualidade de vida. Os dispositivos vestíveis (*wearables*) com recursos de monitoramento de sinais biológicos (biossensores e dispositivos de diagnósticos) mudarão a forma de cuidados à saúde, popularizando os cuidados pessoais. A difusão de dispositivos e recursos de inteligência artificial para uso doméstico tornará comuns as moradias inteligentes e conectadas, o que facilitará a oferta de serviços de supervisão em saúde de forma contínua, sendo um dos eixos importantes para cuidados de idosos, pessoas com deficiência, em cuidados paliativos e terminais.

REFERÊNCIAS BIBLIOGRÁFICAS

Bashshur RL, Reardon TG, Shannon GW. Telemedicine: a new health care delivery system. Annu Rev Public Health. 2000;21:613-37.

Brasil. Governo Federal. Lei Federal de Telessaúde nº 14.510, de 27 de dezembro de 2022. Disponível em: https://www.planalto.gov.br/ccivil_03/_ato2019-2022/2022/Lei/L14510.htm. Acesso em: 4 mar. 2023.

Brasil. Lei nº 13.709, de 14 de agosto de 2018. Lei Geral de Proteção de Dados Pessoais (LGPD). Brasília, DF. 2018. Disponível em: http://www.planalto.gov.br/ccivil_03/_ato2015-2018/2018/lei/L13709.htm. Acesso em: 5 mar. 2023.

Brasil. Lei nº 13.853, de 08 de julho de 2019. Altera a Lei nº 13.709, de 14 de agosto de 2018, para dispor sobre a proteção de dados pessoais e para criar a Autoridade Nacional de

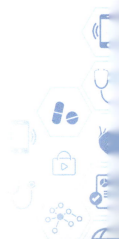

Proteção de Dados; e dá outras providências. Disponível em: Lei nº 13.853, de 8 de julho de 2019 – Conselho Nacional de Arquivos (www.gov.br). Acesso em: 5 mar. 2023.

Brasil. Ministério da Saúde. Portaria de Telessaúde nº 1.348, de 2 de junho 2022. Disponível em: https://www.in.gov.br/en/web/dou/-/portaria-gm/ms-n-1.348-de-2-de-junho-de-2022-405224759. Acesso em: 5 de mar. 2023.

Chao LW. Segunda opinião especializada educacional. Clínica Médica – medicina USP/HC-FMUSP. Vol. 6. Barueri (SP): Manole; 2009. p. 777-9.

Chao LW. Telemedicina e telessaúde. Clínica médica – medicina USP/HCFMUSP. v. 2. Barueri (SP): Manole; 2009. p. 811-3.

Conselho Federal de Medicina. Aprova o Código de Ética Médica. Resolução nº 1.931, de 13 de outubro de 2019. Disponível em: http://www.portalmedico.org.br/novocodigo/integra.asp. Acesso em: 4 jan. 2024.

Conselho Federal de Medicina. Aprova a Resolução de Telemedicina nº 2.314, de 20 de abril de 2022. Disponível em: https://www.in.gov.br/web/dou/-/resolucao-cfm-n-2.314-de-20-de-abril-de-2022-397602852. Acesso em: 5 de mai. de 2022.

Frenk J, Chen L, Bhutta AZ et al. Health professionals for a new century: transforming education to strengthen health system in interdependent world. The Lancet Commissions. Lancet. 2010;376:1923-58.

São Paulo. Lei Municipal de São Paulo. Lei nº 17.7818, de 23 de novembro de 2021. Diário Oficial da Cidade de São Paulo. Disponível em: https://legislacao.prefeitura.sp.gov.br/leis/lei-17718-de-23-de-novembro-de-2021#:~:text=Art.,Federal%20n%C2%BA%2013.989%2C%20de%202020. Acesso em: 4 jan. 2024.

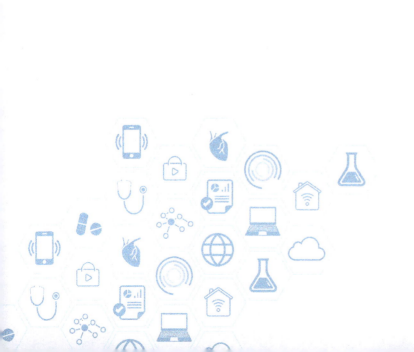

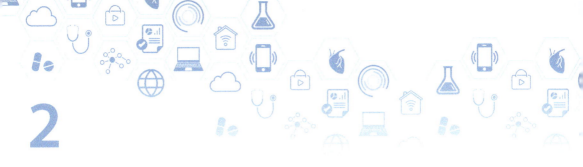

2

Evoluções Tecnológicas Eletrônicas e Relações com Telemedicina e Telessaúde

Chao Lung Wen

Não é muito fácil especificar quando foi o início da Telemedicina (Tm), pois depende da referência utilizada para definir o que é considerado a primeira experiência em medicina a distância. Alguns associam a primeira experiência a uma ocorrência na Idade Média, durante as pragas que assolaram o continente europeu, quando um médico se isolou na margem oposta de um rio que banhava seu povoado e, de lá, orientava verbalmente um agente comunitário a partir da descrição dos sintomas e da evolução da doença. Outros a relacionam com a invenção do estetoscópio pelo médico francês René Laënnec, em 1816, que utilizou um tubo de papel enrolado para canalizar o som proveniente do peito do paciente para o seu ouvido. Esse método é considerado o primeiro exemplo de distanciamento físico entre o médico e o paciente, uma vez que a prática até então era ausculta pelo contato direto.

Em meados do século 19, a invenção do telégrafo e da telegrafia impulsionou o uso da medicina a distância, tendo sido eles empregados, entre outros fins, para transmitir o laudo de exames de radiografia entre locais distantes. Em 1905, na Holanda, aconteceu a primeira experiência de integração entre equipamento médico e telecomunicação, quando Willem Einthoven conectou o eletrocardiógrafo (na época pesava 270 kg) entre o hospital-escola de Leiden e seu laboratório na Leiden University, separados pela distância de aproximadamente 1,6 km. No experimento, considerado o primeiro de tele-eletrocardiograma, foram transmitidos impulsos elétricos de pacientes internados no hospital para o laboratório (Hjelm e Julius, 2005). Em 1910, S. G. Brown publicou o artigo "A Telephone Relay", no *Journal of the Institution of Electrical Engineers*, sobre o uso de repetidores, amplificadores e receptores para transmitir sinais de estetoscópio por cerca de 80 km. Este é considerado o primeiro relato da junção do estetoscópio com os amplificadores e receptores para transmissão de sinais a longa distância.

Pode-se, de certa maneira, afirmar que a moderna Telemedicina está associada a eletricidade, eletrônica e recursos computacionais e de redes de telecomunicação, sobretudo a internet. Os fatos históricos relacionados seriam:

- Descoberta da eletricidade (por Alessandro Volta e André-Marie Ampère)
- Invenção do telégrafo (em 1838, por Samuel Morse)
- Surgimento da telefonia (30 anos após o patenteamento do telégrafo)
- O telégrafo ficou livre dos fios e começou a funcionar a partir de ondas eletromagnéticas com o primeiro experimento, em 1899, pelo italiano Guglielmo Marconi, ao acender, da Itália, as luzes do Cristo Redentor, no Rio de Janeiro – Brasil
- Surgimento da era digital, a partir da necessidade de acelerar cálculos matemáticos
- A internet teve suas origens com a *Arpanet* (*Advanced Research Project Agency* – Departamento de Defesa Americana, 1969), na época da Guerra Fria, quando era constituída pela interligação de quatro computadores. Naquela ocasião, foram implementados alguns dos recursos atualmente utilizados de maneira ampla, como o e-mail. Entretanto, a internet adquiriu expressão somente após a invenção da *World Wide Web* (WWW), que é um tipo de transmissão de informações com recursos de multimídia, através da estrutura física e lógica da internet. As primeiras redes eram usadas para fins militares (conectavam radares). Ligava a University of California in Los Angeles (UCLA) com a Stanford University (Stanford, Califórnia) e centros militares por meio de uma rede segura. Contudo, não havia uma central, e ela foi criada somente com a finalidade de proteger interesses americanos de defesa na época da Guerra Fria com a então União Soviética
- A *Web* começou em março de 1989, com Tim Berners-Lee, do *European Laboratory for Particle Physics* (mais conhecido como CERN). Ele propôs um novo conjunto de protocolos para um sistema de distribuição de informações da internet. Naquele momento, surgiu o protocolo da WWW, que foi rapidamente adotado por outras organizações, constituindo um consórcio chamado *3W Consortium* (liderado pelo Massachusetts Institute of Technology [MIT], pelo CERN e pela Institut National de Recherche en Informatique et Automatique [INRIA]), que uniu seus recursos para prosseguir com o desenvolvimento de padrões WWW. O National Center for Supercomputing Applications (NCSA) assumiu o projeto para o desenvolvimento de um aplicativo gráfico de fácil utilização que estimularia o desenvolvimento comercial e o suporte à WWW, lançando, em 1993, o primeiro *browser* (*Mosaic*) nas plataformas Unix, Macintoch e Microsoft Windows. Em 1994, o Netscape (1994) lançou o Netscape Navigator. A partir de então, com a liberação de rede para o mercado comercial, a internet experimentou uma explosão, tornando-se um grande meio de informação disponível mundialmente.

Entre o fim dos anos 1950 e o início dos anos 1960, cientistas e engenheiros da National Aeronautics and Space Administration dos EUA (NASA) iniciaram o monitoramento da pressão sanguínea, da temperatura e dos ritmos respiratório

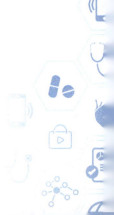

e cardíaco dos astronautas, por médicos localizados na base. O seu aprimoramento posterior, com inclusão de recursos de diagnóstico e tratamento de emergência, viabilizou serviços de assistência médica.

No fim dos anos 1950, sistemas de circuito fechado de televisão foram usados para proporcionar serviços de saúde mental, por meio de consultas entre médicos do Hospital Estadual de Norfolk e especialistas de um centro médico universitário, o Nebraska Psychiatric Institute, em Omaha, e ainda entre esses médicos e aqueles pacientes. No ano de 1967, foi instalado o primeiro sistema fechado, completo e interativo de televisão em Boston, utilizado para avaliação de saúde de viajantes que estavam no posto médico do Aeroporto Internacional de Logan, para oferta de serviços de atenção primária e de emergências, realizados por médicos situados no Massachusetts General Hospital.

Em 1967, esse hospital foi ligado ao aeroporto da cidade de Boston com o objetivo de atender qualquer emergência que ocorresse no aeroporto a partir do hospital. Por outro lado, este receberia informações básicas de qualquer indivíduo que tivesse um problema grave no aeroporto e precisasse ser transportado de ambulância. Esse foi um marco importante na história da Tm. A partir de então, ocorreram outras experiências isoladas.

Em 1969, quando o homem chegou à Lua, a Tm ajudou a garantir a assistência à saúde dos astronautas durante a viagem, por meio do envio de seus sinais fisiológicos (eletrocardiogramas, pressão arterial, temperatura, ritmo respiratório) para os médicos da NASA. O programa de voos espaciais impulsionou o desenvolvimento de sofisticadas tecnologias de telemetria biomédica, sensores remotos e comunicações espaciais.

Até o período antes de 1990, não se tinha registro da existência de entidades ou publicações dedicadas especificamente à Tm para fins civis ou comerciais. A partir 1993, com a criação da American Telemedicine Association (ATA), sediada em Washington, D.C., houve mudanças, pois a organização se tornou responsável pela publicação *Telemedicine Journal and e-Health* e promoveu eventos sobre Tm, além realizar congressos anuais. Na Inglaterra, a Tm foi impulsionada pela Royal Society of Medicine, que patrocinou o *Journal of Telemedicine and Telecare*, cujo primeiro exemplar foi publicado em 1995.

Com esses exemplos retrospectivos, é possível ter uma ideia de como foram os saltos tecnológicos e tentar vislumbrar o que poderia ser daqui a 5 ou 10 anos de evolução, e como se poderia expandir a Tm e a Telessaúde (Ts).

A rápida evolução nas áreas da eletrônica, das telecomunicações e da computação vem facilitando o acesso a recursos e serviços que outrora não eram possíveis para grande parte da população. Essa popularização de recursos digitais, bandas de acesso à internet e redes sociais mudou de modo significativo as formas de interação entre as pessoas, principalmente na população mais jovem, e será cada vez mais rápida devido a diversos fatores, como: implantação da banda de comunicação 5G e perspectiva para 6G; ampliação da capacidade dos *smartphones* e *tablets*; novos aplicativos e dispositivos para monitoramento; inovações nos serviços providos pelas redes sociais; realidade virtual aumentada e imersiva; metaverso; biossensores; e sistemas baseados em grafeno, entre outras inovações. Cada vez mais o mundo digital participará do cotidiano do ser humano; com isso, será obrigatório que a assistência e a educação o incorporem, acompanhando a evolução social. A ideia de "Tele" já está incrustada em boa parte da sociedade moderna, principalmente na população que vive em centros urbanos.

Foi em meados da década de 1990 que houve o início da popularização de assistentes pessoais eletrônicos (PDA, do inglês *personal digital assistants*), cuja marca mais famosa, Palm Pilot 3Com®, foi sucesso de venda no mundo. A Palm® se tornou uma grande empresa e independente da 3Com. No início do século 21, esses aparelhos receberam *upgrades* tecnológicos importantes, ao passarem de telas LCD monocromáticas, que mostravam apenas caracteres, para telas coloridas com recursos gráficos, interação por *touch screen* e incorporação de câmeras digitais (320 × 240 pontos). Embora os avanços tecnológicos representassem importantes melhorias, incluindo aumento da capacidade de processamento, por volta de 2003, havia projeções sobre a "morte" desses dispositivos em um futuro próximo, como aparelhos independentes. As pesquisas de mercado na época indicavam que o futuro desses aparelhos dependia da integração com telefonia celular, e foi isso que aconteceu em anos posteriores.

O termo *smartphone* não é recente. Os primeiros protótipos surgiram em 1994, evoluindo para alguns modelos de sucesso, com teclados físicos próprios como os modelos da Nokia e da Blackberry, famosos e objetos de consumo até 2006. Em 2007, ocorreu um marco importante: o lançamento do iPhone®, da Apple, precursor dos modernos *smartphones* como se conhece hoje. Foi o primeiro aparelho de sucesso que integrou as qualidades computacionais de um PDA com recursos gráficos, processamento multimídia (vídeos e áudios) e interface de usabilidade à telefonia celular digital, com transmissão de dados por banda 3G. O equipamento provocou o início de uma onda de mudanças nas formas de comunicação, acesso a dados e interação da humanidade.

Embora a banda 3G tivesse iniciado em 2004, limitada a pequenas áreas geográficas, até 2005 o Brasil tinha basicamente a banda 2,5G para telefonia celular. A 3G somente começou a ser implantada no Brasil em 2007, mesmo ano do lançamento do iPhone®.

A integração de dispositivos eletrônicos diferentes por meio de conexão sem fio, com pequena distância física (15 a 30 m) foi facilitada com a conexão *Bluetooth*. Ela foi se tornando padrão ao longo da primeira década do ano 2000, ampliando-se a quantidade de tipos de aparelhos que começaram a adotar o recurso para se interconectar, como computadores, *notebooks*, *smartphones*, *tablets*, rádios etc. A incorporação desse recurso nos *smartphones* e *tablets* também significou a conexão entre os aparelhos eletrônicos médicos com esses modernos dispositivos de processamento computacional.

O mundo viveu uma verdadeira ebulição de inovações e nem percebeu esse fato. A única forma de se ter uma dimensão das mudanças é fazendo comparações retrospectivas. Então, percebe-se que o mundo e a ficção científica de outrora

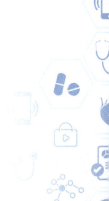

são hoje. Apenas a título de curiosidade sobre o poder de processamento computacional que se leva no bolso, pode-se usar como exemplo *smartphones* antigos, de 2014, comparando com dois momentos históricos na humanidade:

- Primeiro homem a pisar na Lua: o computador de bordo, essencial para a missão lunar que levou o homem à Lua, desenvolvido pelo MIT, chamado *Apollo Guidance Computer* (AGC), usava um sistema de interpretação de comando denominado Luminary. O equipamento tinha memória de 64 Kbytes e funcionava da 0,043 MHz de velocidade de processamento. Na Terra, os milhares de engenheiros usavam computador de grande porte, o IBM System/360 – Modelo 75 s, para realizar cálculos independentes e manter a comunicação entre a Terra e o módulo lunar. Esses computadores custavam US$ 3,5 milhões e tinham o tamanho de um carro. Cada equipamento podia realizar centenas de milhares de operações por segundo, com memória total na ordem de megabytes. Os programas desenvolvidos para monitoramento dos dados ambientais da espaçonave e da saúde dos astronautas eram os mais sofisticados da época. O iPhone® 6, da Apple, usava um processador de 64 bit A8 ARM, composto de aproximadamente 1,6 bilhão de transistores, e operava a 1,4 GHz, com poder de processamento a uma taxa de aproximadamente 1,2 instrução a cada ciclo, em cada um dos seus dois núcleos. São 3,36 bilhões de instruções por segundo. Simplesmente a velocidade do *clock* de um iPhone® 6 era 32.600 vezes maior que a do melhor computador da era das Apollos, e ele podia realizar 120.000.000 de instruções de maneira mais rápida. Atualmente, já é considerado um aparelho "fóssil"

- O computador superando o ser humano: o supercomputador Deep Blue é uma das máquinas mais conhecidas por ter vencido o campeão de xadrez Garry Kasparov na proporção de 2:1 em uma partida de seis jogos (11 de maio de 1997). Era considerado o 259º computador mais potente do mundo na sua época e tinha capacidade de 11,38 gigaflops (em inglês, *giga floating-point operations per second*), medida que determina o desempenho computacional, com capacidade para avaliar 200 milhões de posições no tabuleiro de xadrez por segundo. O processador ARM Mali-T628 MP6 GPU, que equipava um Samsung Galaxy® S5 baseado em Exynos, tinha 142 gigaflops, e a GPU 192-core Tegra no K1 SoC conseguia um pico 364 gigaflops.

A título de comparação prática, uma calculadora simples, que faça as quatro operações básicas (adição, subtração, multiplicação e divisão), tem capacidade de processamento de 10 flops. Na década de 1970, os supercomputadores alcançaram a marca de 100 megaflops. Em bases comparativas, isso equivale à capacidade de processamento de um Pentium® de 60 MHz (1993). Somente na década de 1980 a marca de um gigaflops foi atingida, com o supercomputador Cray-XMP da Seymour. Este, que hoje também está defasado, tinha capacidade de processamento equivalente a um Pentium® II de 350 MHz. Esses dois exemplos mostram a incrível mudança que acontece de forma invisível a nós.

O que todo o poder de processamento sintetizado em pequenos aparelhos móveis e comuns no dia a dia pode fazer pela Tm e pela Ts?

O fator de custo de eletrônica e telecomunicação tem mudado muito e de maneira acelerada. Três exemplos podem ser citados:

- Há cerca de duas décadas (fim de 1996/1997), um equipamento de videoconferência que conseguisse realizar uma transmissão *full duplex* à velocidade de 128 kbytes, por linha digital (ISDN), com outro equipamento de videoconferência custava aproximadamente U$ 90 mil. Para a realização das atividades interativas, era necessário considerar os custos dos impulsos telefônicos, que eram cobrados por minuto, por cada banda de 64 kbytes. Atualmente, qualquer *smartphone* de U$ 200 consegue fazer uma transmissão com qualidade de imagem e som superior por meio da internet, em até 4 K, para multipontos, com custo de transmissão muito baixo
- No início do século 21, os principais serviços relacionados com Tm dependiam de equipamentos dedicados, de alto custo, como os de videoconferência e linhas digitais para a realização das transmissões. Os aparelhos já tiveram importante redução de preço quando comparados com o fim da década de 1990, passando de U$ 90 mil para U$ 35 mil. A capacidade de transmissão de dados multiplicou-se por 8 (2 megabytes), com possibilidade de uso de linhas híbridas (ISDN e IP), e eles se tornaram multipontos (5 pontos simultâneos) e quadruplicaram a resolução. Mesmo assim, os valores nominais (sem inflação) ainda seriam muito caros quando comparados com a realidade brasileira. A partir da segunda metade de 2010, houve outra significativa mudança, fase em que as linhas digitais foram substituídas por transmissões baseadas em internet de alto desempenho. Essa transformação aumentou a facilidade e popularizou as conexões por videoconferência, sobretudo considerando as interações internacionais. Em 5 anos, os custos passaram de proibitivos para acessíveis a grande parte da população. Quando a Tm síncrona por videoconferência ainda dependia de aparelhos custosos, era difícil expandir para o cotidiano. Algumas provas de conceitos eram realizadas naquele período, quando, na área de telediagnósticos, aconteceu a consolidação de: telerradiologia com imagem de alta resolução, transmissão *online* de exames de ultrassom por videoconferência, tele-UTI e tele-emergência com uso aparelhos de monitoramento remoto, entre outros. Os serviços de teledermatologia, teleoftalmologia, telepatologia e outras áreas que utilizavam imagens para fins diagnósticos tiveram crescimento em decorrência do aprimoramento das máquinas fotográficas digitais e do surgimento de telas de computadores e de TV com resoluções *Full HD*
- Em 2005, uma solução que usava *palmtop* colorido, com conexão por *Bluetooth* a um computador e uma câmera digital (320 × 240) acoplado a óculos, que poderia ser utilizado em emergências (*Front End*), tinha um custo aproximado de US$ 5 mil. Era dependente de um *notebook* como dispositivo para fazer interface de transmissão a distância, usando antenas especiais de ondas de rádio ou antenas por satélite acopladas a unidades móveis. Nessa época, ainda se discutia a viabilidade de tecnologias promissoras, como WiMax, para

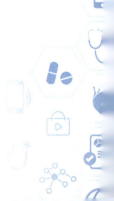

transmissão de dados. No Brasil, a banda de telefonia era basicamente 2,5G, uma vez que a banda 3G foi efetivamente implantada somente em 2007. Essa solução para tele-emergência possibilitava autonomia de distância física de até 20 m pela transmissão *Bluetooth*. Atualmente, mesmo os *smartphones* mais simples de US$ 200 possuem câmeras fotográficas acima de 10 *megapixels* e filmagem com resolução muito superior à de equipamentos audiovisuais profissionais de 2010, além de terem ampla área de cobertura, com custo de transmissão infinitamente menor.

Em 2007, a Associação Médica Mundial definiu Tm como:

> ...prática da Medicina a distância, cujas intervenções, diagnósticos e decisões sobre quais tratamentos e recomendações adotar estão baseados em dados, documentos e outras informações transmitidas pelo sistema de telecomunicações. Uso da tecnologia de informação e comunicação para possibilitar serviços de cuidado à saúde para grandes e pequenas distâncias.

Em uma sociedade na qual as mudanças são muito aceleradas pelos próprios efeitos de tecnologias exponenciais (a permanente mudança da transformação digital), o tempo também pode constituir outro importante fator impeditivo. A falta de informações ou sua provisão incompleta ou em tempo não hábil tornam-se fatores limitantes, constituem os elementos cujo impacto negativo impede a melhoria da qualidade ou da efetivação do cuidado. Assim, os conceitos foram sendo atualizados à medida que ocorria a transformação da sociedade, criados pela melhoria e pelo barateamento dos recursos tecnológicos. O fator custo com as tecnologias eletrônicas e de telecomunicação mudou significativamente em duas décadas.

REFERÊNCIAS BIBLIOGRÁFICAS

Hjelm NM, Julius HW. Centenary of tele-electrocardiography and telephonocardiography. J Telemed Telecare. 2005;11(7):336-8

Melayu B. History of the computer industry: the first record keepers and their tools. SMKTS World Online. Disponível em: http://www.cybermalaysia.com/smkts/online/hismain.htm.

Ryu S. History of telemedicine: evolution, context, and transformation. Healthc Inform Res. 2010;16(1):65-6.

WHO. Library cataloguing-in-publication data telemedicine: opportunities and developments in Member States: report on the second global survey on eHealth, 2009. Disponível em: https://iris.who.int/bitstream/handle/10665/44497/97%2089241564144%20_eng.pdf?sequence=1.

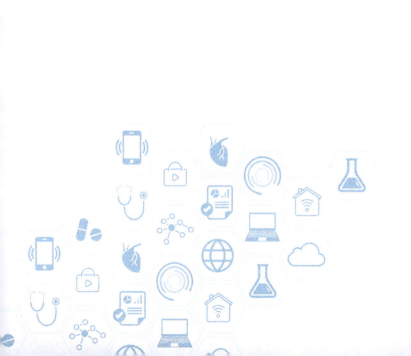

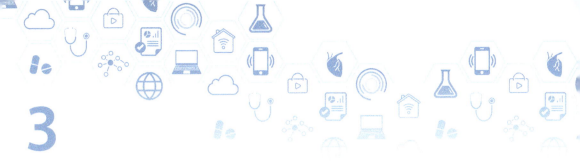

3

História da Telemedicina e da Telessaúde no Brasil

Chao Lung Wen

Embora muitos suponham que a Telemedicina tenha surgido recentemente, como, por exemplo, a partir de 2020, em decorrência da pandemia de covid-19, ou a partir de 2019, quando ocorreu a publicação da Resolução nº 2.227/18 pelo Conselho Federal de Medicina (CFM), revogada logo no mesmo mês da publicação (fevereiro de 2019), ela é muito anterior. O momento exato do seu surgimento é pouco preciso e controverso, pois depende da referência utilizada. De certa forma, pode-se dizer que existe um consenso de que a Telemedicina tenha surgido de maneira consistente a partir do fim da década de 1950 e do início da década de 1960, quando cientistas e engenheiros da National Aeronautics and Space Administration dos EUA (NASA) iniciaram as atividades de monitoramento da pressão sanguínea, da temperatura e dos ritmos respiratório e cardíaco dos astronautas por médicos localizados na base.

Os recursos de diagnóstico e tratamento de emergência foram aprimorados, resultando em um completo sistema de assistência médica. No Brasil, em novembro de 1997, foi criada a primeira disciplina de Telemedicina do Brasil, no Departamento de Patologia da Faculdade de Medicina da Universidade de São Paulo (FMUSP). Do ponto de vista do CFM, a Telemedicina foi reconhecida como ética a partir da publicação da primeira resolução de Telemedicina do país, nº 1.643, em 7 de agosto de 2002, que tinha um texto genérico, destacando a necessidade de adoção de infraestrutura tecnológica segura, e especificava o seu uso em situações de emergências (art. 3º) e as responsabilidades envolvidas nas interconsultas médicas (art. 4º), sem entrar em detalhes para outros conjuntos de serviços. É importante destacar que a resolução foi aprovada dentro do contexto tecnológico da época, lembrando que o celular mais vendido na época foi o Nokia 1.100 (1 bilhão de unidades), que tinha uma lanterna e um jogo de cobrinha. As videoconferências somente eram possíveis usando equipamentos dedicados, ao custo de aproximadamente US$ 40 mil, por meio de múltiplas linhas digitais, uma vez que a internet não tinha desempenho suficiente para essas transmissões. Somente em 2003 é que foi lançada a tecnologia 3G, e, em 2007, surgiu o primeiro equivalente ao *smartphone* que se conhece atualmente, representado pelo iPhone®, da Apple.

No Brasil, na linha do tempo, em 1985 houve o surgimento da disciplina de Informática Médica da FMUSP. No período 1994 a 2000, surgiram diversas iniciativas esparsas e isoladas, sem coordenação. Não havia interesse do governo nem havia a percepção da revolução digital. Nesse período (2000), o foco foi a criação de redes de comunicação e a implementação de teleconferência. Esse processo se iniciou com a teleducação na área médica e de Saúde Pública, com teleconferências de discussão de casos médicos complexos com o exterior, em geral para pacientes da rede privada.

Surgiram serviços de tele-eletrocardiografia, inicialmente por fax e depois modernizados com transmissão por linha telefônica e, posteriormente, pela internet, em setores públicos e privados: (1) 1994 – uma empresa privada começou a fazer diagnósticos de eletrocardiografia por fax; (2) 1995 – o Instituto do Coração (InCor) do Hospital das Clínicas da FMUSP também começou a fazer diagnósticos de eletrocardiografia por fax. A partir de 1995, ocorreram teleconferências e telediagnósticos. A Rede Sarah de Hospitais interligou as suas unidades de Distrito Federal, Bahia, Minas Gerais e Maranhão para fins de telediagnóstico e teleconferência.

Em 1997, o Conselho Nacional de Desenvolvimento Científico e Tecnológico (CNPq) fomentou a rede municipal de alta velocidade para estimular as universidades a desenvolverem comunicações. No caso das universidades da área da Saúde, a rede serviu para o desenvolvimento da Telemedicina. Várias universidades assinaram contrato em 1998 e 1999 para iniciarem suas atividades.

Esses grandes momentos históricos são apresentados na Figura 3.1.

Nessa mesma época, o professor György Miklós Böhm, que era titular do Departamento de Patologia da FMUSP e um entusiasta das possibilidades do uso da internet para a medicina, em parte decorrente da inspiração vinda da American Telemedicine Association (ATA), vislumbrou a oportunidade de aproveitar a popularização da tecnologia e sua aplicação para a área médica. Assim, em novembro de 1997, foi criada a primeira disciplina de Telemedicina do Brasil para os cursos de graduação e pós-graduação, aprovada por meio de um pedido encaminhado à Congregação da FMUSP pelo professor György Böhm. Em março de 1998, foi realizado o primeiro curso de Telemedicina para pós-graduação sob a responsabilidade técnica do professor Chao Lung Wen.

Em 1999, o Hospital Sírio-Libanês começou a fazer teleconferências com o exterior para resolver casos complicados, e a Universidade Federal de São Paulo (Unifesp) inaugurou o seu Departamento de Informática e Telemedicina e participou de forma vigorosa no desenvolvimento da Telemedicina nacionalmente.

No período de 2000 a 2003, cresceu o interesse pela Telessaúde. Surgiram redes e salas de teleconferência em toda a parte, porém sem tráfego expressivo. Ocorreram novas iniciativas isoladas de teleducação nas áreas médica e de Saúde Pública. Em maio de 2002, foi realizada a primeira transmissão de discussão anatomopatológica com base em necropsia, em tempo real, por videoconferência a partir do Serviço de Verificação de Óbitos da Capital (SVOC), localizado na FMUSP, e, em 18 de outubro do mesmo ano, foi inaugurado o 1º Centro de Tecnologia de videoconferência (CETEC) da FMUSP.

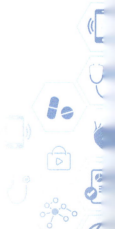

Capítulo 3 • História da Telemedicina e da Telessaúde no Brasil   23

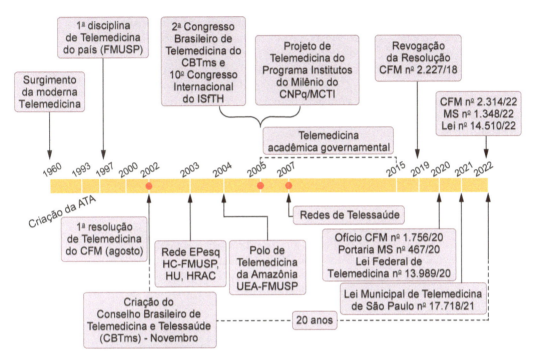

Figura 3.1 Momentos históricos. CFM: Conselho Federal de Medicina; FMUSP: Faculdade de Medicina da Universidade de São Paulo; HC: Hospital das Clínicas; ISfTH: Internacional Society for Telemedicine and Health; MS: Ministério da Saúde; UEA: Universidade do Estado do Amazonas.

Após a participação de ambos no Congresso de Telemedicina da ATA em Fort Lauderdale, Flórida, em abril de 2001, surgiu a ideia de criar o Conselho Brasileiro de Telemedicina e Telessaúde (CBTms). Entre as primeiras premissas do CBTms, estava estruturar uma entidade com foco acadêmico, governamental e institucional, para formar redes de entidades na área da Saúde, importantes para proporcionar o avanço da Telemedicina no Brasil.

Entre a criação da disciplina de Telemedicina e a primeira resolução sobre o assunto publicada no país, passaram-se quase 5 anos. Em agosto de 2002, o CFM publicou a Resolução CFM nº 1.643/2002; os professores György Böhm e Chao Lung Wen perceberam a necessidade de liderar o processo de regulamentação da Telemedicina de uma forma acadêmica e estruturante. Isso era importante porque, desde essa época, já começavam a surgir empresas pensando apenas na lucratividade e vendo a Telemedicina como uma ferramenta. Em novembro de 2002, foi criado o CBTms (liderado por György Miklós Böhm e Chao Lung Wen), que teve por objetivo a consolidação da Telemedicina e da Telessaúde no país, por meio do estímulo à participação de pesquisadores e à indução de formação de grupos acadêmicos, entidades e instituições, forças armadas e órgãos governamentais. Em 2003, foram realizadas várias reuniões e jornadas, bem como a primeira exposição da Telemedicina – "Estação Digital Médica para a Expansão da Telemedicina no País" – na Hospitalar Feira e Fórum. Nesse ano, foi realizado o primeiro congresso de Telemedicina do CBTms (2003).

Na exposição na Hospitalar Feira e Fórum de 2003, o CBTms reuniu o Hospital das Clínicas (HC) e a FMUSP, o Conselho Regional de Medicina do Estado de São Paulo, a empresa CertiSign (assinatura digital), a Telefônica (atual Vivo) e a TeleSpazio (empresa de transmissão de sinal por satélite), com a visita do ministro da Saúde, do secretário da Saúde do Estado de São Paulo e da alta direção da FMUSP e do HC.

Outro marco relevante foi o concurso da primeira tese de livre-docência em Telemedicina do Brasil, na disciplina de Telemedicina da FMUSP, com a tese "Modelo de ambulatório virtual (*cyber* ambulatório) e tutor eletrônico (*cyber* tutor) para aplicação na interconsulta médica e educação a distância mediada por tecnologia". Essa tese forneceu bases conceituais para diversos projetos e ações de expansão da Telemedicina e da Telessaúde no Brasil, como o projeto de Telemedicina para o Edital do Programa Instituto do Milênio do CNPq/MCT, cujo consórcio liderado pela FMUSP (disciplina de Informática Médica e disciplina de Telemedicina, ambas do Departamento de Patologia) venceu o edital, em outubro de 2005.

Em 2004, houve acontecimentos importantes:

1. Com o apoio financeiro do Banco Alfa para a FMUSP, começou-se a construir a maior rede de Telemedicina intra-hospitalar do país para aquele momento histórico, com a criação de uma rede de fibra óptica, a aquisição de 20 equipamentos de videoconferência e a integração de diversos serviços dos Institutos do HC-FMUSP, FMUSP, HU-USP, Centro de Saúde do Butantã, Escola de Enfermagem USP, IML, entre outros, base que serviu para a criação do projeto de Telemedicina Estação Digital Médica para o Programa Institutos do Milênio/CNPq.
2. Foi expandido o grupo do Projeto Homem Virtual (que começou em janeiro de 2003), organizando-se uma equipe de seis *digital designers* para a formação do maior acervo de computação 3D dinâmica do Brasil, com qualidade científica, utilizada por diversas emissoras de televisão (Rede Globo, Bandeirantes, Record, Cultura etc.) e para a estruturação da área de Saúde do Catavento Cultural, em São Paulo. Foram períodos importantes para a chamada fase heroica da Telemedicina, cujos conceitos são usados até hoje. Por exemplo: teleporto (central ou *hub* para compartilhamento de infraestrutura de comunicação), homem virtual (computação 3D do corpo humano), teleambulatório, tutor eletrônico, telepropedêutica, nuvem da saúde e comunicação em saúde, que são diretrizes conceituais que seguimos desde o início desse processo.
3. A transmissão do evento de demonstração cirúrgica de traumatologia (teletrauma) a partir da SVOC, na FMUSP, para Manaus, por videoconferência, com a posterior ampliação da experiência para a cidade de Parintins, em 2005. Embora com dificuldades operacionais de conectividade, houve a importante colaboração do sistema de controle, Sipam (Sistema de Proteção da Amazônia), que era responsável pela garantia dos espaços aéreos nacionais.

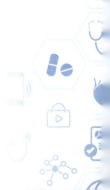

Assim, pensou-se, juntamente à Universidade do Estado do Amazonas (UEA – Prof. Dr. Cleinaldo de Almeida Costa e Prof. Pedro Elias), que, para conseguir realizar um primeiro teste conceitual de transmissão, seria necessário estabelecer uma parceria. A região de Parintins foi escolhida, por ter o chamado internato rural da UEA e da Universidade Federal do Amazonas (UFAM), que levava estudantes de Medicina em formação para fazerem estágios com atuação nas comunidades. Era um cenário em que se acreditava que a Telemedicina traria benefícios para a formação dos estudantes e para as comunidades. Com a ajuda do Sistema de Vigilância da Amazônia/do Sistema de Proteção da Amazônia (Sivam/Sipam), que concentraram toda a banda de comunicação (que era de 64 kps) durante 30 minutos, foi possível fazer a primeira experiência de transmissão educacional por *videostreaming*.

Em 2005, foi realizado 2º Congresso de Telemedicina do CBTms e o 10º Congresso da International Society for Telemedicine and Health (ISfTH). Na mesma ocasião, com o objetivo de promover pesquisas de qualidade que pudessem ser competitivas e integradas ao cenário internacional, o CNPq/MCT lançou o programa Institutos do Milênio pelo Ministério da Ciencia e Tecnologia e Inovação (MCTI) em 2005. Uma das áreas induzidas nesse edital foi a Telemedicina. Entre os projetos vencedores, estava a Estação Médica Digital, da FMUSP, que envolveu nove instituições universitárias e buscou ampliar e estabelecer os fundamentos para a Telemedicina no país.

Em agosto de 2005, a Professora Dra. Ana Estela Haddad, docente da odontopediatria da Faculdade de Odontologia da USP, na ocasião vinculada à Secretaria de Gestão do Trabalho e da Educação na Saúde (SGTES) do Ministério da Saúde, visitou o Centro de Tecnologia (Cetec) da disciplina de Telemedicina do Departamento de Patologia da FMUSP. Após a visita, a Professora Dra. Ana Estela começou a fomentar no Ministério da Saúde a iniciativa de aplicar a Telemedicina para otimizar a atenção primária. Assim, foi promovida uma reunião na Organização Pan-Americana da Saúde (OPAS), a partir da qual se iniciou o processo de construção de um projeto, anos depois, que passou a ser designado Programa Telessaúde Brasil Redes. O projeto começou a ser elaborado em 13 de dezembro de 2005, com poucos membros participantes; entre eles, estava a FMUSP (representada pelo autor desta obra), a Universidade Federal de Minas Gerais (UFMG), a Universidade Federal do Rio Grande do Sul (UFRGS) e o Centro Latino-Americano e do Caribe de Informação em Ciências da Saúde (Bireme). A conceitualização inicial e a articulação governamental do projeto do Ministério da Saúde ocorreram no período de dezembro de 2005 a novembro de 2006. Foi formada uma Comissão Permanente de Telessaúde do Ministério da Saúde, que, em suas três reuniões realizadas em 2006, formou quatro grupos de trabalho que estão desenvolvendo projetos nos seguintes temas: (a) normatização técnica; (b) debate sobre remuneração profissional por serviços prestados por Telemedicina e Telessaúde; (c) prospecção das infraestruturas e projetos em andamento nos diversos ministérios; e (d) formação de um comitê assessor para fomentar ações interinstitucionais.

Foram convidadas nove instituições universitárias para formarem núcleos técnicos científicos e implantarem 900 pontos de serviços em atenção básica, dos quais quatro eram instituições participantes do Projeto de Telemedicina do Programa Instituto do Milênio – CNPq/MCT (USP, UFMG, UEA e HC-PA/UFRGS).

Em 2006, foi formalizada em Portaria do SGTES/Ministério da Saúde a criação do Comitê Executivo de Telessaúde do Ministério da Saúde para coordenação e acompanhamento do Projeto de Telemática e Telemedicina em Apoio à Atenção Primária (nome inicial, que, no dia 4 de janeiro de 2007, passou a se chamar Programa Nacional Telessaúde).

Nesse mesmo ano, foi estabelecida uma cooperação acadêmico-privada para fomento de Telemedicina e Telessaúde, envolvendo Intel (World Ahead Program), FMUSP, UEA, Cisco, Embratel, entre outros, que conectou a cidade de Parintins por banda de um 1 megabyte por satélite, e implantou o primeiro centro de Telemedicina da Intel no mundo em floresta tropical. Essa foi uma ação significativa do Projeto de Telemedicina da Estação Digital Médica do Programa Institutos do Milênio com as instituições privadas e, em setembro de 2006, serviu como prova de conceito para demonstrar ao Ministério da Saúde a viabilidade tecnológica para estabelecer conectividade na Amazônia para fins de Telessaúde. A cidade de Parintins foi escolhida por ser a segunda maior cidade do estado do Amazonas e por sediar os estágios de internato rural para estudantes de Medicina da UEA e da UFAM.

Nesse ano, pela primeira vez, foi utilizada a expressão "Telessaúde" como ação governamental no Brasil. Quem o fez foi o Ministério da Saúde, em 2006, por meio de uma Portaria para instituir o primeiro comitê executivo de Telessaúde e pela Portaria nº 35, de 4 de janeiro de 2007, que estabeleceu o Programa Nacional Telessaúde Brasil. A partir de 2011, este progrma passou a receber o nome de Programa Nacional Telessaúde Brasil Redes do Ministério da Saúde.

Assim, foi realizada a primeira reunião sobre a remuneração de serviços prestados por meio da Telemedicina e o uso de teleducação interativa em recertificação profissional, promovida pela Disciplina de Telemedicina do Departamento de Patologia da FMUSP (DTM-FMUSP). com apoio do CBTms, com discussão sobre os aspectos relacionados com a sustentabilidade em médio e longo prazos para iniciativas de Telemedicina no país e o 1º *Workshop* do Laboratório de Excelência e Inovação em Telessaúde, realizado em Belo Horizonte, com o apoio de Ministério da Saúde, UFMG, Prefeitura de Belo Horizonte, Comunidade Europeia e OPAS/OMS e participação do CBTms. Dentro desse panorama conjuntural, o governo brasileiro desencadeou uma série de ações, e as academias responderam à altura do momento histórico. Foi criado, dessa forma, um cenário favorável para a continuidade da consolidação de Telemedicina e Telessaúde como estratégias para melhorar a saúde e a qualidade de vida da população por meio da tecnologia.

Reconhecendo a necessidade de dar enfoque à Telemedicina, a RNP desenvolveu o projeto Rede Universitária de Telemedicina (RUTE), no primeiro semestre de 2006. O MCTI, com o apoio da Associação Brasileira de Hospitais Universitários (Abrahue), criou a RUTE para fomentar e integrar as atividades isoladas

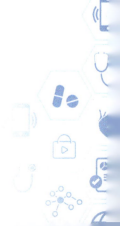

que vinham ocorrendo no país. Coordenada pelo engenheiro Luiz Ary Messina, a RUTE estabeleceu-se como apoiadora da melhoria de projetos em Telemedicina em andamento e proporcionou a criação de novos trabalhos interinstitucionais. Os primeiros Núcleos de Telemedicina implantados pela rede foram os de São Paulo (SP), Florianópolis (SC), Manaus (AM), Rio de Janeiro (RJ) e Recife (PE). Ao longo do tempo, a RUTE e o projeto de Telemática do Ministério da Saúde cooperaram e se tornaram projetos complementares.

Uma iniciativa privada significativa foi o campeonato de desenvolvimento de *software* (Imagine Cup), edição 2006, promovido pela Microsoft, cujo enredo central foi a tecnologia aplicada à saúde, realizado na Índia, que teve a nossa participação (USP e Universidade Estatual de Campinas [Unicamp]) como parte dos 18 membros de jurados. Os participantes brasileiros tiveram importante destaque nesse mundo de alta tecnologia, conquistando as 1ª e 2ª colocações na final mundial.

A primeira resolução (nº 1.643) sobre Telemedicina foi publicada em agosto de 2002 pelo CFM. Essa resolução foi aprovada conforme a realidade tecnológica da época e não contemplava vários aspectos relacionados com a segurança digital. Resultante do trabalho da Câmara Técnica de Informática em Saúde do CFM, no período de 2016 a 2018, foram incorporadas diversas atualizações e conceitos na Resolução nº 2.227, que se tornou muito mais robusta e caracterizava, de forma mais clara, cada um dos oito tipos de serviços médicos que poderiam ser realizados por Telemedicina. Os encaminhamentos da nova resolução estavam indo muito bem, com trabalhos iniciados em 2016, tanto que havia sido aprovada uma nova resolução de Telemedicina por unanimidade na plenária do CFM, em 13 de dezembro de 2018. As discordâncias aconteceram quando o CFM divulgou a Resolução nº 2.227/18, que definia, entre vários pontos, a relação médico-paciente presencial como premissa obrigatória, com o atendimento a distância sendo possível após uma consulta presencial com o mesmo profissional (se ambos – médico e paciente – estivessem de acordo). Para a Saúde, a nova resolução representava uma importante mudança. Entretanto, após falhas de entendimentos e críticas, em poucos dias, o CFM voltou atrás e revogou a resolução. A medida aconteceu depois de conselhos regionais, sociedades de especialidades, instituições e médicos se manifestarem contrários à resolução, alegando, sobretudo, que haveria risco na relação médico-paciente e na qualidade do atendimento. Algumas entidades disseram que houve falta de debate sobre a normatização, o que colocaria os médicos brasileiros em uma situação mais vulnerável em decorrência da ausência de regulamentação em questões relacionadas com tecnologias utilizadas na prestação de serviços por Telemedicina. Outros comentaram que o problema decorreu de um conjunto de acontecimentos, entre eles o vazamento, em grupos de WhatsApp de Médicos, de um vídeo anunciando a oferta de serviços de pronto atendimento virtual de um importante hospital privado brasileiro na semana anterior à divulgação da Resolução nº 2.227/18 e programas e noticiários que notificaram o lançamento oficial, cujos conteúdos tinham basicamente como exemplos os serviços de Telemedicina de hospitais privados, de modo que a forma de lançamento surpreendeu as diretorias dos Conselhos Regionais de Medicina e sindicatos. Com isso, geraram-se interpretações diversas e, em consequência, movimentos contra o CFM. A carência de conhecimentos dos médicos sobre o assunto gerou desorientações e medos, com a consequente pressão pela revogação da resolução. Em novembro de 2020, durante o período crítico da pandemia da covid-19, percebeu-se que foi um equívoco ter revogado a Resolução de Telemedicina nº 2.227/18, pois, se tivesse sido mantida, talvez ter-se-ia estruturado e amadurecido melhor as ações da Telemedicina no Brasil, criando diretrizes com critérios para gestão das plataformas de Telemedicina, principalmente do ponto de vista da segurança digital. Desse modo, passou a existir um reconhecimento de que a resolução precisava apenas de algumas adequações. Esse problema cultural médico foi decorrente basicamente da falta de inclusão do assunto na formação médica em níveis de graduação, residência médica e pós-graduação. A questão da infraestrutura também não era o fator limitante, pois as evoluções de telecomunicação e sistemas eletrônicos ocorrem de forma acelerada. Os problemas incluíam aspectos relacionados com leis (Lei Geral de Proteção de Dados Pessoais [LGPD] – Lei nº 13.709; Digitalização – Lei nº 13.787) e enfatizavam a necessidade de uma infraestrutura tecnológica adequada, com a formação de um departamento de Recursos Humanos, prontuário digital de pacientes, Termo de Consentimento Livre e Esclarecido etc. O cenário pandêmico acabou acelerando um processo que, de certa forma, já vinha ganhando espaço há alguns anos. A possibilidade de prestação de serviços de saúde de forma virtual nos ajuda a levar o atendimento para áreas mais remotas do país, democratizando o acesso à saúde e impactando positivamente mais pessoas.

Em 20 de abril de 2022, com a perspectiva da decretação do fim da crise sanitária causada pelo SARS-CoV-2 no Brasil e a ausência de uma regulamentação definitiva, o CFM aprovou a Resolução nº 2.314/22, publicada no dia 5 de maio de 2022, depois de anos de trabalho, baseada na revisão técnica da resolução inicialmente revogada em fevereiro de 2019. Assim, passou-se a ter uma resolução definitiva de Telemedicina. Logo em seguida, no dia 2 de junho de 2023, o Ministério da Saúde publicou a Portaria nº 1.342, regulamentando a Telessaúde. Por fim, em 27 de dezembro de 2022, após 1 ano e meio de debates, ocorreu a sanção presidencial da primeira Lei Federal de Telessaúde (nº 14.510).

ESTAÇÃO DE TELESSAÚDE INTEGRADA DE BEM-ESTAR

Em 21 de setembro de 2023, foi lançada a primeira Estação de Telessaúde Integrada de Bem-Estar, na Universidade de Brasília (UnB), por iniciativa da Professora Vívian da Silva Santos, com presença da Professora. Dra. Ana Estela Haddad (SEIDIGI/MS), do Professor Dr. Cleinaldo Almeida Costa (DESD/SEIDIGI/MS) e da Deputada Adriana Ventura (Frente Parlamentar da Saúde Digital). A Estação de Telessaúde foi uma solução idealizada pela arquiteta Mariana Mie Chao e por Carlos Vinícius Nascimento de Araújo, com a curadoria técnico-científica do

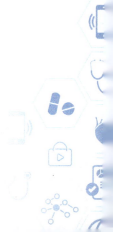

Professor Dr. Chao Lung Wen. Em 11 de dezembro de 2023, ela foi implantada em uma primeira escola de ensino fundamental II, na Unidade Municipal de Educação Cidade de Santos, como parte integrante das atividades para a 10ª edição do Programa Santos Jovem Doutor. Representou a primeira ação, na história do país, que reuniu o conceito de Teleassistência e Bem-Estar com Espaço Cultural em Saúde para Promoção de Saúde (Telessaúde nas Escolas), com a presença da Vice-Prefeita de Santos (SP), Renata Bravo; da Secretária da Educação, Cristina Barletta; da coordenação SJD (Ana Lúcia Caetano, Maria de Lourdes e demais integrantes); entre outras autoridades.

Com a percepção da importância estratégica da Telessaúde para melhorar o sistema de Saúde, foi feita realizada uma apresentação, na Comissão de Saúde da Câmara dos Deputados, em 8 de novembro de 2023, abordando a ideia de que a melhoria da Cadeia de Saúde Brasileira seria agilizada se fosse implementada a Telemedicina de Logística e Telessaúde Integrada, com recursos para inovar os processos de cuidados, promover a desfragmentação da saúde, integrar a atenção primária com as atenções secundária e terciária, implementar os telecuidados domiciliares na cadeia de cuidados (saúde distribuída) e ampliar a promoção da saúde como estratégia para redução de sinistros. Nessa apresentação, foram apresentados os exemplos da Lei Municipal de Telessaúde Integrada de Santos (nº 4.204/23), de autoria da vereadora Audrey Kleys Cabral de Oliveira Dinau) e o respectivo decreto do prefeito de Santos (Decreto nº 10.235, de 1º de novembro de 2023), que contêm artigos sobre saúde nas escolas, Programa Santos Jovem Doutor, Estação de Telessaúde e promoção de saúde do idoso como partes integrantes da estratégia, além de citar que os recursos de Telessaúde fazem parte da estrutura para formação de graduação e residência (médica e multiprofissional).

REFERÊNCIAS BIBLIOGRÁFICAS

Health Information Management and Informatics Core Competencies for Individuals Working With Electronic Health Records, 2008. Disponível em: https://digital.ahrq.gov/health-it-tools-and-resources/health-it-bibliography/education-and-training/health-information. Acesso em: 07 fev. 2024.

Brasil. Lei nº 13.853, de 08 de julho de 2019. Altera a Lei nº 13.709, de 14 de agosto de 2018, para dispor sobre a proteção de dados pessoais e para criar a Autoridade Nacional de Proteção de Dados; e dá outras providências. Disponível em: Conselho Nacional de Arquivos (www.gov.br). Acesso em: 05 mar. 2023.

Brasil. Lei nº 13.787, de 27 de dezembro de 2018. Dispõe sobre a digitalização e a utilização de sistemas informatizados para a guarda, o armazenamento e o manuseio de prontuário de paciente. Brasília, DF. 2018. Disponível em: http://www.planalto.gov.br/ccivil_03/_ato2015-2018/2018/lei/L13787.htm. Acesso em: 6 abr. 2020.

Brasil. Lei nº 13.709, de 14 de agosto de 2018. Lei Geral de Proteção de Dados Pessoais (LGPD). Brasília, DF. 2018. Disponível em: http://www.planalto.gov.br/ccivil_03/_ato2015-2018/2018/lei/L13709.htm. Acesso em: 05 mar. 2023.

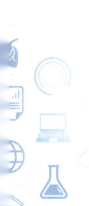

Brasil. Lei Federal de Telessaúde nº 14.510, de 27 de dezembro de 2022. Disponível em: https://www.planalto.gov.br/ccivil_03/_ato2019-2022/2022/Lei/L14510.htm. Acesso em: 4 mar. 2023.

Brasil. Ministério da Saúde. Portaria nº 1.348/22, de 2 de junho de 2022. Dispõe sobre as ações e os serviços de Telessaúde no âmbito do Sistema Único de Saúde (SUS). Disponível em: https://www.in.gov.br/en/web/dou/-/portaria-gm/ms-n-1.348-de-2-de-junho-de-2022-405224759. Acesso em: 07 fev. 2024.

Chao LW, Chao ML (eds.). Telemedicina e Telessaúde: 20 anos da fase heroica ao momento estruturante para medicina e saúde conectada [livro eletrônico]. A linha do tempo da Associação Brasileira de Telemedicina e Telessaúde (ABTms). Conselho Brasileiro de Telessaúde (CBTs). Santos, SP: Ed. dos Autores; 2023.

Conselho Federal de Medicina. Resolução nº 2.314/22, de 20 de abril de 2022 sobre Telemedicina. Disponível em: https://www.in.gov.br/en/web/dou/-/resolucao-cfm-n-2.314-de-20-de-abril-de-2022-397602852. Acesso em: 5 mar. 2023.

Município de São Paulo. Lei nº 17.718, de 23 de novembro de 2021. Disponível em: https://legislacao.prefeitura.sp.gov.br/leis/lei-17718-de-23-de-novembro-de-2021. Acesso em: 5 mar. 2023.

Wen CL. Modelo de ambulatório virtual (cyber ambulatório) e tutor eletrônico (cyber tutor) para aplicação na interconsulta médica, e educação à distância mediada por tecnologia. [tese]. São Paulo: FMUSP; 2013.

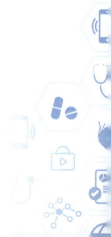

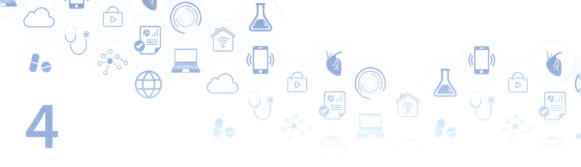

4

Bioética, Ética, Responsabilidade e Segurança Digital

Chao Lung Wen

Desde o início do século 21, têm ocorrido importantes transformações digitais, que, muitas vezes, não são percebidas. Como exemplos, podem ser citados mês e ano de surgimento de alguns recursos exponenciais de que se tem a impressão de sempre terem existido. São eles:

- Facebook: fevereiro de 2004
- YouTube: fevereiro de 2005
- Google Maps: surgiu em fevereiro de 2005 e foi lançado no Brasil em 2007
- Twitter: março de 2006
- iPhone®: surgiu em junho de 2007 e revolucionou os conceitos de *smartphone*
- WhatsApp: surgiu em 2009 e chegou ao Brasil em fevereiro de 2010
- iPad®: surgiu em abril de 2010 e popularizou os *tablets*
- Instagram: outubro de 2010
- Wase: surgiu em 2008, mas chegou ao Brasil em 2013
- Alexa: novembro de 2014
- TikTok: setembro de 2021
- Metaverso: outubro de 2021
- Chat GPT 3.5: novembro de 2022
- E assim por diante, com o surgimento de diversas outras tecnologias.

A cultura digital está muito presente na vida dos jovens nascidos no século 21, pois transformou as características socioculturais e modificou as relações de consumo e o ritmo e a forma de produção e distribuição da informação, criando novos recursos e formatos para estudo, lazer, interação humana e comunicação social a partir da ampliação e da popularização do uso dessas tecnologias. O dinamismo do trânsito de novas informações e a facilidade de acesso a elas tornou mais difícil manter, inclusive, os estudantes atentos às aulas predominantemente expositivas. Pela facilidade de acesso, as escolas atualmente não se encontram mais na posição exclusiva de detentoras da informação e do conhecimento, mas cabe a elas prepararem os estudantes para viverem em uma sociedade em que a informação é disseminada em grande velocidade. É importante notarmos que a educação pouco se preocupou com essas mudanças, assim como pouco incorporou o ensino de etiqueta digital de forma oficial nesse período de ebulição das duas primeiras décadas do século 21.

Apesar de existirem algumas divergências nos critérios da divisão da categorização de grupos geracionais da população segundo arquétipos comportamentais semelhantes, podemos dizer que os indivíduos da geração Z, nascidos a partir de 1993, são basicamente nativos digitais por terem familiaridade com a tecnologia, agilidade de pensamento e para pesquisa de informações, comunicação simplificada e interação com várias pessoas simultaneamente. Os indivíduos dessa geração, nascidos após a difusão da internet, buscam em todos os ambientes, como a escola, um mundo semelhante ao deles, totalmente conectado, aberto a interações, veloz e global. Vivem a chamada era digital, representada pela facilidade, pela agilidade na comunicação e pelo acesso a centenas de dados.

A internet nos hiperestimula. *Sites* profissionalmente desenvolvidos são chamativos, com *banners*, inúmeros *links*, rolagem infinita e notificações de redes sociais. É muito comum que, ao final de uma pesquisa na internet, nós nos deparemos com diversas abas abertas no navegador. É comum ler sobre um assunto, pular para outro, depois para outro, e assim por diante. Desse modo, apesar de lermos muito, lemos com menos atenção e de forma mais superficial, em virtude dos diversos estímulos, como *bips* de mensagens instantâneas e de redes sociais. Em vez de uma leitura aprofundada sobre determinado tema, acabamos nos limitando à superficialidade dos resultados de buscas, textos de blogues e de notícias. A pessoa hiperestimulada e imediatista acaba se tornando mais superficial e mais apressada, podendo inclusive não suportar assistir a um vídeo ou ouvir um áudio na velocidade normal. Muitas pessoas assistem a vídeos do YouTube na velocidade ×1,5 ou ×2. Um dos grandes desafios de quem vive soterrado por uma avalanche de informações é saber discernir informação de qualidade, verdadeiras e embasadas, das falsas ou das "meias-verdades". O excesso de conteúdo, aliado ao imediatismo advindo da hiperestimulação causada pela comunicação instantânea, resulta em alta disseminação das *fake news*, vazamento acidental de dados (privacidade), hiper-reatividade e compulsão. Agora, com a popularização do uso de recursos da inteligência artificial, a criação de notícias falsas alcançou novos patamares, com recursos impressionantes, com *softwares* de *deepfake* que permitem adulterar vídeos, gerar imagens inexistentes, criar avatares humanizados à semelhança do filme *Simone* (grafado S1m0ne), um filme de 2002, entre outros.

A percepção da necessidade de uma conduta apropriada, que compreenda aspectos de respeito, comportamento e atitudes adequadas em relações não presenciais, surge como uma resposta natural à expansão da interação pessoal e profissional por meios digitais. Mais do que isso, a atenção às regras de etiqueta digital passa a ser determinante como uma vantagem competitiva para profissionais e instituições que desejam se apresentar bem e ter suas marcas bem-posicionadas diante de seus públicos.

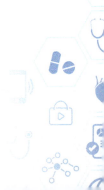

CUIDADOS EM COMUNICAÇÃO

Todas as formas de comunicação requerem profissionalismo e educação, não importa se a interação se dá em um meio digital ou presencial. Assim, é muito importante estar atento para não cometer erros de português, mesmo quando se trata das redes sociais, apesar de a linguagem nelas ser mais informal do que a empregada em outros meios de comunicação, para não sugerir amadorismo ou descuido. Igualmente, é importante não se deixar influenciar por modismos, "tendências de mercado", os chamados *trends* no meio digital. Apesar de populares e de serem capazes de atrair seguidores, eles podem influenciar a imagem do profissional em uma direção diferente daquela que é buscada em seu planejamento de divulgação.

O que é ética?

Não se deve confundir ética com **lei**, embora com certa frequência a lei tenha como base princípios éticos. A palavra "ética" é derivada do grego *ethos*, que significa aquilo que significava "bom **costume**", "costume superior" ou "portador de **caráter**".

Para ser ético, é necessário que o médico seja competente e humano. A competência depende do nível de conhecimento e do domínio de sua área de atuação ou especialidade, mas, para ser humano, ele deve ser sensível e empático, capaz de se colocar no lugar do paciente em algumas situações. Quanto à eticidade, a questão é complexa e está relacionada com o seu nível de responsabilidade, de sua personalidade e de sua formação moral. Em todas as situações, os conceitos de ética, moral e responsabilidade devem estar claros. O médico se vê na necessidade de lidar com inúmeras questões sensíveis no seu dia a dia, que exigem atitudes corretas. Essa atitude visa ao bem-estar do paciente e se encontra no contexto do "universo humano". As ações médicas em cumprimento a esses dispositivos legais fazem parte do princípio da responsabilidade e da ética médica.

Em geral, o médico compartilha com o paciente ou com seus familiares o diagnóstico e as providências a serem implementadas. Isso indica que sua responsabilidade é enorme, não havendo espaço para falhas ou deslizes. Não apenas grandes organizações de saúde passaram pelo fenômeno da digitalização, mas também clínicas e consultórios. Assim, cresce a preocupação com a segurança da informação e com a proteção de dados. Na proporção das facilidades, cresce a necessidade de se reverem processos, fluxos internos e vulnerabilidades. Embora o sigilo médico seja um imperativo ético e legal, na prática, as informações dos pacientes têm sido colocadas em grupos de discussão de WhatsApp e comentadas em corredores de organizações de saúde, sem cuidados adequados, e senhas são emprestadas a colegas e membros das equipes de saúde para inclusão de dados ou acesso a informações de prontuários, com potencial geração de consequências. Em todas as áreas, os dados tornaram-se "produtos" com valor comercial, uma vez que, tendo informações que caracterizem necessidades ou comportamentos dos consumidores, seria mais simples induzi-los a consumirem produtos, serviços e até ideias.

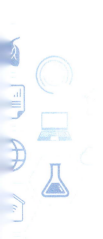

Com a grande difusão do uso de rede sociais, é preciso tomar cuidado quanto ao seu uso profissional, tomando as medidas a seguir:

- Procure ser formal e utilizar linguagem formal
- Evite incluir assuntos pessoais
- Antes de divulgar uma informação:
  - Avalie se ela pode prejudicar:
    - Seu emprego atual
    - Um processo seletivo ou concurso futuros
  - Lembre-se de que ela poderá ser acessada por seus superiores ou colegas de trabalho
  - Observe se ela não fere o código e as normas de conduta da sua empresa, instituição ou classe profissional.

Lembre-se de que você pode ser responsabilizado(a) por:

- Compartilhar
- Curtir
- Publicar fotos de terceiros
- Fazer montagem com fotos de terceiros
- Zombar publicamente/nas redes sociais.

De acordo com os aspectos legais, preconceito é crime, previsto na Lei nº 7.716/89 e sua atualização pela Lei nº 14.532, de 11 de janeiro de 2023.

Art. 1º Serão punidos, na forma desta Lei, os crimes resultantes de discriminação ou preconceito de raça, cor, etnia, religião ou procedência nacional.

Art. 2º A injuriar alguém, ofendendo-lhe a dignidade ou o decoro, em razão de raça, cor, etnia ou procedência nacional.
- Pena: reclusão, de 2 (dois) a 5 (cinco) anos, e multa.
- Parágrafo único. A pena é aumentada de metade se o crime for cometido mediante concurso de 2 (duas) ou mais pessoas.
- (...)

Art. 20...
§ 2º Se qualquer dos crimes previstos neste artigo for cometido por intermédio dos meios de comunicação social, de publicação em redes sociais, da rede mundial de computadores ou de publicação de qualquer natureza:
§ 2º-A Se qualquer dos crimes previstos neste artigo for cometido no contexto de atividades esportivas, religiosas, artísticas ou culturais destinadas ao público.
- Pena: reclusão, de 2 (dois) a 5 (cinco) anos e proibição de frequência, por 3 (três) anos, a locais destinados a práticas esportivas, artísticas ou culturais destinadas ao público, conforme o caso.

Injúria racial também é crime – injúria qualificada:

Art. 140 Injuriar alguém, ofendendo-lhe a dignidade ou o decoro:
- Pena – detenção, de um a seis meses, ou multa. (...)

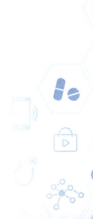

Com a grande popularização dos *smartphones* com ótimas câmeras fotográficas, um dos grandes riscos atualmente é a facilidade na obtenção de fotografias e vídeos digitais. Isso também significa a necessidade de ter cuidados redobrados, principalmente em ambientes de saúde. Deve-se ponderar sempre:

- É preciso fotografar o paciente?
- Qual é o motivo ou propósito para fotografar?
- Antes de fotografar os pacientes, foram feitos esclarecimentos adequados? Foi obtido o consentimento?
- É preciso fotografar prontuários, laudos e documentos?
- Deve-se evitar fotografar prontuários, laudos ou resultados de exames, imagens radiológicas e outras informações sem a ciência e autorização dos responsáveis dos setores para uso que não estejam diretamente relacionados com cuidados assistenciais ao paciente. Se fotografar, é preciso tomar o cuidado de ocultar as identificações dos pacientes (p. ex., nome, registro hospitalar, filiação etc.).
- É preciso ter cuidados ao tirar fotografias pessoais em ambientes de trabalho, em ambiente hospitalar
- Ao tirar *selfies* em ambientes hospitalares, deve-se verificar se elas expõem alguma informação ou situação inconveniente ao fundo (p. ex., uma pessoa ou um paciente que esteja atrás ou a tela do monitor do computador mostrando registro médico de pacientes etc. Verificar se precisa pedir autorização.

O direito à imagem está garantido na Constituição Federal de 1988 por meio dos incisos V, X e XXVIII do art. 5º, que garante a proteção ao direito à imagem:

> Título II – Dos direitos e garantias fundamentais.
> Capítulo I – Dos direitos e deveres individuais e coletivos.
> Art. 5º – Inciso X – "São invioláveis a intimidade, a vida privada, a honra e a imagem das pessoas, assegurando o direito a indenização pelo dano material ou moral decorrente de sua violação."

O Conselho Federal de Medicina (CFM), em 13 de julho de 2023, aprovou e publicou, em 13 de novembro de 2023, a Resolução CFM nº 2.336/2023, que "dispõe sobre publicidade e propaganda médicas, que moderniza resolução da publicidade médica" (https://portal.cfm.org.br/noticias/cfm-atualiza-resolucao-da-publicidade-medica/). Por muitos anos, os Decretos-lei nºs 20.931/32 e 4.113/42, que regulam o exercício da medicina e a propaganda/publicidade, foram interpretados de forma restritiva de acordo com a realidade das épocas. Por décadas, a prática médica era basicamente dividida em duas áreas, a do consultório e pequenos serviços autônomos e a hospitalar. Nas últimas décadas, tivemos significativas mudanças na dinâmica e na facilidade e nos hábitos digitais, o que levou à necessidade de reanalisar esses dispositivos legais, devido à importância de tratar de forma isonômica as duas formas de prática da medicina. Assim, passou-se a assegurar que o médico pudesse mostrar à população a amplitude de seus serviços,

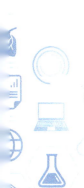

respeitando as regras de mercado, mas preservando a medicina como atividade-meio. Nessa atualização, o médico fica autorizado a mostrar o seu trabalho, divulgar os preços das consultas, realizar campanhas promocionais, usar as imagens dos pacientes, investir em negócios não relacionados com a área de prescrição do médico, além de outras liberações.

As imagens clínicas divulgadas não podem ser manipuladas ou melhoradas, e o paciente não pode ser identificado. Demonstrações de antes e depois devem ser apresentadas em conjunto com imagens contendo indicações, evoluções satisfatórias e insatisfatórias e possíveis complicações decorrentes da intervenção. Quando for a situação, deve ser mostrada a perspectiva de tratamento para diferentes biotipos e faixas etárias, bem como as evoluções imediata, mediata e tardia. Quando o médico usar imagens de banco de imagens, deverá citar a origem e atender às regras de direitos autorais. Quando a fotografia for dos próprios arquivos do médico ou do estabelecimento em que atua, deve obter do paciente a autorização para publicação. A imagem deve garantir o anonimato do paciente, mesmo que este tenha autorizado o uso, e respeitar a sua privacidade.

A Resolução nº 2.336/23 autoriza a captura de imagens por terceiros apenas para os partos. Não podem ser filmados outros tipos de procedimentos médicos por terceiros. Assim, houve mudanças importantes. O que antes eram somente vedações, agora é possível ter a liberdade de anúncio, porém com responsabilidade e sem sensacionalismo.

Com relação a cuidados nas redes sociais

Um estudo realizado pelo Interactive Advertising Bureau (IAB Brasil), em parceria com a Toluna (estudo de campo *online*, conduzido em 12 e 13 de fevereiro de 2021, no qual foram realizadas 1.087 entrevistas *online* com homens e mulheres acima de 18 anos, das classes ABC, nas cinco regiões brasileiras), apontou que, no Brasil, os indivíduos passam, em média, 6 horas por dia conectados às redes sociais. Com essa característica comportamental, é importante promover a conscientização da população e procurar orientar para:

1. Criar perfis separando o pessoal do profissional.
2. Evitar publicações perturbadoras ou polêmicas e elogios exagerados feitos por pacientes ou terceiros, pois podem ser caracterizados como propaganda desleal e antiética.
3. Ter cuidado com opiniões, embora manifestadas de forma pessoal (liberdade de opinião), pois podem ser associadas à posição de toda uma categoria profissional e/ou da instituição em que trabalha.
4. Evitar defender a instituição em que trabalha em discussões *online* ou mídias sociais ou se pronunciar em nome dela.
5. Evitar se descuidar, pois um descuido pode ter consequências ampliadas, irreparáveis e permanentes.
6. Atentar-se para o fato de que a internet/*web* é uma grande ferramenta, porém com imensa capacidade de amplificar as repercussões.

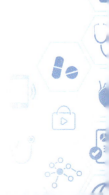

7. Ser sempre educado, discreto e técnico aos postar textos, evitando textos que deem margem a interpretações dúbias.
8. Usar expressões simples e objetivas.
9. Não compartilhar informações sigilosas de exercício profissional em aplicativos de mídias sociais.
10. Ter cuidado com o que publica na internet.

Os cuidados gerais de comportamento no mundo digital são:

1. Evitar colocar informações pessoais e profissionais (fotos, vídeos, relato do cotidiano etc.) demais na internet ou nas redes sociais.
2. Não filmar atendimentos, exames físicos, exames de apoio a diagnóstico, procedimentos, entre outros, sem a prévia ciência do paciente/responsável e autorização dos responsáveis do setor e dos devidos esclarecimentos ao paciente e aos familiares.
3. Não gravar e não fotografar aulas de professores sem a autorização deles. Você poderá expor informações sigilosas de pacientes.
4. Evitar identificar os pacientes se você não tiver necessidade de fazer isso. Se, por algum motivo, for preciso usar algum identificador, deve-se utilizar apenas o que precisa e nada mais.
5. Evitar usar ferramentas e aplicativos públicos em nuvem pública para armazenar informações clínicas e dados confidenciais ou realizar debates clínicos.
6. Não armazenar dados sigilosos em dispositivos sem recursos de encriptação. Caso salve informações médicas dos pacientes, certificar-se de que elas contenham o mínimo de dados sigilosos.
7. Em ambientes de saúde, não deixar sua tela virada para locais movimentados.
8. Usar programas com recurso de encriptação quando salvar dados privativos.
9. Nunca compartilhar suas senhas com outras pessoas.
10. Sempre fazer *logout* após usar um sistema.
11. Em uma instituição, se um dispositivo com dados de um paciente for perdido ou roubado, informar a chefia e/ou acionar os profissionais responsáveis pela segurança de dados.
12. Fazer compras *online* somente em *sites* seguros.
13. Ser cauteloso com quem você conhece *online*.
14. Deixar as configurações de privacidade dos *browsers*, *apps*, redes sociais, entre outros, ativadas.
15. Ter cuidado com o *download* de arquivos.
16. Não deixar impressoras em locais de acesso ao público.
17. Lembrar-se de colocar senha de acesso no seu computador pessoal.
18. Guardar seu celular e computador em locais seguros.
19. Navegar de forma segura.
20. Certificar-se de que a conexão é segura.

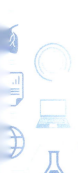

21. Usar senhas que sejam difíceis de ser adivinhadas.
22. Ter cuidado ao permitir que seus filhos usem o mesmo computador ou dispositivo móvel que você usa para tratar de assuntos profissionais.
23. Orientar seus familiares para não divulgarem informações sobre a sua empresa, instituição ou vida profissional nas redes sociais pessoais deles.
24. Ter cuidado com aplicativos, como jogos, que divulgam dados automaticamente nas redes sociais, dependendo das configurações.
25. Manter seu antivírus atualizado.

O que é bioética?

O termo surgiu em 1971, em um artigo do oncologista Van Ressenlaer Potter, da University of Winsconsin, a partir do pensamento de equilíbrio entre a ciência e os valores humanos. O ponto de vista bioético obedece a quatro princípios básicos:

- A beneficência é a obrigação de sempre buscar o bem, maximizando os benefícios
- A não maleficência é o princípio que diz que não se pode causar males a outros
- A autonomia é o respeito às pessoas por suas opiniões e escolhas segundo seus valores e crenças
- A justiça diz respeito à imparcialidade na distribuição dos riscos e benefícios.

Foi com a declaração de Helsinque (1964) que se consagrou a expressão "consentimento informado", que foi adotada em todo o mundo. É ponto pacífico que cabe ao paciente, com base nas informações que lhe são prestadas pela equipe médica, decidir livremente se pretende ou não se submeter ao tratamento sugerido.

No Brasil, com a Constituição Federal de 1988 e o Código de Defesa do Consumidor (Lei nº 8.078, de 1990), o médico não pode submeter o seu paciente a tratamento ou procedimento terapêutico sem antes obter seu consentimento.

O Termo de Consentimento Livre e Esclarecido (TCLE) é um documento básico e fundamental do protocolo e da pesquisa com ética, e é a fonte de esclarecimento que permitirá ao participante da pesquisa tomar sua decisão de forma justa e sem constrangimentos. É o documento mais importante para a análise ética de um projeto de pesquisa. Pela legislação, é o documento que garante ao participante da pesquisa o respeito aos seus direitos. Esse termo é o documento pelo qual o paciente ou seu representante legal toma conhecimento de sua doença e das chances de reversibilidade dela, bem como de alternativas de tratamento, efeitos adversos esperados e prognósticos. Esse documento é lido e assinado pelo médico e pelo paciente, no momento de seu diagnóstico, pactuando a conduta a ser tomada. Um dos requisitos essenciais para a avaliação e a aprovação dos

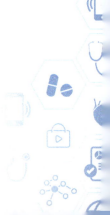

Capítulo 4 · Bioética, Ética, Responsabilidade e Segurança Digital **39**

projetos de pesquisa é a autorização do sujeito convidado para participar da pesquisa. Todo projeto de pesquisa que envolve seres humanos deve incluir esse termo. Os três princípios éticos fundamentais do documento são:

- Respeito pelas pessoas
- Beneficência
- Justiça.

Esses princípios incorporam pelo menos duas convicções éticas: em primeiro lugar, que os indivíduos devem ser tratados como agentes autônomos; em segundo lugar, que as pessoas com capacidade reduzida devem ter direito à proteção.

Faz-se necessário que o termo seja detalhado, e as informações nele contidas devem ser claras, verídicas e de fácil entendimento por parte do paciente, cabendo ao médico também apresentar um balanço entre os benefícios e riscos e indicar o grau de eficácia. É importante salientar que o consentimento deve ser livre, voluntário e consciente, não comportando vícios e erros. Não pode ser obtido mediante práticas de coação física, psíquica ou moral ou por meio de simulação ou de práticas enganosas, ou quaisquer outras formas de manipulação impeditivas da livre manifestação da vontade pessoal.

A assinatura do TCLE não implica desresponsabilização do profissional da Saúde em relação a danos oriundos do mau exercício profissional, mas sim dos causados esperados e devidamente informados, desde que não fruto de culpa *lato sensu* do profissional. Um médico que, em função de sua negligência, cause dano a um paciente tem o dever de repará-lo – mesmo o tendo esclarecido e dele obtido o TCLE. O termo deve ser elaborado no formato de convite e deve ser redigido em linguagem acessível para o indivíduo leigo; ou seja, deve ser elaborado em linguagem simples e de fácil entendimento. É importante rever cuidadosamente o TCLE em busca de termos técnicos e inapropriadamente empregados ou traduzidos.

O TCLE é obtido como anuência do participante da pesquisa que seja criança, adolescente ou legalmente incapaz, livre de vícios (simulação, fraude ou erro), dependência, subordinação ou intimidação, não sendo o registro de sua obtenção necessariamente escrito.

Também chamado de dissentimento, o direito de recusa é a expressão do princípio da autonomia da vontade. Dessa forma, o fato de o paciente negar-se a realizar o tratamento, mesmo após ser fartamente informado de sua condição física e de todos os detalhes necessários, deve ser respeitado, desde que não haja perigo à vida. A mencionada recusa, entretanto, deve ser fartamente documentada e justificada, preferencialmente por escrito, de forma a proteger o médico que, após informar seu paciente, não pôde realizar o tratamento adequado em função desse impedimento.

Os precedentes do Código Civil são:

- O art. 15 estabelece que ninguém pode ser constrangido a submeter-se, com risco à vida, a tratamento médico ou a intervenção cirúrgica
- O art. 927 determina a responsabilização civil daquele que causar danos a outrem por meio de ato ilícito.

O Código de Defesa do Consumidor exige a prestação de esclarecimentos, em diversas disposições, destacando-se o art. 14, que impõe ao fornecedor de serviços a responsabilidade por prestar informações insuficientes e inadequadas.

NORMAS ÉTICAS EM TELEMEDICINA

A Declaração de Tel Aviv, adotada pela 51ª Assembleia Geral da Associação Médica Mundial, em outubro de 1999, em Israel, sob o título "Responsabilidades e Normas Éticas na Utilização da Telemedicina", estabelece padrões de segurança e qualidade na atenção em Telemedicina, história clínica, consentimento, sigilo e privacidade do paciente. A declaração aborda as responsabilidades e normas éticas e as questões relacionadas com Telemedicina, que, independentemente do sistema ou da plataforma utilizados, precisam observar princípios da ética médica, aos quais está sujeita mundialmente a profissão médica, não devendo nunca ser comprometidos.

Entre esses princípios, estão:

- Preservação da relação médico-paciente: pode inclusive ser aperfeiçoada devido às maiores oportunidades de comunicação/interação entre as partes
- Responsabilidade do médico: compreende a autonomia, a liberdade e a independência do profissional para decidir se utiliza ou recomenda a Telemedicina, bem como sua atuação efetiva nessas situações, que abrangem diagnóstico, opinião, tratamento e intervenções médicas diretas
- Responsabilidade do paciente: em algumas situações, o paciente assume a responsabilidade da coleta e da transmissão de dados ao médico, como nos casos de televigilância. É obrigação do médico assegurar que o paciente tenha formação apropriada sobre os procedimentos necessários, seja fisicamente capaz e entenda bem a importância de seu papel no processo
- Consentimento e confidencialidade do paciente: as regras correntes do consentimento e da confidencialidade do paciente também se aplicam às situações da Telemedicina. A informação sobre o paciente só pode ser transmitida a outro médico ou a outro profissional da Saúde se isso for permitido por ele, de forma esclarecida
- A informação transmitida deve ser pertinente ao problema de saúde em questão
- Qualidade da atenção e da segurança na Telemedicina: o médico que utiliza a Telemedicina é responsável pela qualidade da atenção prestada ao paciente e não deve optar pela consulta de Telemedicina, a menos que considere que é a escolha mais apropriada disponível. Para essa decisão, o médico deve levar em consideração a qualidade, o acesso e o custo
- Qualidade da informação: o médico que exerce a medicina a distância deve avaliar cuidadosamente a informação que recebe. Ele só pode dar opiniões e recomendações ou tomar decisões médicas se a qualidade da informação recebida for suficiente, pertinente e coerente
- Autorização e competência para utilizar a Telemedicina: a Telemedicina oferece a oportunidade de aumentar o uso eficaz dos recursos humanos médicos no

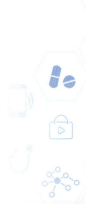

mundo inteiro e deve estar aberta a todos os médicos, inclusive através das fronteiras nacionais
- História clínica do paciente: os médicos que utilizam a Telemedicina devem manter prontuários clínicos adequados dos pacientes, e todos os aspectos de cada caso devem estar documentados devidamente. Deve-se registrar o método de identificação do paciente e a quantidade e a qualidade da informação recebida, bem como os achados, as recomendações e os serviços de Telemedicina utilizados. Também é necessário fazer o possível para assegurar a guarda e a exatidão da informação arquivada
- Formação em Telemedicina: a Telemedicina é um campo promissor para o exercício da medicina e a formação deve ser parte da educação médica básica e continuada. Deve-se oferecer oportunidade a todos os médicos e outros profissionais da Saúde interessados em conhecerem mais sobre o tema.

Aplicativos de mensagens instantâneas

O acesso à internet cresceu de forma substancial. Em 2019, o celular era o equipamento mais usado em 99,5% dos domicílios que acessavam a rede. O segundo era o microcomputador (45,1%), seguido pela televisão (31,7%) e pelo *tablet* (12,0%). Houve redução de 3% no uso do microcomputador e de 1,4% no de *tablet*, segundo Pesquisa Nacional por Amostra de Domicílios (PNAD) Contínua TIC 2019 do Instituto Brasileiro de Geografia e Estatística (IBGE).

A incorporação do uso de mensagens assíncronas aos hábitos de comunicação da população em geral se estabeleceu também na comunicação entre pacientes e serviços de saúde. Médicos e empresas têm utilizado WhatsApp gratuito para atendimentos aos pacientes. É preciso lembrar que aplicativos de mensagens instantâneas, como o WhatsApp, foram criados para ser recursos para facilitar a comunicação entre as pessoas e não foram projetados para ter recursos de segurança, a fim de evitar vazamentos de dados, checar a autenticidade de pessoas, manter a integridade de dados, entre outros.

Os aplicativos de mensagens instantâneas foram incorporados como ferramentas para agendamento de atendimentos, esclarecimento de dúvidas e comunicação entre médicos e pacientes. No entanto, é importante saber que, embora o WhatsApp possa eventualmente ser utilizado como recurso digital de apoio a atos médicos, como consulta ou teleconsulta, ele não pode ser utilizado para a realização do ato médico em si, tampouco é teleconsulta.

Em 2017, o Parecer CFM nº 14 discorreu especificamente sobre a utilização do WhatsApp, colocando a plataforma (e outras similares) como adequada para envio de dados e esclarecimento de dúvidas de forma privada, pois não tem certificação de segurança no nível de *Health Insurance Portability and Accountability Act* (HIPAA) *Compliance*, lei americana de 1996 que rege a questão da portabilidade e da responsabilidade do seguro de saúde que exige a criação de padrões para proteger as informações de saúde confidenciais do paciente.

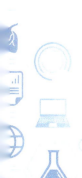

Considerações

1. O aplicativo não tem os requisitos de segurança exigidos pela Lei Geral de Proteção de Dados Pessoais (LGPD) e pela HIPAA ou observa regras de *compliance* para trafegar tais dados. Para saber mais, acesse: https://www.lgpdbrasil.com.br.
2. O Facebook (responsável pelo WhatsApp) obriga, desde fevereiro de 2021, que os usuários desse aplicativo de troca de mensagens aceitem compartilhar dados com a empresa matriz.
3. As políticas de privacidade do WhatsApp, que estão sujeitas às regras do Facebook, podem sofrer mudanças a critério da empresa e, eventualmente, acabar revelando dados sigilosos de pacientes.
4. Não tem garantia de sigilo (pode encaminhar mensagens).
5. Não tem a possibilidade de garantir autenticidade/irrefutabilidade em relação à pessoa que postou a mensagem.
6. Não tem criptografia após a mensagem chegar ao celular (torna-se um arquivo).
7. O *backup* em nuvem não é criptografado.
8. Pode ter dificuldade de organização e encadeamento de ideias.
9. É uma atividade não remunerada.
10. Risco de colisões de perguntas e respostas (sobreposição), quando se tem uma interação intensa *online*.
11. Risco de errar o direcionamento de resposta (para a pessoa errada).
12. Risco de misturar conversas particulares, familiares e sociais com conversas profissionais, que têm dados clínicos (quando se usa um único aparelho e um único *chip*).
13. Risco de gerar síndrome de *burnout*, ansiedade, doença emocional, entre outros, no profissional.
14. Risco de escrever mensagens pouco precisas, com sentidos dúbios e fora de contexto.
15. Na versão de uso pessoal, não possui recurso para definir regras de horários para respostas.
16. Apresenta risco de gerar conflito com pacientes (por demora ou ausência de resposta).
17. Há risco de engano em encaminhamento de mensagens e dados sensíveis para o destinatário ou grupos errados.
18. Não oferece garantia de sigilo, pois tem recursos de encaminhamento de mensagem.
19. Ao ativar o corretor gramatical, este pode substituir palavras ou trechos e alterar significativamente o conteúdo da mensagem enviada.
20. Textos sintéticos às vezes podem não ser entendidos de forma clara e objetiva, tendo significados dúbios que abrem margem para erros e judicializações.
21. As informações não são obrigatoriamente estruturadas de maneira fiel, pois podem ser apagadas, editadas e alteradas de ordem, podendo deixar o médico vulnerável em uma situação de litígio.

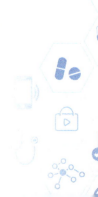

Quando se deseja utilizar o WhatsApp para finalidades profissionais, recomenda-se:

1. Utilizar um *chip* com número diferente exclusivamente para fins de trabalho.
2. Procurar utilizar um aparelho dedicado para o trabalho. Não misture com seu *smartphone* pessoal.
3. Instalar o WhatsApp Business, pois aparecerá a mensagem de conta comercial.
4. Definir o horário de funcionamento, para que o WhatsApp emita uma mensagem de resposta automática para mensagens fora do período.
5. Definir as regras com os pacientes, como prazo para resposta, tipo de resposta, propósito do WhatsApp, tempo de validade, instrução de que, em situação de urgência, o paciente deve procurar um pronto atendimento ou pronto-socorro, entre outras características.
6. Elaborar um termo de norma de uso do WhatsApp e obter a ciência dos pacientes.
7. Definir um código de segurança (p. ex., CPF e data de nascimento) como senha especial de checagem de se a pessoa é quem diz ser, visando reduzir o risco de golpes.

Parecer CFM nº 14, de 27 de abril de 2017

O posicionamento do CFM permite o uso do WhatsApp e de plataformas similares para comunicação entre médicos e seus pacientes, bem como entre médicos e médicos, em caráter privativo, para enviar dados ou tirar dúvidas.

Também podem se beneficiar desse tipo de aplicativo grupos fechados de especialistas ou do corpo clínico de uma instituição ou cátedra, com a ressalva de que todas as informações têm absoluto caráter confidencial e não podem extrapolar os limites do próprio grupo, tampouco circular em grupos recreativos, mesmo que composto apenas de médicos. No Parecer, o CFM argumenta que não há, no momento, arcabouço jurídico que proíba sua utilização [do WhatsApp], mas entende que esse meio não apresenta as características éticas e de clareza necessárias para o uso no trato de informações sensíveis (disponível em: https://sistemas.cfm.org.br/normas/visualizar/pareceres/BR/2017/14).

Certificado digital

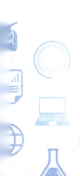

A Infraestrutura de Chaves Públicas Brasileira (ICP-Brasil) foi criada em 2001 por meio da Medida Provisória nº 2.200-2 para viabilizar a emissão de certificados digitais, garantindo a validade jurídica de documentos assinados digitalmente. Para isso, usa-se o sistema de chaves criptográficas, o que garante a autenticidade da pessoa responsável. A ICP é formada por uma cadeia hierárquica de órgãos que identificam, de forma virtual, pessoas físicas e jurídicas. Portanto, os documentos assinados digitalmente têm a mesma validade que os impressos em papel.

Todos os processos de identificação, certificação e validação **dos documentos digitais estão vinculados ao sistema federal**. O Instituto Nacional de Tecnologia da Informação, principal autoridade da ICP Brasil, responde à Casa Civil da Presidência da República. Para que as chaves criptográficas possam ser validadas e a tramitação do documento seja realizada, os dados de identificação da pessoa física ou jurídica precisam estar contidos em seu certificado digital.

O certificado digital da ICP Brasil é um documento de identidade virtual de uma pessoa física ou jurídica. É por meio do certificado digital que se torna possível realizar a assinatura digital, validando transações via meios eletrônicos. De acordo com as regras, cada assinatura associa uma entidade, pessoa, processo ou servidor a um par de chaves criptográficas. Desse modo, o certificado digital é um produto personalíssimo, comparável ao RG no ambiente físico.

Como documento eletrônico, ele é gerado e assinado por um órgão confiável, chamado de Autoridade Certificadora. Esse órgão faz parte da infraestrutura do governo e é classificado segundo seu nível de garantia de segurança. Para a emissão do certificado digital, os dados pessoais de quem vai adquiri-lo são verificados conforme a Política de Segurança das Autoridades Certificadoras. Desse modo, fica garantida a validade jurídica dos documentos eletrônicos emitidos. A assinatura digital identifica o remetente de uma mensagem no ambiente eletrônico. A ICP Brasil garante **autenticidade, integridade e confiabilidade dos documentos, bem como da identidade do autor**. Trata-se da prática sistemática de codificar uma mensagem para que ela se torne incompreensível, escondendo informações confidenciais. Esse processo é feito por meio de operações matemáticas, realizadas por um programa de computador, que insere uma chave secreta na mensagem.

Em 5 de agosto de 2021, o CFM publicou a resolução CFM nº 2.296, que "Regulamenta o Sistema Integrado de Identificação Médica (SIIM), disciplinando e normatizando a emissão de documentos de identificação médica físicos e digitais. O sistema será composto por: Cédula de Identidade Médica (CIM) (física e digital), Carteira Profissional de Médico (CPM) (física e digital), Atributos Médicos e Certificação Digital (padrão ICP-Brasil)", com emissão de certificados digitais tipo A3 pelos Conselhos Regionais de Medicina para os médicos cadastrados.

Em 26 de outubro de 2021, o CFM publicou a Resolução CFM nº 2.299/2021, que "Regulamenta, disciplina e normatiza a emissão de documentos médicos eletrônicos", em seu art. 1º, para autorizar a utilização de tecnologias digitais da informação e comunicação (TDICs) para a emissão dos seguintes documentos médicos: (a) prescrição; (b) atestado; (c) relatório; (d) solicitação de exames; (e) laudo; (f) parecer técnico, tanto em atendimentos presenciais como a distância. O art. 2º define que os documentos emitidos deverão ter os seguintes dados: (a) identificação do médico: nome, CRM e endereço; (b) registro de qualificação de especialista (RQE), em caso de vinculação com a especialidade ou área de atuação; (c) identificação do paciente: nome e número do documento legal; (d) data e hora; (e) assinatura digital do médico.

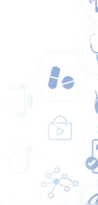

LEIS BRASILEIRAS SOBRE AMBIENTE DIGITAL

Lei do Marco Civil da Internet no Brasil
(Lei nº 12.965, de 23 de abril de 2014)

Em 2009, o Comitê Gestor da Internet do Brasil (CGI.br) publicou os "Princípios para a Governança e Uso da Internet no Brasil", que basicamente são organizados em 10 aspectos fundamentais que servem de base ao Marco Civil, o dispositivo legal mais importante relacionado com a internet no país. Essa Lei é fundamentada em liberdade de expressão, reconhecimento da escala mundial da rede, direitos humanos, desenvolvimento da personalidade e exercício da cidadania em meios digitais, pluralidade e diversidade, abertura e colaboração, livre iniciativa, livre concorrência e defesa do consumidor e finalidade social da rede. Ela disciplina o uso da internet no Brasil com base nos seguintes princípios: garantia da liberdade de expressão, comunicação e manifestação de pensamento, nos termos da Constituição Federal; proteção da privacidade; proteção dos dados pessoais, na forma da Lei; preservação e garantia da neutralidade de rede; preservação da estabilidade, da segurança e da funcionalidade da rede por meio de medidas técnicas compatíveis com os padrões internacionais e do estímulo ao uso de boas práticas; responsabilização dos agentes de acordo com suas atividades, nos termos da Lei; preservação da natureza participativa da rede; liberdade dos modelos de negócios promovidos na internet. Ela busca promover: o direito de todos ao acesso à internet; o acesso à informação, ao conhecimento e à participação na vida cultural e na condução dos assuntos públicos; a inovação e o fomento à ampla difusão de novas tecnologias e modelos de uso e acesso; e a adesão a padrões tecnológicos abertos que permitam a comunicação, a acessibilidade e a interoperabilidade entre aplicações e bases de dados.

A Lei assegura direitos de:

- Inviolabilidade da intimidade e da vida privada
- Não suspensão da conexão à internet, manutenção da qualidade contratada da conexão à internet
- Não fornecimento dos dados pessoais a terceiros
- Consentimento expresso sobre coleta, uso, armazenamento e tratamento de dados pessoais
- Exclusão definitiva dos dados pessoais que tiverem fornecido a determinada aplicação de internet, ao término da relação entre as partes, ressalvadas as hipóteses de guarda obrigatória de registros previstas nessa Lei e na que dispõe sobre a proteção de dados pessoais
- Publicidade e clareza de eventuais políticas de uso dos provedores de conexão à internet e de aplicações de internet
- Acessibilidade, consideradas as características físico-motoras, perceptivas, sensoriais, intelectuais e mentais do usuário

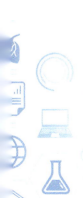

- O marco define dois mecanismos de proteção:
  - Um provisionamento de conexões e aplicações de internet isonômico para quaisquer pacotes de dados, sem distinção por conteúdo, origem e destino, serviço, terminal ou aplicação; a chamada neutralidade de rede. Não é permitido bloquear, monitorar, filtrar ou analisar o conteúdo dos pacotes de dados
  - A guarda e a disponibilização dos registros de conexão e de acesso a aplicações de internet são obrigatórias, mas esses registros devem ser disponibilizados somente mediante ordem judicial.

Lei Geral de Proteção de Dados Pessoais (Lei nº 13.709, de 2018)

Essa lei foi baseada no Regulamento Geral sobre a Proteção de Dados (RGPD) – em inglês, *General Data Protection Regulation*, adotado na União Europeia desde que entrou em vigor, em 25 de maio de 2018.

A LGPD entrou em vigor no Brasil em setembro de 2020. Ela regulamenta o uso de dados pessoais, normatizando a forma como são captadas, utilizadas e eliminadas as informações dos chamados "titulares de dados", que, no ambiente da saúde, se referem principalmente aos pacientes e aos funcionários contratados por profissionais e empresas que atuam na execução de serviços em saúde. Assim como na legislação europeia, os dados de saúde foram categorizados como sensíveis pela LGPD (art. 5º, II), merecendo mais atenção e proteção do legislador quanto ao tratamento de dados realizados pelo setor da Saúde, como, por exemplo, as informações constantes no prontuário médico, os resultados de exames laboratoriais e as informações sobre pesquisa clínica, que deverão estar de acordo com as disposições previstas para atender e resguardar os direitos dos titulares pacientes garantidos pela nova legislação.

A Lei nº 13.709, depois do prazo de 2 anos para adequação pela sociedade brasileira, entrou em vigor em 17 de setembro de 2020 como um direito fundamental. Ela não se aplica apenas ao ambiente digital, uma vez que abrange os dados pessoais tratados tanto em ambiente físico quanto digital. A Lei categoriza os dados em dados pessoais e dados pessoais sensíveis. Conforme o art. 5º, inciso I, dado pessoal é qualquer "informação relacionada à pessoa natural identificada ou identificável", ou seja, qualquer informação que possa identificar o seu titular, o "proprietário" dos dados, como, por exemplo, seu nome, profissão, RG, CPF ou endereço. Já o dado pessoal sensível é o "dado pessoal sobre origem racial ou étnica, convicção religiosa, opinião política, filiação a sindicato ou a organização de caráter religioso, filosófico ou político, dado referente à saúde ou à vida sexual, dado genético ou biométrico, quando vinculado a uma pessoa natural". Assim, os dados referentes à saúde fazem parte dos dados pessoais sensíveis, de modo que a Lei protege os dados com os quais os médicos e prestadores de serviços em saúde trabalham todos os dias com uma proteção legal que antes não existia.

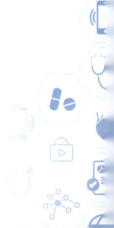

No art. 5º, inciso X, há a definição de "tratamento" como "toda operação realizada com dados pessoais, como as que se referem a coleta, produção, recepção, classificação, utilização, acesso, reprodução, transmissão, distribuição, processamento, arquivamento, armazenamento, eliminação, avaliação ou controle da informação, modificação, comunicação, transferência, difusão ou extração"; ou seja, qualquer ação executada pode ser considerada um "tratamento" daquele dado, que está protegido pela Lei. Assim, a LGPD traz para a pessoa física ou jurídica o conceito de controlador, que é a "pessoa natural ou jurídica, de direito público ou privado, a quem competem as decisões referentes ao tratamento de dados pessoais" – o que, na prática, corresponde à personalidade jurídica do hospital, do estabelecimento de saúde ou do legalmente responsável pelo consultório e pela clínica (quando o tratamento de dados é feito por um profissional). Será responsabilidade do controlador assegurar que a Lei seja cumprida em sua plenitude, garantindo o cumprimento da legislação em todos os seus termos, o que inclui o mapeamento dos dados que são tratados, o fluxo interno desses dados, o estabelecimento de políticas internas para a execução dos processos do atendimento que garantam a preservação e a integridade dos dados, bem como o treinamento da equipe assistencial e administrativa.

As penalidades previstas aos infratores vão desde uma advertência até a "proibição parcial ou total do exercício de atividades relacionadas ao tratamento de dados", o que, na prática, significa inviabilizar completamente o atendimento em um consultório, uma clínica ou um hospital – não importando o porte da instituição.

As multas pecuniárias previstas são calculadas em até 2% do faturamento da empresa, do grupo ou conglomerado no Brasil no último exercício (excluídos tributos), mas limitadas, no total, a 50 milhões de reais por infração. O órgão responsável pelo cumprimento da LGPD no Brasil é a Autoridade Nacional de Proteção de Dados (ANPD), órgão da administração federal que atua zelando pela proteção dos dados pessoais e pela fiscalização de como a Lei está sendo aplicada e respeitada.

O objetivo da Lei é garantir os direitos e as liberdades individuais dos titulares de dados. No ambiente da saúde, os desafios são enormes, apesar de a área da Saúde já ser muito regulada. Diversos comportamentos informais no dia a dia de médicos e profissionais da Saúde precisarão ser melhorados nas equipes e nas instituições. São exemplos: comentar sobre casos clínicos no elevador, interagir com pacientes por aplicativos de mensagens, trocar imagens fotográficas, conversar em grupos de médicos pelo celular, discutir casos com os pacientes identificados e outras ações envolvendo dados pessoais sensíveis de pacientes. Com a LGPD, as ações precisarão de devidas precauções de segurança e conformidade com leis e regulamentos.

O CFM, dentro de suas atribuições como autarquia federal e órgão supervisor e fiscalizador do exercício da medicina no Brasil, publicou, em 28 de março de 2022, a Resolução CFM nº 2.309/2022, que "estabelece o regramento para publicização e compartilhamento de dados de médicos inscritos à luz da LGPD, do interesse público e das atribuições legais conferidas ao Conselho Médico". A Resolução traz a fundamentação sobre o tratamento de dados dos médicos, em conformidade com o ordenamento jurídico vigente, regulando como serão executados o compartilhamento e a publicização dos dados pessoais dos profissionais registrados.

A adequação à LGPD funciona como um enorme diferencial, no sentido de que os médicos e as empresas em conformidade irão desfrutar da visibilidade positiva e das vantagens consequentes, promovendo um círculo virtuoso de proteção de dados. O CFM disponibilizou uma Cartilha que orienta os médicos sobe a aplicação da LGPD, em 26 de agosto de 2022 (disponível em: https://portal.cfm.org.br/noticias/cartilha-do-cfm-orienta-medicos-sobreuso-da-lgpd/).

Dentro da lei, os dados pessoais são considerados como sensíveis e estão sujeitos a condições de tratamento específicas. Eles podem ser agrupados em: dados pessoais, que revelam a origem racial ou étnica, opiniões políticas e convicções religiosas ou filosóficas; dados relacionados com a saúde; e dados relativos à vida sexual ou à orientação sexual da pessoa.

Nesse novo cenário, surge a figura do *data protection officer* (DPO) ou encarregado de tratamento de dados pessoais, cuja função prevista na LGPD é atuar como canal de comunicação e interação entre os agentes de tratamento de dados, a ANPD e os titulares de dados. O cargo de DPO pode ser exercido por funcionário interno, funcionário externo contratado ou por uma empresa que preste serviços como DPO como um serviço (*DPO as a service*). Cabe ao DPO coordenar o desenvolvimento e a implementação de medidas, políticas e processos internos que assegurem a plenitude da aplicação da Lei nas instituições de saúde. Uma de suas atribuições inclui promover o treinamento periódico dos profissionais.

A ANPD tem publicado uma série de guias operacionais para adequação à LGPD para acelerar a evolução da maturidade necessária para que órgãos e entidades federais possam ter conformidade com a LGPD.

LEI DE PORTABILIDADE E RESPONSABILIDADE DE SEGURO-SAÚDE

Em português, *Healthcare Insurance Portability and Accountability Act* (HIPAA) pode ser traduzida como Lei de Portabilidade e Responsabilidade de Seguro-Saúde. Aprovada em 1996, essa lei norte-americana trata de portabilidade e responsabilidade de seguro em saúde e se tornou um exemplo para a resolução de questões sobre a segurança de dados. Ela contém regras e diretrizes de segurança que, quando aplicadas, servem para salvaguardar e proteger as informações sensíveis de saúde (ePHI: *Protected Health Information*). As quatro principais áreas definidas para proteger os dados sensíveis de saúde são as salvaguardas técnicas, físicas, administrativas e comportamentais.

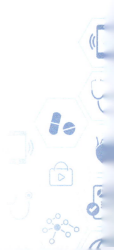

Destaca-se o direito dos pacientes ao acesso e à correção de suas informações de saúde, bem como de saberem quem tem ou teve acesso aos seus registros. A HIPAA aborda situações em que as instituições podem compartilhar os dados sem a autorização do paciente, como no tratamento da saúde, para processamento de pagamentos, no interesse público, como nas questões legais, de Saúde Pública, de necessidades essenciais governamentais, abusos ou violência doméstica, em situação de falecimento, na proteção de sérias ameaças à saúde ou segurança, em determinados tipos de pesquisas, entre outras. Nesse ponto, a LGPD tem muita similaridade com a HIPAA. Contudo, a HIPAA vai além, e define também as regras de segurança específicas para a proteção de informações pessoais de saúde identificadas especificamente em formato digital. As entidades precisam demonstrar que têm sua equipe devidamente treinada e controles implementados para promover a confidencialidade, a integridade e a disponibilidades das informações digitais, a fim de detectar e resguardá-las contra ataques cibernéticos e evitar divulgações e acessos não autorizados. O governo gerencia um processo de certificação de *software* em saúde que desenvolve e publica os requisitos e credencia laboratórios que são procurados pelos fornecedores para realizar os testes. O escopo atual tem cerca de 140 requisitos e três laboratórios credenciados (https://www.healthit.gov/). Temporalmente, a HIPAA teve a seguinte evolução:

1. 2003 – Publicado o conjunto de Regras de Segurança da HIPAA, que abordou como as informações de saúde dos pacientes abrangem: (a) controles de segurança: administrativos, físicos e técnicos; (b) controle de acesso físico aos ativos tecnológicos e ao armazenamento; e (c) comunicação digital.
2. 2006 – Publicada a *Enforcement Rule* (Regra de Obrigatoriedade), que deu ao governo o poder de investigação e punição, com sanções civis e criminais, mesmo para aqueles que revelassem informações e causassem prejuízos aos pacientes.
3. 2009 – Implementada a *Health Information Technology for Economic and Clinical Health Act* (HITECH), com o objetivo de aumentar a informatização dos serviços, criando um programa de incentivos chamado *Meaningful Use*, que recompensa financeiramente os estabelecimentos prestadores de serviço dos programas Medicare e Medicaid que utilizem sistemas de prontuário eletrônico do paciente (PEP) certificados e que implementem controles de segurança da informação e privacidade, como a realização de análise de riscos e a criptografia dos dados.
4. 2013 – Publicada a *Final Omnibus Rule*, que esclareceu aspectos duvidosos e complementou a HIPAA com a definição dos padrões de criptografia, o aumento da guarda de informações de 50 anos para guarda permanente e questões relativas a atualizações tecnológicas, como o uso de dispositivos móveis.
5. 2020 – Novas propostas de modificações foram feitas para aumentar o acesso à informação de forma controlada, primeiramente pelo próprio paciente, com este permitindo o compartilhamento de modo a viabilizar a coordenação do cuidado e a promoção da saúde baseada em valor e o acesso em emergências e quando houver necessidades de Saúde Pública.

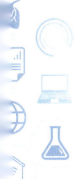

REFERÊNCIAS BIBLIOGRÁFICAS

Brasil. Lei nº 12.965, de 23 de abril de 2014. Estabelece princípios, garantias, direitos e deveres para o uso da internet no Brasil [Internet]. 2014. Disponível em: https://www.planalto.gov.br/ccivil_03/_ato2011-2014/2014/lei/l12965.htm.

Brasil. Lei nº 13.709, de 14 de agosto de 2018. Lei Geral de Proteção de Dados Pessoais (LGPD) [Internet]. 2018. Disponível em: https://www.planalto.gov.br/ccivil_03/_ato2015-2018/2018/lei/l13709.htm.

Brasil. Lei nº 13.853, de 08 de julho de 2019. Altera a Lei nº 13.709, de 14 de agosto de 2018, para dispor sobre a proteção de dados pessoais e para criar a Autoridade Nacional de Proteção de Dados; e dá outras providências. Disponível em: Conselho Nacional de Arquivos (www.gov.br). Acesso em: 05 mar. 2023.

Comitê Gestor da Internet no Brasil. Resolução CGI.br/RES/2009/003/P – Princípios para a governança e uso da internet no Brasil [Internet]. 2009 p. 1-3. Disponível em: https://www.cgi.br/resolucoes/documento/2009/CGI.br_Resolucao_2009_003.pdf.

Conselho Federal de Medicina. Aprova o Código de Ética Médica. Resolução nº 1.931 de 13 de outubro de 2019. Disponível em: https://portal.cfm.org.br/images/PDF/cem2019.pdf. Acesso em: 9 set. 2022.

Conselho Federal de Medicina. Manual de publicidade médica: resolução CFM nº 1.974/11. Conselho Federal de Medicina; Comissão Nacional de Divulgação de Assuntos Médicos. Brasília: CFM; 2011. 102 p.

Conselho Federal de Medicina. Resolução CFM nº 2.309, de 22 de março de 2022. Estabelece regramento para publicização e compartilhamento de dados de médicos inscritos à luz da LGPD, do interesse público e das atribuições legais conferidas ao Conselho Médico [Internet]. 2022. Disponível em: https://www.in.gov.br/web/dou/-/resolucao-cfm-n-2.309-de-22-de-marco-de-2022-388691371.

Infraestrutura de Chaves Públicas Brasileira (ICP-Brasil), de 24 de agosto de 2001. Disponível em: https://www.planalto.gov.br/ccivil_03/mpv/antigas_2001/2200-2.htm. Acesso em: 20 jan. 2024.

Instituto Brasileiro de Geografia e Estatística (IBGE). PNAD Contínua TIC 219 do IBGE. Disponível em: https://agenciadenoticias.ibge.gov.br/agencia-sala-de-imprensa/2013-agencia-de-noticias/releases/30521-pnad-continua-tic-2019-internet-chega-a-82-7-dos-domicilios-do-pais. Acesso em: 20 jan. 2024.

U.S. Department of Health & Human Services. Health Insurance Portability and Accountability Act (HIPPA). Disponível em: https://www.hhs.gov/sites/default/files/ocr/privacy/hipaa/understanding/summary/privacysummary.pdf. Acesso em: 18 dez. 2019.

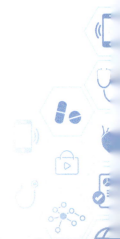

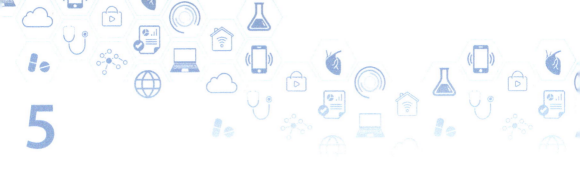

5

Leis, Portarias e Resoluções Relacionadas com Telemedicina e Telessaúde

Chao Lung Wen

O ano de 2019 começou com uma série de notícias sobre a Telemedicina (Tm) no Brasil. Os encaminhamentos para lançamento da nova Resolução de Tm do Conselho Federal de Medicina (CFM) estavam avançando. O texto, resultante de trabalhos iniciados no segundo semestre de 2016, foi aprovado na plenária do CFM em 13 de dezembro de 2018. As discordâncias aconteceram quando o CFM divulgou a Resolução nº 2.227/18, que definia, entre vários pontos, a relação médico-paciente presencial como premissa obrigatória, na qual o atendimento a distância seria possível após consulta presencial com o mesmo profissional (se ambos – médico e paciente – estivessem de acordo). Para a Saúde, a nova resolução representava uma mudança importante. Entretanto, devido a falhas de entendimento e críticas, o CFM revogou a Resolução em poucos dias (22 de fevereiro de 2019).

A medida aconteceu depois de Conselhos Regionais de Medicina, sociedades de especialidades, instituições e médicos terem se manifestado contrários à Resolução, sobretudo alegando haver risco na relação médico-paciente e na qualidade do atendimento. Algumas entidades afirmaram que houve falta de debates sobre a normatização, e isso colocaria os médicos brasileiros em uma situação mais vulnerável, pois faltavam regulamentações relacionadas com tecnologias utilizadas para realização de serviços prestados por Tm. Outros comentaram que o problema decorrera de um conjunto de acontecimentos, entre eles o vazamento prévio, em grupo de WhatsApp de médicos, de um vídeo anunciando oferta de serviços de pronto atendimento virtual de um renomado hospital privado brasileiro na semana anterior ao lançamento oficial da Resolução nº 2.227/18. Assim, houve interpretações diversas e, como consequência, movimentos contra o CFM. A falta de conhecimento dos médicos sobre o assunto provocou desorientações, receios e, consequentemente, pressão pela revogação.

Os debates continuaram e a eleição no CFM ocorreu no meio do ano. Em novembro de 2019, surgiu a notícia de uma doença contagiosa desconhecida na China a qual se espalhou rapidamente pelo país e pelo mundo. A Organização Mundial da Saúde (OMS) foi alertada em 31 de dezembro de 2019 sobre ocorrência de vários casos de pneumonia na cidade de Wuhan, província de Hubei, na República Popular da China. Em 30 de janeiro de 2020, a OMS declarou que o surto do novo coronavírus era uma emergência de Saúde Pública de importância internacional (ESPII) – o mais alto nível de alerta da organização, conforme previsto no Regulamento Sanitário Internacional. Em 4 de fevereiro de 2020, o Ministério da Saúde do Brasil decretou situação de emergência em saúde no país. Em 11 de março de 2020, a covid-19 foi classificada pela OMS como pandemia, e, em meados do mesmo mês, iniciaram-se as ações de distanciamento social no Brasil. Várias medidas austeras foram tomadas envolvendo a restrição de atendimento presencial, mesmo para pacientes com doenças crônicas, e houve sobrecarga de atendimentos no sistema de saúde.

Naquela situação, já não havia uma resolução efetiva de Tm, uma vez que a revogação da Resolução nº 2.227/18 havia colocado novamente em vigência a Resolução nº 1.643/02 (18 anos antes). Assim, em caráter de prioridade, o CFM encaminhou o Ofício nº 1.756, em 19 de março de 2020, ao Ministério da Saúde, autorizando e reconhecendo como ética a prestação de serviço por Tm nas modalidades de teleorientação, teleinterconsulta e telemonitoramento (três das modalidades que constavam na resolução revogada) durante o período da crise sanitária. No dia seguinte, o Ministério publicou a Portaria nº 467, reconhecendo e autorizando a teleconsulta, e a Agência Nacional de Saúde Suplementar (ANS) publicou as normas técnicas 06 e 07, estabelecendo a equivalência entre remuneração e responsabilidade ética pelos serviços profissionais realizados presencialmente ou a distância.

Em 15 de abril, foi sancionada a primeira lei de Tm da história do país (Lei nº 13.989/22). Ela definia a Tm como o exercício da medicina, ou seja, um ato médico. Assim, esses acontecimentos proporcionaram um arcabouço ético-jurídico para o período de crise sanitária no Brasil provocada pelo SARS-CoV-2. Logo, o CFM formou a Comissão de Análise da Resolução nº 2.227/18 em 2020, para análise da resolução revogada e preparação de uma nova. O cenário da pandemia pela covid-19 mostrou que havia sido um equívoco a revogação da Resolução de Telemedicina nº 2.227/18, e que talvez o mais adequado teria sido a prorrogação para início de vigência e realização de complementação de debates. A ocorrência mostrou que o principal problema havia sido causado pela falta de conhecimento sobre Tm, em decorrência da quase ausência de informação sobre o assunto na formação médica em nível de graduação, residência médica e pós-graduação durante um período de 18 anos (intervalo entre a Resolução nº 1.643, de agosto de 2002, e a nº 2.227/18 de 9 de fevereiro de 2019).

É importante destacar que a Resolução nº 1.643/02 foi aprovada dentro do contexto tecnológico da época e não contemplava vários aspectos relacionados com a segurança digital. A Resolução nº 2.227/18 foi resultante do trabalho da Câmara Técnica de Informática em Saúde do CFM durante o período de 2016 a 2018, e foram incorporadas diversas atualizações e conceitos, tornando-a mais estruturada e deixando mais claras as modalidades de serviços para evitar o uso inconveniente da palavra teleconsulta como se representasse todos os tipos de

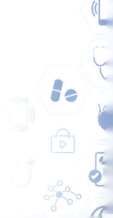

atendimentos assistenciais. Foram definidas oito modalidades de serviços e incluídos os aspectos relacionados com leis (Lei Geral de Proteção de Dados Pessoais [LGPD] – Lei nº 13.709/18 e Lei nº 13.787/18, que dispõe sobre a digitalização e a utilização de sistemas informatizados para a guarda, o armazenamento e o manuseio de prontuário de paciente), com a necessidade de uma infraestrutura tecnológica segura e do uso de assinatura digital, com a formação médica e com o termo de consentimento, entre outros.

CARACTERÍSTICAS DA RESOLUÇÃO CFM Nº 2.314/22

O cenário pandêmico acabou acelerando um processo que, de certa maneira, já vinha ganhando espaço há alguns anos e promoveu a percepção de que a prestação de serviços de saúde a distância ajudava a levar o atendimento para áreas mais distantes do Brasil, democratizando o acesso à saúde e impactando positivamente mais pessoas. A pandemia pela covid-19 também mostrou que a Tm é um ótimo equipamento de proteção individual (EPI), garantindo a segurança e evitando que os pacientes e médicos de grupo de risco tivessem risco de contágio durante a prestação de serviço de saúde.

A Resolução nº 2.314/22, aprovada em 20 de abril de 2022 e publicada no Diário Oficial da União (DOU) em 05 de maio de 2022, foi uma atualização da Resolução nº 2.227/18, a partir de contribuições enviadas ao CFM por diversas entidades. Como continuidade à Resolução anterior e reforçando a Lei nº 13.989/20, define a Tm como "o exercício da medicina". Foi acrescentado à definição, no art. 1º, que seria "...mediada por Tecnologias Digitais, de Informação e de Comunicação (TDICs), para fins de assistência, educação, pesquisa, prevenção de doenças e lesões, gestão e promoção de saúde". Cabe destacar que existe uma vírgula entre as expressões "Tecnologias Digitais" e "de Informação e de Comunicação". Essa vírgula é fundamental, pois a ausência dela levaria ao entendimento de que seriam apenas tecnologias digitais de telecomunicação, e quando o texto foi redigido, a intenção era projetar as tecnologias de apoio ao diagnóstico, biossensores, dispositivos vestíveis, biochips, inteligência artificial, robótica, realidade virtual/aumentada, entre outros recursos que seriam importantes para a realização de exames físicos complementares, assim como novos recursos terapêuticos.

São definidas sete modalidades (Figura 5.1) de serviços assistenciais:

1. Teleconsulta: trata-se da consulta médica mediada por tecnologia, com médico e paciente localizados em diferentes espaços geográficos (art. 4º). A teleorientação que constava na Resolução nº 2.227/18 foi excluída, considerando que, para realizar uma orientação médica adequada, é preciso haver consulta médica prévia. A orientação poderá ter propósitos diferentes, como promoção de saúde (puericultura, pré-natal normal), prevenção de riscos e agravos (pacientes com condições crônicas), melhoria na adesão terapêutica do paciente, preparação para avaliação médica ou realização

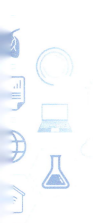

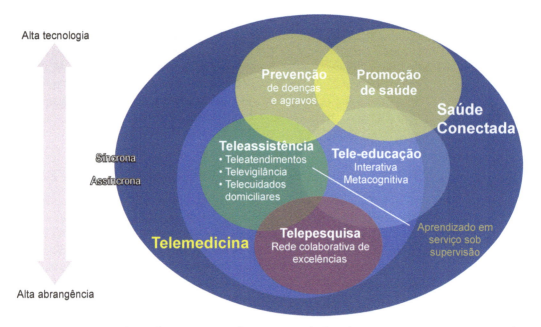

Figura 5.1 As cinco áreas de atuação, conforme art. 1º da Resolução, e uma sexta área, aprendizado em serviço sob supervisão, resultante da interseção entre teleassistência e tele-educação; nesse caso, a teleinterconsulta formativa.

de exames e acompanhamento do processo de recuperação. Quando realizada a partir de plataformas específicas que asseguram a confidencialidade do atendimento, é autorizada, inclusive, a emissão de documentos médicos oficiais, como receitas de medicamentos, atestados e pedidos de exames, com validação eletrônica por meio de assinatura digital. Um exemplo para emissão de documentos digitais é a plataforma do Instituto Nacional de Tecnologia da Informação (ITI), por meio do lançamento conjunto do CFM, do Conselho Federal de Farmácia (CFF) e do ITI.

2. Teleinterconsulta: é a troca de informações e opiniões entre médicos, com ou sem a presença do paciente, para auxílio na condução clínica. O médico assistente é o responsável pela teleinterconsulta e deve também ser o responsável pelo acompanhamento presencial do paciente.
3. Teletriagem médica: ato realizado pelo médico por meio de avaliação a distância dos sintomas do paciente, para regulação ambulatorial ou hospitalar. Possibilita a definição do tipo adequado de assistência de que o paciente necessita e o direcionamento dele a isso ou até mesmo a um especialista. O médico assistente deve destacar e registrar que se trata apenas de uma impressão diagnóstica e de gravidade, bem como oferecer e garantir todo o sistema de regulação.

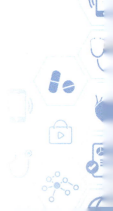

4. Teleconsultoria: serviço de consultoria mediada por tecnologias entre médicos e gestores, profissionais e trabalhadores da área da Saúde, com a finalidade de esclarecer dúvidas sobre procedimentos, ações de saúde e questões relativas ao processo de trabalho (art. 14).
5. Telediagnóstico: serviço realizado por meio da transmissão de gráficos, imagens e dados para emissão de laudo ou parecer por médico com Registro de Qualificação de Especialista (RQE) na área relacionada com o procedimento (art. 7º).
6. Telecirurgia: realização de procedimento cirúrgico remoto, mediado por tecnologias interativas seguras, com médico executor e equipamento robótico em espaços físicos distintos (art. 8º).
   - Teleconferência de ato cirúrgico: conferência realizada a distância para fins de ensino ou treinamento supervisionado, desde que não acarrete prejuízo aos cuidados com o paciente.
7. Telemonitoramento: ato realizado sob orientação e supervisão médicas com o objetivo de permitir o monitoramento ou a vigilância a distância de parâmetros de saúde e/ou doença. Pode envolver acesso direto a imagens, sinais e dados de equipamentos e/ou dispositivos agregados ou implantáveis em pacientes sob regime de internação clínica ou domiciliar, em comunidade terapêutica, em instituição de longa permanência de idosos ou em translado até a chegada ao estabelecimento de saúde (art. 11).

O art. 16 dessa mesma Resolução consolida a definição da Tm como "um método assistencial médico, que deverá seguir os padrões normativos e éticos usuais do atendimento presencial, inclusive em relação à contraprestação financeira pelo serviço prestado". Essa definição é importante porque basicamente reafirma a responsabilidade integral do médico sobre o paciente. As questões éticas que podem ser encontradas no atendimento presencial estão presentes na Tm. Se os médicos se concentrarem em manter uma boa relação médico-paciente, proteger a privacidade do paciente, promover a equidade no acesso e no tratamento e buscar os melhores resultados possíveis, a Tm poderá melhorar a prática médica e o cuidado ao paciente. É necessária a assinatura do Termo de Concordância e Autorização pelo paciente e/ou o responsável para que seja adotada a Tm.

O médico tem autonomia para decidir se usará a Tm para cuidar do paciente vinculando-a ao Ato Médico (art. 4º § 2º); ao escolher a Tm, deve-se adotar uma linha de cuidado (art. 4º, § 3º) como parte integrante, e não executá-la apenas como um serviço independente para substituir o serviço médico presencial. Além disso, o médico precisa reconhecer a equivalência entre os serviços presenciais e por Tm, indicando que ambos devem seguir o Código de Ética Médica e que apresentam igual valor de remuneração. Cabe destacar que, para garantir a qualidade do serviço prestado, é preciso ser um bom médico, atualizado e com experiência na prática clínica. O médico não é remunerado pela forma como atende o paciente, mas sim pela responsabilidade que assume em relação a ele, independentemente do modo como presta o atendimento.

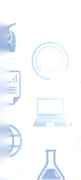

A Resolução também estabelece que há necessidade apenas do registro no Conselho Regional de Medicina (CRM) local para que o médico possa fazer o teleatendimento em nível nacional (elimina-se a ideia de CRM secundário), pois ele já fornece autonomia ao médico para decidir se adota a Tm para os cuidados dos pacientes, além de oferecer a possibilidade de emissão de documentos eletrônicos (receita de medicamentos para as categorias autorizadas pela Agência de Vigilância Sanitária [Anvisa], atestados médicos, solicitações de exames) por meio de certificado digital. Assim, cabe aos Conselhos Federais fazerem as devidas fiscalizações.

Mesmo considerando que a Tm facilite o acesso dos pacientes aos médicos e tenha inúmeros aspectos positivos, ela pode trazer prejuízos para ambas as partes, caso não seja realizada adequadamente. Entre os riscos mais comuns para os pacientes, estão a exposição de dados confidenciais, a imperícia técnica médica e a interação com falsos médicos ou profissionais com registro suspenso. Para os médicos, o risco principal envolve o uso mal-intencionado dos teleatendimentos por parte de falsos pacientes, que podem aproveitar o método para iniciar demandas jurídicas contra profissionais da Saúde. Assim, evidencia-se que diversos aspectos relacionados à Tm ainda precisam ser organizados e discutidos, como: criação de normas e regras de conformidade institucional em Tm, aspectos éticos, técnicos e jurídicos, nomeação de diretores clínicos responsáveis por teleassistências, criação de modelos institucionais de termo de concordância e autorização, capacitação de profissionais de ambos os lados (requisitantes e provedores de serviços), definição de qualificação e experiência mínima dos profissionais provedores de serviços, definição de regras para controle de qualidade (reuniões clínicas periódicas de equipe e auditorias por amostragem), acreditação institucional, entre outros.

Com a decretação do fim da crise sanitária provocada pelo SARS-CoV-2, foram também publicadas novas Portarias (p. ex., a Portaria de Telessaúde [Ts] do Ministério da Saúde nº 1.348/22), Resoluções e/ou atualizações de Resoluções pelos diversos conselhos de classe profissional, como Medicina, Enfermagem, Odontologia, Fisioterapia, Fonoaudiologia, Farmácia, Psicologia, entre outros.

LEI MUNICIPAL DE TELEMEDICINA DE SÃO PAULO – LEI Nº 17.718, DE 23 DE NOVEMBRO DE 2021

Antes da publicação da Resolução nº 2.314/22 do CFM, foi sancionada a Lei Municipal de Telemedicina de São Paulo. Na revisão técnica e acadêmica realizada no texto[1] antes da segunda votação na câmara municipal de São Paulo, foram incluídos diversos aspectos importantes para torná-lo mais completo e estruturado, em

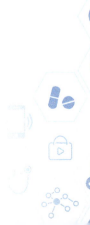

---
[1] A Lei de Telemedicina de São Paulo teve a participação do autor deste livro, Prof. Dr. Chao, pelo que ganhou o título de Cidadão Paulistano, em 23 de novembro de 2023.

convergência com a Resolução nº 2.314/22. Além disso, foram considerados vários aspectos mais modernos, tornando-a a primeira lei da história do país a definir a Tm com cinco áreas de atuação (assistência, educação, pesquisa, prevenção de doenças e promoção de saúde), exigir a obrigatoriedade de formação dos médicos que atuarão na área e estabelecer a necessidade de adoção de Diretrizes de Boas Práticas Clínicas, a autonomia médica e a formação de comitê para avaliação da qualidade dos serviços prestados. Ela também contempla a responsabilidade da Secretaria Municipal de Saúde de promover campanhas de familiarização sobre o que é Tm para a população, entre outras características importantes. Essa lei é de autoria do vereador Sansão Pereira e foi encaminhada para debate durante o período crítico da pandemia pela covid-19.

LEI Nº 17.718, DE 23 DE NOVEMBRO DE 2021

O **Projeto de Lei nº 45/21**, dos vereadores Sansão Pereira (Republicanos), João Jorge (PSDB), Marcelo Messias (MDB), professor Toninho Vespoli (PSOL), Sandra Tadeu (Democratas) e Thammy Miranda (PL), define a prática da Tm no Município de São Paulo e dá outras providências.

Ricardo Nunes, prefeito do Município de São Paulo, no uso das atribuições que lhe são conferidas por lei, faz saber que a Câmara Municipal, em sessão de 28 de outubro de 2021, decretou e promulgou a seguinte lei:

> Art. 1º Esta lei define a prática da telemedicina no Município de São Paulo de forma permanente, respeitando o disposto na Resolução nº 1.643/2002, o Código de Ética Médica e o ofício 1.756, de 19 de março de 2020, do Conselho Federal de Medicina, e a Lei Federal nº 13.989, de 2020.
> Art. 2º Fica autorizada a prática da telemedicina nos termos e condições definidos por esta lei.
> Art. 3º Para fins desta Lei considera-se telemedicina, entre outros, o exercício da medicina com a transmissão segura de conteúdo audiovisual e de dados por tecnologias digitais seguras, para fins de assistência (acompanhamento, diagnóstico, tratamento e vigilância epidemiológica), prevenção a doenças e lesões, promoção de saúde, educação e pesquisa em saúde, compreendidas as seguintes atividades:
> I – Telemonitoramento: acompanhamento e monitoramento de parâmetros de saúde ou doença a distância de pacientes com doenças crônicas ou que necessitam de acompanhamento contínuo, podendo ser acompanhados de uso ou não de aparelhos para obtenção de sinais biológicos;
> II – Teleorientação: orientações não presenciais aos pacientes, familiares, responsáveis em cuidados em relação à saúde, adequação de conduta clínica terapêutica já estabelecida, orientações gerais em pré-exames ou pós-exames diagnósticos, pós-intervenções clinicocirúrgicas;
> III – Teletriagem: ato realizado por um profissional de saúde com pré-avaliação dos sintomas, a distância, para definição e direcionamento do paciente ao tipo adequado de assistência necessária ou a um especialista;

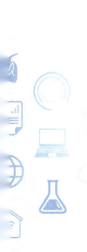

IV – Teleinterconsulta: é uma interação realizada entre médicos de especialidades ou formações diferentes e juntas médicas, por recursos digitais síncronos ou assíncronos, para melhor tomada de decisão em relação a uma situação clínica.

Art. 4º A telemedicina no Município de São Paulo respeitará os princípios da Bioética, segurança digital definida pela Lei Geral de Proteção de Dados (LGPD), do bem-estar, da justiça, da ética médica, da autonomia do profissional de saúde, do paciente ou responsável.

Art. 5º Ficará a cargo da Secretaria Municipal de Saúde a regulamentação dos procedimentos mínimos a serem observados para a prescrição de medicamentos no âmbito da telemedicina, seguindo as normas do CFM, Anvisa e Ministério da Saúde.

Art. 6º Serão considerados atendimentos por telemedicina, entre outros:

I – prestação de serviços médicos utilizando tecnologias digitais, de informação e comunicação (TDICs), nas situações em que os médicos ou pacientes não estão no mesmo local físico;

II – a troca de informações e opiniões entre médicos (interconsulta), com ou sem a presença do paciente, para auxílio diagnóstico ou terapêutico, clínico ou cirúrgico;

III – o ato médico a distância, com a transmissão, imagens e dados para emissão de laudo ou parecer;

IV – triagem com avaliação dos sintomas, a distância, para definição e encaminhamento do paciente ao tipo adequado de assistência necessária ou à especialização aplicada;

V – o monitoramento para vigilância a distância de parâmetros de saúde e doença, por meio de disponibilização de imagens, sinais e dados de equipamentos ou dispositivos pareados ou conectáveis nos pacientes em regime de internação clínica ou domiciliar, em comunidade terapêutica, em instituição de longa permanência de idosos, no translado de paciente até sua chegada ao estabelecimento de saúde ou em acompanhamento domiciliar em saúde;

VI – a orientação realizada por um profissional médico para preenchimento a distância de declaração de saúde.

Art. 7º Será assegurada ao médico a autonomia completa na decisão de adotar ou não a telemedicina para os cuidados ao paciente, cabendo a ele indicar a consulta presencial sempre que considerar necessário.

§ 1º É obrigatório que o profissional que adotar a telemedicina faça a capacitação com conteúdo programático mínimo com temas sobre Bioética e Responsabilidade Digital, Segurança Digital, LGPD, Pilares para a Teleconsulta Responsável, Telepropedêutica, *Media Training Digital* em Saúde.

§ 2º Caberá ao gestor responsável do local de provimento de serviço de telemedicina disponibilizar espaço físico com privacidade, banda de comunicação exclusiva para telemedicina, equipamentos e *softwares* que atendam às exigências da LGPD e Marco Civil de Internet.

§ 3º Os gestores não poderão interferir na conduta médica específica, exceto se for apoiado por um colegiado médico.

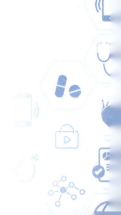

Art. 8º Padrões de qualidade do atendimento em cada especialidade médica deverão acompanhar as diretrizes de boas práticas definidas pelas sociedades de especialidades reconhecidas pela Associação Médica Brasileira ou pelo Ministério da Saúde.

§ 1º Na ausência das diretrizes oficiais, é obrigação do serviço provedor de telemedicina elaborar e aprovar as diretrizes.

§ 2º Caberá ao provedor de serviço de telemedicina instituir grupo de auditoria interna para auditar a qualidade dos atendimentos prestados pelos médicos e contas para o Conselho Regional de Medicina.

Art. 9º Caberá ao Conselho Regional de Medicina, quando for o caso, na forma de suas atribuições originárias, estabelecer fiscalização e avaliação das atividades de telemedicina no Município de São Paulo, no que concerne à qualidade da atenção, relação médico-paciente, preservação do sigilo profissional, registro, guarda e proteção de dados do atendimento, sendo de sua responsabilidade regulamentar os procedimentos mínimos a serem observados para a prática da telemedicina conforme definido pelo Conselho Federal de Medicina.

Art. 10 O método de atendimento por telemedicina somente poderá ser realizado após a autorização do paciente ou seu responsável legal.

§ 1º Para obtenção da autorização, é obrigatório o amplo esclarecimento e oferta de possibilidades para a livre decisão.

§ 2º Em situações de emergência de saúde pública declarada, as determinações do caput deste artigo poderão ser alteradas por ato do órgão municipal competente.

Art. 11 O Município deverá promover campanhas informativas a fim de esclarecer a população sobre a modalidade de telemedicina no Sistema Municipal de Saúde.

LEI FEDERAL DE TELESSAÚDE – Nº 14.510, DE 27 DE DEZEMBRO DE 2022

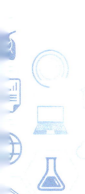

Essa Lei Federal tem como característica principal a atualização da Lei nº 8.080, de 1990, que instituiu o Sistema Único de Saúde (SUS). Ela reconhece a Ts no SUS, veta atos normativos que pretendam restringir a prestação de serviço de Ts sem a adequada justificativa (art. 26-F), define a autonomia do profissional, a confidencialidade dos dados, a responsabilidade digital e a promoção da universalização do acesso aos serviços de saúde, e delega aos Conselhos Federais a competência de fiscalização do exercício profissional e da normatização ética relativa à prestação dos serviços, aplicando-se os padrões normativos adotados para as modalidades de atendimento presencial. A prática é sujeita ao Marco Civil da Internet (Lei nº 12.965, de 2014), à Lei do Ato Médico (Lei nº 12.842, de 2013), à LGPD (Lei nº 13.709, de 2018), ao Código de Defesa do Consumidor (Lei nº 8.078, de 1990) e à Lei do Prontuário Eletrônico (Lei nº 13.787, de 2018). Foi a primeira lei federal de Telessaúde da história do país, decorrente do Projeto de Lei nº 1998/2020, de autoria da deputada federal Adriana Ventura.

LEI Nº 14.510, DE 27 DE DEZEMBRO DE 2022

Altera a Lei nº 8.080, de 19 de setembro de 1990, para autorizar e disciplinar a prática da Telessaúde em todo o território nacional, e a Lei nº 13.146, de 6 de julho de 2015; e revoga a Lei nº 13.989, de 15 de abril de 2020.

O Presidente da República faço saber que o Congresso Nacional decreta e eu sanciono a seguinte Lei:

Art. 1º Esta Lei altera a Lei nº 8.080, de 19 de setembro de 1990, para autorizar e disciplinar a prática da Telessaúde em todo o território nacional, e a Lei nº 13.146, de 6 de julho de 2015, e revoga a Lei nº 13.989, de 15 de abril de 2020.

Art. 2º A Lei nº 8.080, de 19 de setembro de 1990, passa a vigorar acrescida do seguinte Título III-A:

"TÍTULO III-A
DA TELESSAÚDE

Art. 26-A. A Telessaúde abrange a prestação remota de serviços relacionados a todas as profissões da área da saúde regulamentadas pelos órgãos competentes do Poder Executivo federal e obedecerá aos seguintes princípios:

I – autonomia do profissional de saúde;
II – consentimento livre e informado do paciente;
III – direito de recusa ao atendimento na modalidade Telessaúde, com a garantia do atendimento presencial sempre que solicitado;
IV – dignidade e valorização do profissional de saúde;
V – assistência segura e com qualidade ao paciente;
VI – confidencialidade dos dados;
VII – promoção da universalização do acesso dos brasileiros às ações e aos serviços de saúde;
VIII – estrita observância das atribuições legais de cada profissão;
IX – responsabilidade digital.

Art. 26-B. Para fins desta Lei, considera-se Telessaúde a modalidade de prestação de serviços de saúde a distância, por meio da utilização das tecnologias da informação e da comunicação, que envolve, entre outros, a transmissão segura de dados e informações de saúde, por meio de textos, de sons, de imagens ou outras formas adequadas.

Parágrafo único. Os atos do profissional de saúde, quando praticados na modalidade Telessaúde, terão validade em todo o território nacional.

Art. 26-C. Ao profissional de saúde são asseguradas a liberdade e a completa independência de decidir sobre a utilização ou não da Telessaúde, inclusive com relação à primeira consulta, atendimento ou procedimento, e poderá indicar a utilização de atendimento presencial ou optar por ele, sempre que entender necessário.

Art. 26-D. Compete aos conselhos federais de fiscalização do exercício profissional a normatização ética relativa à prestação dos serviços previstos neste Título, aplicando-se os padrões normativos adotados para as modalidades de atendimento presencial, no que não colidirem com os preceitos desta Lei.

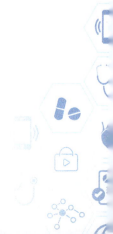

Art. 26-E. Na prestação de serviços por Telessaúde, serão observadas as normas expedidas pelo órgão de direção do Sistema Único de Saúde (SUS) quanto às condições para seu funcionamento, observada a competência dos demais órgãos reguladores.

Art. 26-F. O ato normativo que pretenda restringir a prestação de serviço de Telessaúde deverá demonstrar a imprescindibilidade da medida para que sejam evitados danos à saúde dos pacientes.

Art. 26-G. A prática da Telessaúde deve seguir as seguintes determinações:

I – ser realizada por consentimento livre e esclarecido do paciente, ou de seu representante legal, e sob responsabilidade do profissional de saúde;

II – prestar obediência aos ditames das Leis nº 12.965, de 23 de abril de 2014 (Marco Civil da Internet), nº 12.842, de 10 de julho de 2013 (Lei do Ato Médico), nº 13.709, de 14 de agosto de 2018 (Lei Geral de Proteção de Dados), nº 8.078, de 11 de setembro de 1990 (Código de Defesa do Consumidor) e, nas hipóteses cabíveis, aos ditames da Lei nº 13.787, de 27 de dezembro de 2018 (Lei do Prontuário Eletrônico).

Art. 26-H. É dispensada a inscrição secundária ou complementar do profissional de saúde que exercer a profissão em outra jurisdição exclusivamente por meio da modalidade Telessaúde."

Art. 3º É obrigatório o registro das empresas intermediadoras de serviços médicos, assim consideradas as pessoas jurídicas que contratam, de forma direta ou indireta, profissionais da área médica para o exercício da telemedicina, bem como o registro de um diretor técnico médico dessas empresas, no Conselho Regional de Medicina dos Estados em que estão sediadas, incidindo os infratores no disposto no inciso II do caput do art. 10 da Lei nº 6.437, de 20 de agosto de 1977.

Art. 4º O caput do art. 19 da Lei nº 13.146, de 6 de julho de 2015, passa a vigorar acrescido do seguinte inciso V:

"Art.

19 ....

V – aprimoramento do atendimento neonatal, com a oferta de ações e serviços de prevenção de danos cerebrais e sequelas neurológicas em recém-nascidos, inclusive por telessaúde. (NR)

Art. 5º Fica revogada a Lei nº 13.989, de 15 de abril de 2020.

De acordo com a Lei, os pacientes poderão ser atendidos por médicos sediados em qualquer ponto do país, e não precisarão ter inscrição no Conselho Regional de Medicina do estado em que o paciente for atendido e a Resolução nº 2.314/22 do CFM está em convergência com a Lei.

Os convênios de saúde poderão oferecer atendimento via Ts, mas deverão seguir os mesmos padrões do atendimento presencial em relação à contraprestação financeira, não podendo ser inferiores. Estarão impedidos de proibir ou dificultar o acesso ao atendimento presencial, caso este seja a opção do profissional de saúde ou do paciente. Vários conselhos encarregados da fiscalização

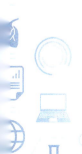

e normatização profissional já publicaram ou atualizaram resoluções que definem as suas atividades na Ts, a exemplo de Telemedicina, tele-enfermagem, telefarmácia e telepsicologia, entre outras. O desafio que se descortina agora é ampliar a compreensão sobre a Ts e a Tm no meio médico e em outras áreas da Saúde.

Embora com pouca discussão, seguramente a Ts, ao incorporar o eixo educação, pode viabilizar o conceito de aprendizado em serviço sob supervisão, melhorando a qualificação profissional contínua no SUS como um todo (*lifelong learning*). Este será um dos importantes benefícios que a Ts poderá proporcionar para toda a rede do SUS.

Em 02 de junho de 2022, logo após o Ministério da Saúde declarar fim da Emergência em Saúde Pública de Importância Nacional pela covid-19, em 22 de abril de 2022, publicou a Portaria de Telessaúde nº 1.348, que, seguindo as linhas da Lei Municipal de Telemedicina de São Paulo e a Resolução do CFM, define a Ts com cinco áreas de atuação e aborda questões como limites de exercício profissional, ao condicionar as atribuições legais dos profissionais da Saúde às previstas na legislação que disciplina o exercício das respectivas profissões e atribui as competências de fiscalização profissional para os respectivos Conselhos de Classe.

> Portaria GM/MS nº 1.348, de 2 de junho de 2022:
> Dispõe sobre as ações e serviços de Telessaúde no âmbito do Sistema Único de Saúde (SUS).
> O MINISTRO DE ESTADO DA SAÚDE, no uso das atribuições que lhe conferem os incisos I e II do parágrafo único do art. 87 da Constituição, e
> Considerando a responsabilidade do Ministério da Saúde, na condição de direção nacional do Sistema Único de Saúde (art. 16 da Lei nº 8.080, de 1990 e art. 47 da Lei nº 13.844, de 2019), em garantir à população brasileira o direito constitucional ao acesso universal, igualitário e integral à saúde, por meio de ações e serviços para a promoção, proteção e recuperação da saúde;
> Considerando o reconhecimento da Telessaúde como meio de ampliar o acesso universal e integral à saúde atestada pela comunidade científica, dentro da capacidade orçamentária do Estado brasileiro;
> Considerando a necessidade de aprimorar o acesso à saúde em áreas desassistidas e com dificuldade de atendimentos especializados, com vistas a fortalecer as estratégias de atividades preventivas da saúde adotadas pelos entes federativos do Sistema Único de Saúde;
> Considerando a necessidade de observância pelos profissionais de saúde que praticam atos e serviços de Telessaúde dos ditames e limites da Lei nº 8.080, de 19 de setembro de 1990, Lei nº 10.973, de 2 de dezembro de 2004, Lei nº 12.527, de 18 de novembro de 2011, Lei nº 12.842, de 10 de julho de 2013, da Lei nº 12.965, de 23 de abril de 2014 e da Lei nº 13.709, de 14 de agosto de 2018 e Lei nº 13.787, de 27 de dezembro de 2018; e

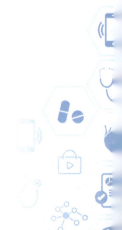

Considerando ainda a recente edição da Resolução CFM nº 2.314, de 5 de maio de 2022, que define e regulamenta a telemedicina como forma de serviços médicos mediados por tecnologias de comunicação, resolve:

Art. 1º Esta Portaria dispõe sobre as ações e serviços de Telessaúde no âmbito do Sistema Único de Saúde (SUS), com o objetivo de regulamentar e operacionalizar o emprego das tecnologias de informação e comunicação na assistência remota, educação, pesquisa, prevenção de doenças e lesões, gestão e promoção de saúde do cidadão.

Parágrafo único. As ações e serviços de Telessaúde de que trata o caput ficam condicionadas às atribuições legais dos profissionais de saúde previstas na legislação que disciplina o exercício das respectivas profissões e aos ditames e limites da Lei nº 12.842, de 10 de julho de 2013.

Art. 2º O atendimento de que trata o art. 1º deverá ser efetuado diretamente entre os profissionais de saúde e pacientes, por meio de tecnologia da informação e comunicação que garanta a integridade, privacidade, segurança e o sigilo das informações.

Art. 3º As ações e serviços de Telessaúde poderão ser realizadas em unidades móveis e fixas de Saúde com o devido cadastro no CNES.

Art. 4º As ações e serviços de Telessaúde deverão:

I – ser praticados por profissionais de saúde devidamente inscritos e regulares nos respectivos conselhos de fiscalização de exercício profissional;

II – ser disponibilizados por plataformas digitais cujo responsável técnico seja inscrito no respectivo conselho profissional;

III – atender aos preceitos éticos de beneficência, não maleficência, sigilo das informações, autonomia e demais normas deontológicas vigentes;

IV – observar a livre decisão e o consentimento informado do paciente;

V – observar as normas e orientações do Ministério da Saúde sobre notificação compulsória de doenças e outros agravos à saúde;

VI – garantir a privacidade, confidencialidade, proteção de dados e segurança da informação, e observar o disposto na Lei nº 12.965, de 10 de julho de 2013 ("Marco Civil da Internet"), na Lei nº 13.709, de 14 de agosto de 2018 ("LGPD"), na Lei nº 12.527, de 18 de novembro de 2011("LAI"), e nos Códigos de Ética profissionais;

VII – seguir os preceitos éticos de cada profissão no exercício das atividades de saúde intermediadas a distância, observado o mesmo padrão de qualidade assistencial que o adotado para o atendimento presencial; e

VIII – ter seus dados atualizados fornecidos aos bancos de dados oficiais do Ministério da Saúde.

Art. 5º O atendimento ao paciente por meio de tecnologia da informação no âmbito do SUS deverá ser registrado em prontuário clínico, em observância as regras e padrões de interoperabilidade e informação em saúde estabelecidos pelo Ministério da Saúde, e deverá conter:

I – dados clínicos necessários para a boa condução do caso, sendo preenchido em cada contato com o paciente;

II – data, hora, tecnologia da informação e comunicação utilizada para o atendimento; e

III – número de inscrição no respectivo conselho profissional.

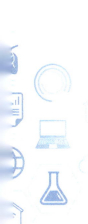

Art. 6º Os registros e documentos emitidos em meio eletrônico pelos profissionais de saúde durante atendimentos realizados por Telessaúde deverão observar o disposto no art. 14 da Lei nº 14.063, de 23 de setembro de 2020, e os limites estabelecidos em legislação e atos normativos específicos das categorias profissionais.

§ 1º O atestado emitido pelo profissional de saúde deverá conter, no mínimo, as seguintes informações:

I – identificação do profissional, incluindo nome e número de inscrição no respectivo conselho profissional;
II – identificação e dados do paciente;
III – registro de data e hora;
IV – duração do atestado; e
V – assinatura eletrônica qualificada.

§ 2º A prescrição de receitas observará os requisitos previstos na Lei nº 5.991, de 1973, e nos atos da Agência de Vigilância Sanitária (Anvisa), inclusive quanto aos receituários de medicamentos sujeitos a controle especial, conforme art. 35 § 3º da referida Lei.

Art. 7º As incorporações, exclusões ou alterações de tecnologias, incluindo Protocolos Clínicos e Diretrizes Terapêuticas, da Telessaúde no âmbito do SUS deverão ser avaliadas pela Comissão Nacional de Incorporação de Tecnologias no Sistema Único de Saúde (CONITEC), conforme rito do Decreto 7.646, de 21 de dezembro de 2011 e/ou que vier a substituí-lo.

Em 18 de setembro de 2023, foi sancionada a Lei nº 14.681, que abre uma vertente legal para induzir a Telessaúde nas escolas para promoção de saúde e qualidade de vida, o que suporta as ações do Programa Saúde nas Escolas, do Ministério da Educação (PSE-MEC), e do programa Jovem Doutor (Jovem Educador em Saúde, que se originou como parte integrante da ação a partir do Núcleo de Telessaúde do Estado de São Paulo e do Projeto de Telemedicina do Programa Institutos do Milênio, CNPq/MCT, em 2007).

Institui a Política de Bem-Estar, Saúde e Qualidade de Vida no Trabalho e Valorização dos Profissionais da Educação.
O Vice-presidente da República, no exercício do cargo de **Presidente da República**
Faço saber que o Congresso Nacional decreta e eu sanciono a seguinte Lei:
Art. 1º Esta Lei dispõe sobre a criação da Política de Bem-Estar, Saúde e Qualidade de Vida no Trabalho e Valorização dos Profissionais da Educação, considerada a necessidade de desenvolver ações direcionadas para a atenção à saúde integral e a prevenção ao adoecimento, bem como de estimular práticas que promovam o bem-estar no trabalho de maneira sustentável, humanizada e duradoura.
Art. 2º Para fins da aplicação desta Lei, consideram-se:
I – qualidade de vida no trabalho: conjunto de normas, diretrizes e práticas que integram as condições, a organização, os processos de trabalho, as práticas de gestão e as relações socioprofissionais, com a finalidade de alinhar as necessidades e o bem-estar dos servidores à missão institucional;

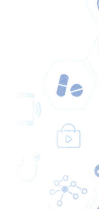

II – bem-estar no trabalho: a percepção de emoções positivas e o sentimento de satisfação do trabalhador com relação à organização e às condições de trabalho, às práticas de gestão, ao envolvimento afetivo com o desenvolvimento de suas tarefas e às possibilidades de reconhecimento simbólico;
III – saúde integral: visão integrada do trabalhador como um ser biopsicossocial, com demandas nas diversas áreas da vida, incluída a do trabalho;
IV – valorização do profissional da educação: em consonância com o art. 67 da Lei nº 9.394, de 20 de dezembro de 1996, reconhecimento institucional, por meio da implementação de condições ambientais e relacionais, que contribui para a realização profissional, o aprimoramento das relações socioprofissionais e a ampliação das competências profissionais.
Art. 3º A Política de Bem-Estar, Saúde e Qualidade de Vida no Trabalho e Valorização dos Profissionais da Educação será baseada na promoção da saúde integral, no desenvolvimento pessoal e profissional, nas práticas de gestão, nas ações de qualidade de vida no trabalho e na promoção de vivências de bem-estar.

LEI DE TELESSAÚDE INTEGRADA – MUNICÍPIO DE SANTOS

Considerando as características particulares, como a cidade com o maior porto da América Latina e de grande importância econômica para o país, além de ser uma cidade com grande percentual de população mais idosa, o município de Santos tem um arcabouço jurídico particular, pois aprovou a Lei nº 4.204, de 29 de maio de 2023, tornando-se a primeira de Telessaúde Integrada, fundamentada em seu artigo 1º, com o objetivo de promover a integração dos cuidados de saúde nos níveis primários, secundário e terciário.

Lei nº 4.204, de 29 de maio de 2023 – Projeto de Lei nº 177/2021, de autoria da vereadora Audrey Kleys Cabral de Oliveira Dinau

Institui a Telessaúde Integrada no Município de Santos e dá outras providências.
Renata Bravo, Prefeita Municipal de Santos em exercício, faço saber que a Câmara Municipal aprovou em sessão realizada em 02 de maio de 2023 e eu sanciono e promulgo a seguinte:
Lei nº 4.204
Art. 1º Fica instituída a Telessaúde Integrada, nos termos da Lei nº 14.510, de 27 de dezembro de 2022, com o objetivo de promover a integração entre os diferentes níveis de cuidados em saúde por meio do uso de tecnologias interativas.
§1º VETADO.
§2º VETADO.
Art. 2º Na rede municipal de saúde, caberá ao Poder Executivo promover campanhas informativas sobre telessaúde.

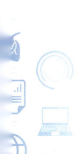

Em 1º de novembro de 2023, foi publicado o Decreto nº 10.235 do prefeito, regulamentando as ações e os serviços de Ts da Lei nº 4.204/23, detalhando os diferentes tipos de serviços assistenciais, incluindo ações de promoção de saúde e promoção de saúde do idoso, saúde das escolas (Santos Jovem Doutor) e uso de Estação de Telessaúde, além de estabelecer que as ações de Ts poderiam ser áreas para estágio de estudantes da área da Saúde, residência médica e residência multiprofissional, das instituições de ensino de Santos, entre outros.

Decreto nº 10.235, de 1º de novembro de 2023, regulamenta as ações e os serviços de Telessaúde no Município de Santos, e dá outras providências.

Rogério Santos, Prefeito Municipal de Santos, usando das atribuições que lhe são conferidas por lei, decreta:

Art. 1º Este decreto regulamenta a Lei nº 4.204/2023, que dispõe sobre a prática de Telessaúde, definida como a prestação remota de serviços relacionados a todas as profissões da área da saúde no âmbito da Prefeitura Municipal de Santos.

Art. 2º A Telessaúde abrangerá as seguintes ações:

I – Teleconsulta: consulta realizada remotamente por profissional habilitado, em modalidades síncronas (por meio de videoconferência) ou assíncrona, possibilitando o diagnóstico, orientação, prescrição de medicamentos, solicitação de exames e o encaminhamento para profissionais de saúde, quando necessário;

II – Telemonitoramento: acompanhamento não presencial de pacientes, com ou sem uso de dispositivos conectados, visando ao acompanhamento ou monitoramento contínuo de sinais vitais, dados clínicos e o suporte à tomada de decisão clínica;

III – Telediagnóstico: análise e interpretação de exames e imagens realizadas não presencialmente, com a emissão de laudos a distância por profissionais devidamente habilitados;

IV – Interconsulta Remota: suporte especializado oferecido por profissionais de saúde, que tem como objetivo a assistência e a ação pedagógica entre serviços de saúde, equipes-profissionais e usuários;

V – Teletriagem em saúde: realizada por profissional de saúde, dentro da sua área legal de atuação, para pré-avaliação dos sintomas do paciente, a distância, para regulação ambulatorial ou hospitalar, com definição e direcionamento do paciente ao tipo adequado de assistência que necessita ou a um especialista.

Art. 3º Os profissionais de saúde envolvidos nas ações de Telessaúde deverão atuar em conformidade com as normas e diretrizes estabelecidas pelos conselhos profissionais correspondentes às suas áreas de atuação.

Art. 4º Para a implementação das ações de Telessaúde, o Município de Santos promoverá a aquisição de equipamentos adequados e a estruturação de uma plataforma tecnológica segura e acessível.

Art. 5º Caberá à Secretaria Municipal de Saúde disponibilizar espaço físico adequado com privacidade, banda de comunicação e infraestrutura tecnológica para exercício profissional, visando cumprir as diretrizes da Lei Geral

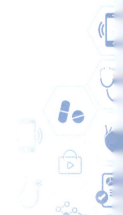

de Proteção de Dados e Marco Civil de Internet. Parágrafo único. A Secretaria Municipal de Saúde deverá instituir grupo de controladoria interna para auditar a qualidade dos serviços prestados em Telessaúde.

Art. 6º A Telessaúde no âmbito assistencial deve ser aplicada para proporcionar linha de cuidados integrados aos pacientes, visando a segurança e a qualidade da assistência, prevenção de doenças e agravos, promoção de saúde e acompanhamento domiciliar contínuo.

§ 1º As ações e serviços de Telessaúde poderão ser realizadas nas Unidades Escolares, respeitando as regras de atuação estabelecidas pelo Programa Saúde na Escola (PSE) e conforme a Lei Municipal de Santos, 3.816 de 12 de janeiro de 2021, que instituiu o Programa Santos Jovem Doutor.

§ 2º As ações de promoção de saúde para a comunidade poderão ser complementadas com a implantação de Espaços de Ciência de Saúde no Município, incluindo promoção de saúde para idosos.

§ 3º Para melhorar a qualidade dos atendimentos remotos, poderão ser utilizadas estações parametrizadas de Telessaúde (fixas e móveis).

§ 4º As ações de Telessaúde poderão ser áreas para estágio de estudantes da área de saúde, residência médica e residência multiprofissional, das instituições de ensino de Santos.

Art. 7º A Telessaúde no Município de Santos respeitará os princípios da bioética, segurança e privacidade digital em concordância com a Lei Federal 13.709, de 14 de agosto de 2018, do Bem-Estar, da justiça, dos códigos de ética e da autonomia dos profissionais de saúde, do paciente ou responsável. Parágrafo único. Será assegurada ao profissional a autonomia completa na decisão de adotar ou não a Telessaúde ao paciente, cabendo a ele indicar o atendimento presencial sempre que considerar necessário, assumindo integralmente as responsabilidades pelo paciente.

Art. 8º O método de atendimento por Telessaúde somente poderá ser realizado após o consentimento livre e esclarecido do paciente, ou de seu representante legal, e sob responsabilidade do profissional de saúde.

Parágrafo único. A privacidade e a confidencialidade das informações dos pacientes serão preservadas, seguindo as diretrizes da legislação vigente sobre proteção de dados pessoais e sigilo.

Art. 9º A Secretaria Municipal de Saúde deverá organizar ações de comunicação e esclarecimento sobre características, direitos e deveres e familiarização tecnológica utilizada na telessaúde, para os usuários do serviço.

Art. 10 Este decreto entra em vigor em 30 (trinta) dias após a data de sua publicação. Registre-se e publique-se.

Palácio "José Bonifácio", em 1º de novembro de 2023. Rogério Santos Prefeito Municipal.

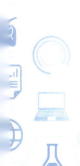

A Lei e o Decreto-lei de Santos tornam a cidade a primeira portuária a ter um arcabouço jurídico que possibilite a estruturação de um sistema de Telemedicina de Logística e Telessaúde Integrada Portuária, uma organização de Rede de Cuidados Porto-Cidade, com ações de grande importância e estratégicas, como: gestão dos trabalhadores do porto e dos envolvidos com atividades do local (p. ex., Telessaúde para motoristas de caminhões); prevenção de doenças, como infecções sexualmente transmissíveis (IST) e síndrome da imunodeficiência adquirida (AIDS), gestão de emergências (acidentes ou materiais e cargas de alta periculosidade); e saúde do viajante (comercial e lazer), como recursos para vigilância de epidemias e pandemias.

Mesmo com a Tm e a Ts autorizadas legalmente, para sua adoção é preciso ter uma série de cuidados com as normas e regras ético-jurídicas, as diretrizes de boas práticas e a capacitação profissional prévia com relação ao uso de recursos tecnológicos seguros, considerando a vigência da LGPD desde setembro de 2020, com início do processo punitivo com multa pela Autoridade Nacional de Proteção de Dados (ANPD).

A Tm tem grande potencial para agregar novas soluções em saúde, e muitos procedimentos e rotinas ora exclusivamente presenciais poderão ser mesclados com cuidados intermediados por tecnologias. Ela não precisará ser obrigatoriamente completa por si só, mas sim parte de cuidados híbridos. Se o médico não se sentir seguro para uma conduta após avaliação a distância, deverá chamar o paciente para um exame complementar presencial. É importante destacar que não se deve esperar que a Tm seja um remédio para todos os problemas de assistência à saúde.

REFERÊNCIAS BIBLIOGRÁFICAS

Brasil. Governo Federal. Lei Federal de Telessaúde nº 14.510, de 27 de dezembro de 2022. Disponível em: https://www.planalto.gov.br/ccivil_03/_ato2019-2022/2022/Lei/L14510.htm. Acesso em: 4 mar. 2023.

Brasil. Governo Federal. Lei Federal de Telessaúde nº 14.681, de 18 de setembro de 2023. Disponível em: https://www2.camara.leg.br/legin/fed/lei/2023/lei-14681-18-setembro-2023-794714-publicacaooriginal-169316-pl.html. Acesso em: 4 jan. 2024.

Brasil. Ministério da Saúde. Portaria de Telessaúde nº 1.348, de 2 de junho 2022. Disponível em: https://www.in.gov.br/en/web/dou/-/portaria-gm/ms-n-1.348-de-2-de-junho-de-2022-405224759. Acesso em: 5 mar. 2023.

Conselho Federal de Medicina. Resolução nº 2.314/22, de 20 de abril de 2022 sobre Telemedicina. Disponível em: https://www.in.gov.br/en/web/dou/-/resolucao-cfm-n-2.314-de-20-de-abril-de-2022-397602852. Acesso em: 05 mar. 2023.

Prefeitura Municipal de Santos. Decreto Municipal de Santos nº 10.235, de 1º de novembro de 2023. Disponível em: https://diariooficial.santos.sp.gov.br/edicoes/inicio/download/2023-11-06. Acesso em: 11 jan. 2024.

Prefeitura Municipal de Santos. Lei Municipal de Santos nº 4.204, de 29 de maio de 2023. Disponível em: https://egov.santos.sp.gov.br/legis/documents/9936. Acesso em: 11 jan. 2024.

Prefeitura Municipal de São Paulo. Lei Municipal de São Paulo nº 17.718, de 23 de novembro de 2021. Disponível em: https://legislacao.prefeitura.sp.gov.br/leis/lei-17718-de-23-de-novembro-de-2021. Acesso em: 5 mar. 2023.

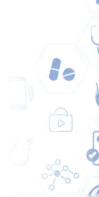

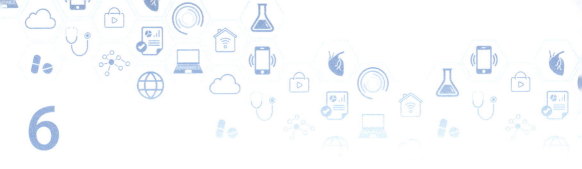

6

Telemedicina, Telessaúde e Saúde Digital: Conceitos e Diferenças

Chao Lung Wen

Em 1998, a Organização Mundial da Saúde (OMS) definiu a Telemedicina (Tm) como "prestação de cuidados de saúde em situações em que a distância seja um fator crítico, por todos os profissionais de saúde utilizando tecnologias de informação e comunicação para o intercâmbio de informações válidas para diagnóstico, tratamento e prevenção de doenças e lesões, pesquisa e avaliação, e para a educação continuada dos prestadores de serviços de saúde, tudo no interesse de avançar na saúde dos indivíduos e de suas comunidades". Em 2000, Bashshur et al. indicaram alguns itens como atrelados à Tm:

- Distância física entre comunidades: as que necessitam e a que prove o serviço médico
- Uso da tecnologia para realizar a assistência, em substituição à presença física
- Disponibilidade de equipe médica e de profissionais da Saúde para prestar o serviço
- Disponibilidade de profissionais das áreas de tecnologia responsáveis pelo desenvolvimento e manutenção da infraestrutura de Tm
- Sistematização do processo de teleassistência com desenvolvimento de protocolos de dados clínicos
- Estruturação de segurança, qualidade e sigilo dos dados e serviços oferecidos.

Naturalmente, com os avanços tecnológicos, as mudanças comportamentais sociais, os novos dispositivos eletrônicos, as seguranças digitais, o aumento populacional, as novas necessidades em Saúde decorrentes de mudança de perfil populacional, entre outros, também mudaram as definições da Tm e promoveram o surgimento de outras terminologias e definições visando acompanhar as transformações digitais da sociedade, principalmente na questão da dimensão de distância física. Hoje, é possível afirmar que, cada vez mais, percebe-se inclusão da Tm como uma extensão na cadeia de processos de cuidados em saúde.

A expressão *Digital Health* (Saúde Digital) foi utilizada pela primeira vez no Brasil em maio de 2012, quando o autor deste livro (na qualidade de presidente do Conselho Brasileiro de Telemedicina e Telessaúde [CBTms]) e a Dra. Waleska Santos organizaram e realizaram a 1ª edição do evento Hospitalar Digital Health, que ocorreu na Hospitalar Feira e Fórum. Naquela edição, os focos foram dirigidos aos conceitos de hospitais híbridos conectados, telecuidados pessoais (prevenção de doenças e monitoramento de condições crônicas) e telecuidados domiciliares. A 2ª edição (2013) contou com a participação da Profa. Dra. Ana Estela Haddad, na ocasião como primeira-dama do município de São Paulo, e o foco estava na articulação com ações de Telessaúde (Ts), cidade inteligente e conectada e formação de rede para provimento de serviços em Saúde. A 2ª edição foi parte integrante de ações do CBTms que antecederam o 6º Congresso Brasileiro de Telemedicina do CBTms, realizado na Faculdade de Medicina da Universidade de São Paulo (USP) em novembro de 2013. Foi nesse evento que ocorreu a transmissão da primeira atividade assistencial em 4 K por meio da Rede Universitária de Telemedicina (RUTE/RNP), a partir do Instituto do Coração.

A OMS, visando unificar as informações sobre pacientes, como medicamentos, consultas e exames, integrando *softwares* e dispositivos por meio da tecnologia, criou a expressão e-Saúde, que compreende o uso de recursos de tecnologia de informação e comunicação para produzir e disponibilizar informações confiáveis sobre o estado de saúde para quem precisa, no momento que precisa. O termo Saúde Digital é mais abrangente do que e-Saúde e incorpora os recentes avanços na tecnologia, como novos conceitos, aplicações de redes sociais, internet das coisas (IoT), inteligência artificial (IA), entre outros.

A Saúde Digital poderia ser entendida como uma área de conhecimento e de prática extremamente ampla e complexa, em virtude da diversidade de atores de diferentes campos do conhecimento. Isso requer investimento daqueles que desejam se aproximar ou fazer a imersão nessa área. Nesse sentido, o Departamento de Informática do Sistema Único de Saúde (Datasus) tem trabalhado para ampliar a Saúde Digital brasileira e levar conhecimento aos profissionais das áreas da Saúde e Tecnologia da Informação e Comunicação.

Cabe aqui uma reflexão e um alerta. Pela forma telegráfica, a expressão Saúde Digital pode transmitir a noção errada de um novo tipo de Saúde, em substituição à Saúde convencional (presencial). Conceitualmente, o mais correto seria a noção de "Núcleo de Recursos de Tecnologias Digitais e Telecomunicação (Teletecnologias), para potencializar e melhorar o sistema de saúde existente, estabelecendo cuidados integrados por meio de formação de redes". Um termo que poderia ser utilizado é o de Saúde Conectada ou Saúde Integrada Conectada (Saúde + Saúde Digital). É importante reforçar que a expressão Saúde Digital é muito ampla, e que a Tm e a Ts são apenas alguns de seus componentes. Ao longo do tempo, expressões com sentidos demasiadamente amplos dificultam a definição de escopos de ações específicas e dos perfis dos profissionais envolvidos, suas competências e responsabilidades, tornando-se mais uma expressão genérica. A expressão Saúde Digital envolveria diversas áreas além da medicina e de profissões da Saúde, como: processamento em nuvem, segurança digital, IA, prontuário eletrônico, certificados digitais, biossensores, dispositivos de saúde vestíveis, Tm, Ts, gestão de processos, robótica, realidade virtual e aumentada em Saúde, rede de telecomunicação, entre outros recursos.

Em 2020, o Datasus propôs um plano de ação organizado por prioridades, subprioridades e atividades, cuja finalidade é descrever os recursos necessários para a implementação, de maneira evolutiva, da Estratégia de Saúde Digital para

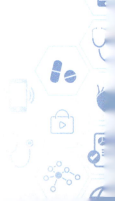

o Brasil para o período de 2020-2028 (ESD28). Uma das prioridades desse plano é a formação e a capacitação de recursos humanos para a Saúde Digital. Os principais desafios para uma transformação digital bem-sucedida na área da Saúde estão muito mais relacionados com a cultura organizacional e os recursos humanos do que com os aspectos tecnológicos. A implementação de tecnologias digitais no espaço de trabalho vai além de tecnologia em si (*hardware* ou *software*), pois envolve mudanças de comportamentos e de práticas de trabalho. Por isso, é fundamental o investimento em recursos humanos e sua qualificação para usar a tecnologia, de modo a transformar a instituição como um todo e melhorar as experiências dos usuários ou pacientes da instituição.

A formação em competências digitais é pouco explorada na estratégia de qualificação, seja na graduação, pós-graduação e atualização profissional no Brasil como ação estruturante. No entanto, já existem organizações internacionais que incluem essa formação em suas prioridades para desenvolvimento pessoal, inclusão social, cidadania ativa e emprego. A capacitação de recursos humanos contribuiria com a melhoria dos processos de trabalho na gestão do sistema de saúde brasileiro, podendo os participantes adquirirem habilidades e competências para favorecer o uso de tecnologias digitais, de comunicação e informação a fim de apoiar os processos, a gestão e a cadeia de cuidados em Saúde. Além disso, a capacitação proporciona conhecimentos, experiências e atitudes necessárias para os participantes atuarem como agentes da implantação e implementação de uma Estratégia de Saúde Digital, incluindo gestão e inovação de processos, desenvolvimento de sistemas, identificação de necessidades e requisitos, pesquisa e ensino.

Nesse contexto, formar pessoas qualificadas, motivadas e habilitadas para executar as ações da ESD28 torna-se imprescindível, nesse momento em que a Saúde Digital incorpora os recentes avanços da tecnologia para produzir e disponibilizar informações confiáveis sobre o estado de saúde para quem precisa, no momento que precisa. É importante definir as especificidades de capacitação para grupos profissionais corretos – p. ex., formar especialistas em Saúde Digital por meio de carga programática de 400 a 800 horas é viável, mas incluir como 40 horas em grade curricular para graduação ou atualização profissional seria inviável. O máximo que se conseguiria seria passar informações superficiais, servindo para propósitos de cultura geral. Por outro lado, se fosse oferecida uma carga formativa de 40 horas em Tm para médico, possibilitaria alcançar um nível de qualidade suficiente para finalidades de exercício profissional na prática médica. Portanto, é essencial usar expressões com especificidades corretas e evitar o uso da expressão Saúde Digital como tendência ou modismo.

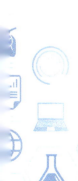

MARCOS LEGAIS DA SAÚDE DIGITAL NO BRASIL

Nos últimos anos, um conjunto de regulamentações acerca da Saúde Digital foi publicado no Brasil. As principais estão relacionadas a seguir.

Política Nacional de Informação e Informática em Saúde (PNIIS)

Publicada em 30 de julho de 2021, define "princípios e diretrizes norteadores para os setores público e privado efetivarem a integração dos sistemas de informação em saúde, promovendo a inovação, apoiando a transformação digital dos processos de trabalho em saúde e aprimorando a governança no uso da informação, das soluções de tecnologia da informação, bem como a transparência, a segurança e o acesso às informações em saúde pela população e melhoria da saúde do cidadão". A PNIIS é constituída por 12 princípios e 7 prioridades norteadoras. As prioridades são:

1. Governança e gestão.
2. Informatização das instituições de saúde públicas e privadas.
3. Suporte à melhoria da atenção à saúde.
4. Engajamento do usuário como protagonista da sua saúde.
5. Formação e capacitação de recursos humanos.
6. Ambiente de conectividade em saúde.
7. Ecossistema de inovação.

Um conjunto de diretrizes específicas foi proposto para cada prioridade. A 5ª prioridade, "formação e capacitação de recursos humanos", tem como diretrizes: o incentivo à qualificação dos processos de trabalho em Saúde; a promoção de formação, qualificação, avaliação e educação permanente dos trabalhadores e dos gestores de Saúde nas áreas de informação e informática em Saúde; a inclusão de conteúdos relacionados à área de Saúde Digital nos cursos de graduação e pós-graduação da área de Saúde; a educação permanente na área de Saúde Digital; o estímulo ao reconhecimento da Saúde Digital como área de conhecimento, incentivando e fortalecendo a formação de docentes e pesquisadores capacitados; o incentivo à inserção da Saúde Digital nos processos formativos; o incentivo à inclusão de carga horária de estágio básico nos cursos de graduação e pós-graduação sobre a Saúde Digital e as tecnologias de acesso ao monitoramento em saúde individual e coletiva; e o incentivo à criação de processos de diálogo para produção, sistematização e incorporação de sugestões e críticas dos profissionais da Saúde no processo de desenvolvimento das aplicações e serviços em Saúde Digital, bem como para a oferta de informações adicionais.

O Comitê Gestor de Saúde Digital (CGSD), instituído pela Resolução CIT nº 46, tem como atribuição elaborar e manter atualizada a Estratégia de Saúde Digital para o Brasil, assim como acompanhar o desenvolvimento de aplicações informatizadas no âmbito do Ministério da Saúde. O CGSD também é responsável por propor a adoção dos padrões de interoperabilidade; estratégia para informatização de todos os estabelecimentos públicos de Saúde no país; modelos de informação a serem adotados para a troca de informações em Saúde; terminologias a serem adotadas no Registro Eletrônico em Saúde e suas respectivas revisões; deliberar sobre revisões nos modelos de informação; monitorar e avaliar os projetos necessários à consecução dos itens anteriores.

Estratégia de Saúde Digital para o Brasil 2020-2028

Construída a partir da metodologia da OMS (National eHealth Strategy Toolkit), a ESD28 apresenta uma proposta de 8 anos (2020-2028) para a implementação gradativa de um plano de ação, elaborado em torno de três grandes eixos:

- Eixo 1: ações do Ministério da Saúde para o SUS
    - Implantação e expansão do Programa Conecte SUS e suas iniciativas: a RNDS e o Informatiza APS
    - Expansão e consolidação dos serviços do SUS, de maneira integrada à saúde privada e à saúde suplementar, propiciando ampliação do suporte à continuidade do cuidado e a melhoria da atenção à saúde da população brasileira
    - Fortalecimento do monitoramento e avaliação das ações do Ministério da Saúde
- Eixo 2: definição de diretrizes para colaboração
    - Expansão e consolidação da governança e dos recursos organizacionais que sustentarão a ESD28
    - Estabelecimento das bases para liderança, governança, investimentos, regulação, conformidade e gestão para a colaboração
    - Promoção da capacitação de recursos humanos
    - Identificação das necessidades de padrões e terminologias
    - Identificação das iniciativas em IoT, *big data*, dados abertos, *startups*, cuidado clínico, dentre outras tendências
- Eixo 3: implantação do espaço de colaboração
    - Estabelecimento e coordenação de espaço de colaboração e inovação, intersetorial, inclusivo e aberto
    - Promoção da ampliação da relevância e ações de intersetorialidade da ESD28
    - Estabelecimento de plano de comunicação sistemático e permanente
    - Ampliação da participação de atores relevantes, públicos e privados, para a colaboração.

Espera-se que até 2028 a Rede Nacional de Dados em Saúde (RNDS) esteja estabelecida e reconhecida como a plataforma digital de inovação, informação e serviços de saúde para todo o Brasil, em benefício de usuários, cidadãos, pacientes, comunidades, gestores, profissionais e organizações de saúde.

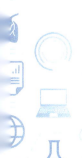

Normas regulamentadoras específicas

Existem, ainda, as regulamentações que influenciam na interseção entre saúde e informática:

- Lei de Acesso à Informação (Lei nº 12.527/2011): estabelece diretrizes para que União, Estados, Distrito Federal e Municípios prestem informações à população

- Marco civil da internet (Lei nº 12.965, de 23 de abril de 2014) e seu Decreto nº 8.771, de 11 de maio de 2016: estabelecem as diretrizes do uso da internet no país. O decreto indica procedimentos para guarda e proteção de dados por provedores de conexão e de aplicações, os quais devem reter a menor quantidade possível de dados pessoais e deverão excluir tão logo atingida a finalidade de seu uso ou se encerrado o prazo determinado por obrigação legal
- Política Nacional de Inovação Tecnológica em Saúde (Decreto nº 9.245/2017): regulamenta o uso do poder de compra do Estado em contratações e aquisições que envolvam produtos e serviços estratégicos para o Sistema Único de Saúde
- Lei Geral de Proteção de Dados (Lei nº 13.709/2018): dispõe sobre o tratamento de dados pessoais, inclusive nos meios digitais, por pessoa natural ou por pessoa jurídica de direito público ou privado, com o objetivo de proteger os direitos fundamentais de liberdade e de privacidade e o livre desenvolvimento da personalidade da pessoa natural. Em relação à área da Saúde, aborda algumas questões como a guarda e o compartilhamento de dados de saúde, o tratamento de dados sensíveis de saúde para identificação de risco e seu uso na contratação de qualquer modalidade, assim como na contratação e exclusão de beneficiários de planos privados de assistência à saúde
- Lei do Prontuário Eletrônico (Lei nº 13.787/2018): dispõe sobre a digitalização e a utilização de sistemas informatizados para a guarda, o armazenamento e o manuseio de prontuário de paciente.

Além dessas regulamentações, não se pode deixar de mencionar a necessidade de atendimento ao Código de Ética e resoluções dos diferentes conselhos de fiscalização profissional.

TELESSAÚDE NO BRASIL

A Ts foi atualizada pela Portaria nº 1.348 do Ministério da Saúde, publicada em 2 de junho de 2022, como a prestação de serviços de saúde a distância, por meio de tecnologias da informação e comunicação. Ela foi criada para regulamentar a área logo após a decretação do fim da situação de emergência sanitária por SARS-CoV-2 no Brasil, a fim de permitir a gestão de provimento de serviços em saúde realizados a distância. À semelhança da Resolução do Conselho Federal de Medicina (CFM) nº 2.314/22, a Ts define cinco eixos de atuação: assistência, educação, pesquisa, promoção e gestão da saúde, e prevenção de doenças e lesões.

É preciso considerar que a Tm é uma área da Ts e, diferentemente do que grande parte dos profissionais e pessoas possa supor, Tm e Ts não são ferramentas, mas sim métodos para provimento de serviços em saúde apoiados em tecnologias digitais e de telecomunicação. Na Tm, essa definição é estabelecida no parágrafo 1º do artigo 37 do Código de Ética Médica de 2018 do CFM, artigo 16º da

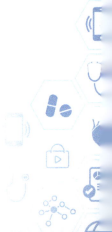

Capítulo 6 · Telemedicina, Telessaúde e Saúde Digital: Conceitos e Diferenças

Resolução do CFM nº 2.314/22 (publicada no Diário Oficial da União [DOU] em 5 de maio de 2005) e do artigo 3º da Lei de Telemedicina do Município de São Paulo (nº 17.718, de 23 de novembro de 2021). Assim, para sua adoção, é preciso ter uma série de cuidados em relação a uso de recursos tecnológicos seguros, ter normas e regras ético-jurídicas, diretrizes de boas práticas e capacitação profissional prévia.

As novas técnicas abordadas pela Tm e Ts já têm sido objeto de discussões; para a efetiva inclusão na Medicina e na Saúde do Futuro, será preciso tornar obrigatório o ensino desses assuntos na graduação e na residência, criar diretrizes de boas práticas e aumentar a oferta de cursos em cada especialidade e profissão em Saúde. Há necessidade de priorizar o ensino de bioética e ética digital, responsabilidade e segurança digital, exercício profissional de maneira responsável e de qualidade usando as teletecnologias assistenciais, e teletropedêutica.

Em 21 de agosto de 2023, a OMS e a presidência do G20 na Índia lançaram a Iniciativa Global sobre Saúde Digital (GIDH), na Reunião dos Ministros da Saúde da Cúpula do G20. A nova GIDH funcionará como uma rede e plataforma gerenciada pela OMS para apoiar a implementação da Estratégia Global de Saúde Digital 2020-2025 (https://www.who.int/initiatives/global-initiative-on-digital-health), com a OMS atuando como secretaria para a implementação da estratégia, visando reunir e harmonizar padrões, melhores práticas e recursos globalmente a fim de acelerar a transformação do sistema digital de saúde. Desde a primeira resolução da OMS sobre Saúde Digital, em 2005, que levou ao desenvolvimento e à adoção da Estratégia Global da OMS para Saúde Digital, mais de 120 Estados membros da OMS desenvolveram uma política ou estratégia nacional de saúde. A GIDH visa reunir países e parceiros para alcançar resultados mensuráveis por meio de:

- Planos de investimento claros e prioritários para a transformação digital da saúde
- Relatórios e transparência aprimorados em relação aos recursos digitais de saúde
- Compartilhamento facilitado de conhecimento e colaboração entre regiões e países para acelerar o progresso
- Apoio de abordagens de todo o governo para a governança digital da Saúde nos países
- Maior apoio técnico e financeiro para a implementação da Estratégia Global de Saúde Digital 2020-2025 e sua próxima fase.

A Saúde Digital acelera o progresso nos resultados de saúde para alcançar a cobertura universal de saúde e os objetivos para o Desenvolvimento Sustentável relacionados à saúde até 2030. As intervenções de Saúde Digital podem melhorar a saúde de várias maneiras, apoiando as pessoas no cuidado de sua saúde e bem-estar, propiciando a adesão dos prestadores de cuidados às diretrizes e a prestação de cuidados de alta qualidade ou fortalecimento dos sistemas de saúde, melhorando as cadeias de abastecimento e a gestão da força de trabalho.

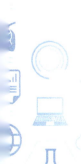

REFERÊNCIAS BIBLIOGRÁFICAS

Bashshur RL, Reardon TG, Shannon GW. Telemedicine: a new health care delivery system. Annual Review of Public Health. 2000;21:613-37.

Brasil. Lei nº 13.853, de 08 de julho de 2019. Altera a Lei nº 13.709, de 14 de agosto de 2018, para dispor sobre a proteção de dados pessoais e para criar a Autoridade Nacional de Proteção de Dados; e dá outras providências. Disponível em: Lei nº 13.853, de 8 de julho de 2019 – Conselho Nacional de Arquivos (www.gov.br). Acesso em: 05 mar. 2023.

Brasil. Lei nº 13.787, de 27 de dezembro de 2018. Dispõe sobre a digitalização e a utilização de sistemas informatizados para a guarda, o armazenamento e o manuseio de prontuário de paciente. Brasília, DF. Dez. 2018. Disponível em: http://www.planalto.gov.br/ccivil_03/_ato2015-2018/2018/lei/L13787.htm. Acesso em: 06 abr. 2020.

Brasil. Lei nº 13.989, de 15 de abril de 2020. Dispõe sobre o uso da telemedicina durante a crise causada pelo coronavírus (SARS-CoV-2). Diário Oficial da União. Publicado em: 16/04/2020, Edição: 73, Seção: 1, Página: 1. Órgão: Atos do Poder Legislativo. Disponível em: https://www.in.gov.br/en/web/dou/-/lei-n-13.989-de-15-de-abril-de-2020-252726328. Acesso em: 26 fev. 2022.

Brasil. Lei nº 13.709, de 14 de agosto de 2018. Lei Geral de Proteção de Dados Pessoais (LGPD). Brasília, DF. Ago. 2018. Disponível em: http://www.planalto.gov.br/ccivil_03/_ato2015-2018/2018/lei/L13709.htm. Acesso em: 05 mar. 2023.

Brasil. Ministério da Saúde. Portaria de Telessaúde nº 1.348, de 2 de junho 2022. Disponível em: https://www.in.gov.br/en/web/dou/-/portaria-gm/ms-n-1.348-de-2-de-junho-de-2022-405224759. Acesso em: 05 mar. 2023.

Brasil. Ministério da Saúde. Secretaria-Executiva. Departamento de Informática do SUS. Estratégia de Saúde Digital para o Brasil 2020-2028. Brasília: Ministério da Saúde; 2020. Disponível em: https://bvsms.saude.gov.br/bvs/publicacoes/estrategia_saude_digital_Brasil.pdf.

Fonseca P, Picoto WN. The competencies needed for digital transformation. Online Journal of Applied Knowledge Management. 2020;8:53-70. Disponível em: http://www.iiakm.org/ojakm/articles/2020/volume8_2/OJAKM_Volume8_2 pp53-70.pdf.

RETS – Rede Internacional de Educação de Técnicos em Saúde. "A OMS lança uma nova iniciativa global sobre saúde digital apoiada pela Presidência do G20." Publicado em 21/08/2023. Disponível em: https://www.rets.epsjv.fiocruz.br/noticias/oms-lanca-uma-nova-iniciativa-global-sobressaude-digital-apoiada-pela-presidencia-do-g20. Acesso em: 04 jan. 2024.

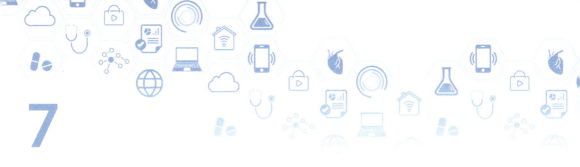

7

Telepropedêutica: Qualidade e Humanização

Chao Lung Wen

A transformação digital da sociedade moderna, com a consolidação do 5G e da internet por satélite, *internet of things/internet of medical things* (IoT/IoMT), o uso de biossensores e *wearables*, a expansão do uso de inteligência artificial/robótica, a impressão 3D e a inclusão e aplicação das Teletecnologias para fins assistenciais, será o pilar fundamental para a reorganização da cadeia de cuidados em saúde, sobretudo para o novo perfil demográfico populacional mundial e brasileiro, representado pelo envelhecimento populacional.

A Telemedicina (Tm) é definida no Brasil como "exercício da medicina por meio de tecnologias digitais, de informação e comunicação" (Resolução do Conselho Federal de Medicina [CFM] nº 2.134/22). A Telessaúde (Ts) é definida como "o emprego das tecnologias de informação e comunicação" (Portaria do Ministério da Saúde nº 1.348/22) em assistência, educação, pesquisa, promoção e gestão da saúde e prevenção doenças, na modalidade a distância. A Tm e a Ts possibilitam otimizar os recursos disponíveis na rede assistencial física, por meio da estruturação de uma cadeia produtiva de saúde, além de aumentar o acesso aos serviços de saúde, promover integração de cuidados, facilitar o intercâmbio sobre informações de pacientes entre os diferentes níveis de atenção à saúde (primária, secundária, terciária e quaternária). Embora a Tm e a Ts facilitem o contato entre pacientes e profissionais da Saúde, podem causar prejuízos caso não sejam realizadas com base em normas e técnicas corretas, levando a banalização, baixa qualidade dos serviços e pouca resolutividade, com potencial de provocar agravos.

Com o Ato Médico, são obrigatórios os registros dos dados do atendimento em prontuário nos teleatendimentos médicos, seja na forma textual convencional ou eletrônica, e não é obrigatória a gravação de vídeos, áudios ou imagens. Devem ser anotadas todas as informações que seriam registradas em uma consulta presencial. O profissional responsável pelo atendimento deve se identificar, colocando nome completo, número de inscrição no Conselho Regional de Medicina (CRM) e estado em que está inscrito. É preciso ter medidas efetivas e protetivas para garantir guarda, autenticidade, integridade, veracidade, irrefutabilidade e sigilo das informações digitais clínicas. Os dados clínicos digitais gerados em cada teleatendimento que forem fazer parte do prontuário do paciente devem ser guardados pelo prazo legal de 20 anos a partir do último registro feito no prontuário. Caso o atendimento seja gravado em vídeo, a autorização do paciente deverá ser solicitada logo no início, após explicar de maneira clara e simples a finalidade da gravação. É importante lembrar que as gravações com propósitos clínicos assistenciais devem fazer parte do prontuário do paciente e seguir todas as normas e legislações vigentes para prontuário eletrônico.

Os serviços por Tm são atos profissionais e, como tais, devem ser remunerados. Se, por exemplo, uma teleconsulta for realizada em formato de atendimento particular, o paciente (ou responsável) deverá pagar pelo serviço prestado. Para evitar erros de entendimento, antes de iniciar a teleconsulta, o médico deverá informar ao paciente que se trata de uma consulta médica a distância cobrada, informando o valor e que a prática está autorizada. Sobre a cobrança da teleconsulta em si, cabe ao médico decidir o valor. Nos casos de atendimento via saúde suplementar (planos de saúde), o paciente precisa ser orientado que deverá pagar o valor da consulta se o plano de saúde não autorizar esse tipo de atendimento.

Em decorrência da amplitude do conjunto de serviços que podem ser oferecidos pela Tm, um bom programa de implantação deve considerar a identificação das características institucionais e do portfólio de serviços que podem ser oferecidas, bem como a organização de linhas de cuidados. Para oferecer serviços de qualidade, são necessários o desenvolvimento de diretrizes de boas práticas clínicas, a capacitação de recursos humanos e a implementação de comitê de gestão e avaliação para controle de qualidade dos serviços prestados e verificação da conformidade com as regulamentações éticas e legais vigentes, para cada segmento profissional envolvido.

Telemedicina e Telessaúde são termos em crescente destaque, tanto em veículos de notícias para o público geral quanto nos direcionados para públicos profissionais mais específicos. Isso tem se intensificado desde o início da pandemia de covid-19. Embora as ações de Tm e Ts sejam antigas, no Brasil, pelo menos desde 2007, o conhecimento mais preciso sobre o que elas realmente significam, seu alcance e utilidade, ainda são limitados e superficiais para a maioria das pessoas (p. ex., a dificuldade de ter um consenso sobre a melhor conceituação). Apesar de existir uma tendência atual de adotar a expressão Saúde Digital, por ser genérica e ampla demais, não conseguiria caracterizar por si só a Tm ou a Ts no seu escopo de serviços, qualidade, responsabilidade ética, remuneração, método de trabalho, entre outros.

A Tm não precisa ser obrigatoriamente resolutiva por si só, ela pode ser um dos componentes em processo de cuidados híbridos. Se o médico não se sentir seguro para uma conduta após avaliação a distância, deverá convocar o paciente para um exame complementar presencial. Isso não significa que a Tm não teve utilidade; pelo contrário, possibilita segmentar os cuidados e elaborar um primeiro raciocínio. Assim, em finalização presencial, o atendimento ao paciente será mais objetivo e direcionado, e ainda evitará aglomerações e filas desnecessárias.

É preciso tomar muito cuidado para não associar erroneamente os teleatendimentos médicos com simples conversas por vídeo. O médico faz um exercício formal profissional, seguindo etapas bem definidas de um atendimento clínico, com anamnese, exame físico de observação (avaliação geral dos aspectos comportamentais do paciente, como padrão de respiração, movimentação, postura etc.),

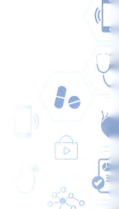

inspeção (quando necessário, por exemplo: alterações de pele, lesões, tumorações, hiperemias etc.) e realização de autopalpações e automanobras sob supervisão médica. Como parte do atendimento a distância, o exame físico pode ser complementado por dados obtidos de aparelhos como termômetro digital, esfigmomanômetro, glicosímetro, balança, oxímetro digital, entre outros.

É fundamental que os teleatendimentos sejam realizados por meio de plataformas com segurança digital, as quais asseguram a confidencialidade dos dados e possibilitam a emissão de documentos eletrônicos, como receitas de medicamentos, atestados e pedidos de exames, com validação por meio de assinatura digital. Nesse contexto, é preciso alertar para o uso de aplicativos gratuitos de mensagens instantâneas, vídeos e interações baseadas em redes sociais ou aplicativos sem garantia de sigilo e passíveis de fraudes, pois eles representam riscos importantes para a segurança em ambas as pontas (profissional e paciente).

As informações relevantes para subsidiar decisões sobre o estado de saúde de um indivíduo ou de uma população devem, idealmente, estar disponíveis no momento e no local em que se fazem necessárias, não importa onde tenham sido armazenadas ou quem possa disponibilizá-las. Essa organização tem impacto significativo para a resolutividade e a qualidade da atenção à saúde. Naturalmente, é possível considerar maior ou menor urgência quanto ao acesso das informações, se elas precisam estar disponíveis em tempo real ou se podem ser acessadas posteriormente.

As questões éticas, como sigilo, privacidade e autonomia, encontradas no atendimento presencial, também estão presentes na Tm. Alguns trabalhos que avaliaram as teleconsultas destacam vantagens como maior foco e objetividade nos atendimentos, economia de tempo e dinheiro, menor tempo de espera e conforto (Zoran et al., 2021; Rezich et al., 2021; Gorrie et al., 2021; Turchetti et al., 2021). As principais desvantagens constatadas foram: possibilidade reduzida para estabelecer vínculos e perceber a realidade sociocultural, dificuldade na comunicação e na utilização de ferramentas visuais para explicar conceitos e menor resposta a estímulos verbais. A privacidade foi uma preocupação relatada, mas, em geral, não houve insatisfação com relação a esse ponto (Zoran et al., 2021; Rezich et al., 2021; Gorrie et al., 2021; Turchetti et al., 2021).

Para um bom atendimento, é preciso seguir a sistemática adequada – propedêutica (do grego, significa "ensinar previamente") é a base para o conhecimento. Denomina-se propedêutica clínica o conjunto de técnicas e procedimentos pelos quais um paciente pode ser examinado, visando à construção de um raciocínio clínico que permita uma boa decisão diagnóstica ou terapêutica.

Os princípios metódicos de Hipócrates persistem como base da propedêutica clínica até os dias de hoje e devem ser explorados tanto nas interações presenciais com pacientes como na Tm. A seguir os princípios:

- Anamnese: do grego, significa "trazer de volta" (*ana*) à memória (*mnese*), ou seja, estimular a lembrança dos sintomas experimentados pelo paciente
- Investigação da história (entrevista estruturada e investigativa): fazer perguntas adequadas para aprofundar o entendimento, começando por queixa e duração

- Análise de documentos, exames e imagens disponíveis
- Observação: princípio que culminou no que se conhece hoje por exame físico, quando se coletam sinais por meio de técnicas de observação geral e inspeção
- Impressão clínica e prognóstico
- Planos de conduta e terapêutico, orientações e emissão de documentos.

Tradicionalmente aprendida e ensinada à beira do leito, a propedêutica clínica tem sido readequada para execução a distância, por meio de tecnologias digitais, de comunicação e transmissão de sons, imagens e dados clínicos mensuráveis. Essa evolução é chamada telepropedêutica desde 2005, sendo um termo que abrange técnicas, manobras e dispositivos que possibilitam o exame clínico não presencial.

Os dispositivos que permitem a telepropedêutica são o microfone e a câmera, seja para áudio ou vídeo em tempo real, inerentes ao teleatendimento síncrono. Por meio deles, é possível realizar uma parte do exame físico, incluindo avaliação geral e comportamental, análise da fala e da observação geral, e inspeção visual do paciente (ectoscopia).

A telepropedêutica é um processo desafiador e pode significar obtenção de dados de qualidade do paciente a distância, provenientes tanto da anamnese como do exame físico. Por meio de videochamadas, a anamnese pode ser realizada de forma mais similar ao habitual, porém precisando de cuidados adicionais. Na modalidade síncrona, é possível realizar o exame físico de observação geral, inspeção específica, automanobras e autopalpações de maneira supervisionada.

Diversas condutas devem ser levadas em consideração como parte das boas práticas para um teleatendimento:

- Os teleatendimentos síncronos por vídeo possuem vantagens, pois permitem observar o estado geral, o comportamento e a linguagem não verbal do paciente
- É preciso ter disponível um número de telefone que o paciente possa contatar em caso de queda da conexão
- O médico deverá estar em ambiente adequado (boa iluminação e pouco ruído ambiental), com privacidade, além de usar vestuário formal
- Deve-se ter cuidado com o posicionamento da câmera (colocar na mesma altura dos olhos e não direcionar para o rosto, com fundo que tenha iluminação forte, como janela iluminada ou lâmpada potente). Usar fones de ouvido para evitar vazamento de dados sigilosos de consulta
- Evitar ao máximo a possibilidade de interrupções durante o teleatendimento
- Antes do início dos teleatendimentos, deve-se orientar os pacientes que, por ser um atendimento clínico, eles deverão estar em local privativo, silencioso, com bom sinal de conexão à internet e que seja confortável. Informar também aos pacientes que, no momento do atendimento, eles e outras pessoas da família devem evitar usar a mesma banda de comunicação para outras atividades, como assistir *streamings* de vídeos
- Deve-se fazer treino prévio para se familiarizar com técnicas de diálogos por vídeo e técnicas para promover o engajamento do paciente durante a interação

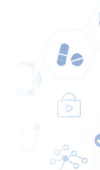

- É preciso ter um plano de contingência para potenciais intercorrências clínicas durante o videoatendimento. É importante garantir que algum familiar esteja disponível para ser chamado, se necessário, durante algum teleatendimento crítico (p. ex., paciente com potencial de crise de depressão e suicídio)
- Outros recursos de comunicação, como telefone e aplicativos de mensagens instantâneas, devem ser utilizados somente como complemento ao Ato Médico da consulta ou do teleatendimento formal.

Embora o uso de dispositivos de aferição seja bem-vindo e possa complementar e ampliar as capacidades diagnósticas em teleatendimento, não deve constituir pré-requisito para o atendimento em geral. Sempre que possível e pertinente, devem ser obtidos sinais vitais como temperatura, frequência cardíaca, frequência respiratória, pressão arterial e peso. A interpretação dos dados deve considerar a qualidade do equipamento e da aferição, a homologação em órgãos regulatórios e a capacidade de dar informação do paciente.

Para situações específicas, como avaliação otológica, lesões dermatológicas pigmentadas ou outras situações específicas, a disponibilização dos dados provenientes de dispositivos de propedêutica avançada pode ser necessária para o diagnóstico clínico. Na ausência desses recursos, pode-se encaminhar o paciente a serviços adequados para fins de aferição.

Embora o exame físico comece por observação e inspeção, a Tm pode ter diversos dispositivos, alguns destinados à interconsulta. São exemplos de dispositivos para uso médico:

- Ultrassom portátil com modelos que possam se comunicar com *tablet* ou *smartphone*. Esses aparelhos, nos seus modelos com transdutores convexos e lineares, além de poderem ser utilizados para realizar exames de imagem ou avaliações propedêuticas, podem ser usados para orientação em procedimentos médicos, como punções. A qualidade das imagens está relacionada com a quantidade de cristais piezoelétricos dos transdutores. Alguns modelos possuem algoritmo de inteligência artificial para ajudar no uso. Trata-se de um dispositivo que auxilia em diversos aspectos da propedêutica médica e pode ser muito útil para a tomada de decisão, principalmente em regiões mais afastadas de centros especializados e em cuidados em domicílio. A possibilidade de gravar imagens estáticas ou dinâmicas (vídeos) viabiliza o envio para fins de interconsulta especializada a distância
- Equipamentos de eletrocardiograma (ECG) para *smartphones*. Esses dispositivos permitem registro do ECG, armazenamento e envio de traçados para avaliação e laudos especializados. Em fases iniciais, os modelos de aparelhos de tele-ECG utilizavam *modem* para transmissão dos registros por linha telefônica ou por internet, quando eram acoplados a microcomputadores. Em uma segunda fase, surgiram os equipamentos independentes que enviavam dados diretamente por um aparelho celular. Modernamente, tem-se dispositivos nativos integrados a *smartphones* e transmissão por internet móvel ou *WiFi*, além de modelos baseados em relógios inteligentes

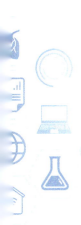

- Aparelhos e adaptadores para realização de dermatoscopia e fotografia ocular externa usando *smartphone*: possibilitam realizar o registro de lesões dermatológicas e/ou alterações oftalmológicas externas. Integrados a *softwares* de reconhecimento de padrões de imagens, é possível criar métodos de *screening* automáticos de lesões. É cada vez mais frequente a disponibilização de adaptadores para fotografia por *smartphone*, o que facilita as situações que envolvem o uso da imagem para o diagnóstico. Embora apenas fotografias digitais e imagens de dermatoscopia possam ser úteis para o diagnóstico a distância, é necessário seguir um método propedêutico correto acompanhado de dados clínicos para aumentar a acurácia do diagnóstico. O uso de adaptadores para fotografias pode ser uma forma barata para acompanhamento no tratamento de feridas crônicas, doenças sistêmicas, diagnóstico diferencial de olho vermelho etc.
- Oftalmoscópios acoplados com *smartphone*: esses aparelhos permitem realizar exame de fundo de olho, com gravação de vídeos e/ou imagens (fotografias) para finalidades assistenciais. As imagens poderão ser utilizadas pelo médico que está assistindo o paciente ou inserido em um ambiente de interconsulta especializada para esclarecimentos de dúvidas ou avaliação e acompanhamento de algumas doenças sistêmicas por meio do exame de fundo de olho. Além existirem modelos comerciais, há adaptadores produzidos por impressoras 3D como alternativa de baixo custo
- Otoscópio e adaptadores para exame de orofaringe para realização de exames de ouvido e garganta, com gravação dos exames e envio para um ambiente de 2ª opinião especializada
- Colposcópios portáteis, inclusive para *smartphones*: são acessórios que possibilitam realizar o exame de colo de útero, com captação de imagem estática (fotografia) ou gravação de vídeo e envio para centros especializados pela internet
- Estetoscópios digitais: podem ser nativos, com recursos para gravação de sons de ausculta ou pequenos dispositivos que, quando conectados a *smartphones*, podem realizar funções semelhantes às de um estetoscópio. Alguns modelos de baixo custo têm sido usados para fins de autocuidado
- Oxímetro digital
- Eletroencefalograma baseado em *smartphone*: dispositivo para registro de padrões de ondas cerebrais em forma gráfica
- Monitor Doppler para ausculta fetal
- Espirômetros portáteis
- Glicosímetro
- Aparelho portátil para medição de tempo de protrombina
- Dispositivos vestíveis (*wearables*), como pulseiras e *smartwatches*, que possuem biossensores e permitem o monitoramento de temperatura, frequência e ritmo cardíacos, movimento, saturação de oxigênio no sangue, entre outros dados
- Doppler vascular portátil.

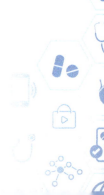

Além dos dispositivos de apoio ao diagnóstico, os avanços em plataformas com processamento em nuvem e o surgimento de salas digitais seguras tornarão cada vez mais fácil o provimento de serviços de Tm, com registro de dados digitais de forma ágil e segura. Salas de reuniões *online* para grande quantidade de participantes, realidade virtual, plataformas educacionais com recursos de metodologia ativa, inteligência artificial generativa, telepresença robótica, vídeos filmados em 360 graus, ferramentas de produtividade baseadas em nuvem colaborativa segura, entre outras modernizações, mudarão o modo das interações, das reuniões clínicas e dos trabalhos colaborativos.

TELEATENDIMENTO HUMANIZADO

Diversos cuidados podem ajudar no relacionamento médico-paciente e na humanização do teleatendimento. A Tm, em si, não desumaniza.

Humanização é um conjunto de valores éticos, técnicos, funcionais e comportamentais que, reunidos, promovem a qualidade das relações entre as pessoas nos serviços de saúde.

ATENDIMENTO HUMANIZADO E CARACTERÍSTICAS ENVOLVIDAS COM A TELEMEDICINA

É necessária a ampliação dos conceitos de humanização quando se trata de Tm. Humanização em Tm envolve:

- Ter atitude e habilidade para se comunicar de forma clara
- Respeitar a privacidade dos dados no mundo digital (segurança)
- Oferecer continuidade dos serviços, quando necessário
- Reduzir a ansiedade dos pacientes com um cuidado mais ágil
- Ter atualização e qualificação profissional continuada
- Apresentar multi-habilidades
- Aumentar a eficiência (logística) dos serviços de saúde
- Ter uma rede conectada com telejunta médica
- Proporcionar atenção multiprofissional.

É importante realizar qualificação profissional para videoatendimento (Figura 7.1), nos eixos ambientais, comportamentais e de comunicação, incluindo:

- Saber se comportar diante de uma câmera e em interação conectada (padrão comportamental)
- Ter treinamento em comunicação clara e objetiva
- Cuidar do ritmo da comunicação com paciente
- Cumprimentar e chamar pelo nome
- Ser pontual

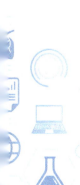

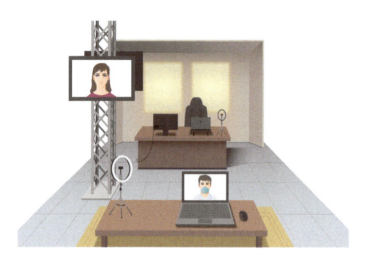
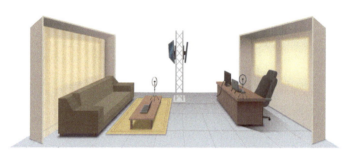
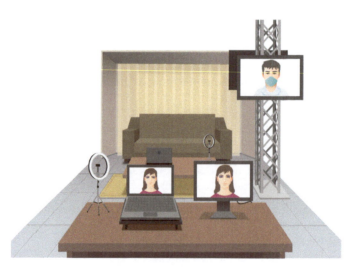

Figura 7.1 Sala de habilidades para treinamento de comunicação para videoatendimentos.

- Saber ouvir o paciente
- Saber avaliar detalhes, ter cuidado em relação ao momento e ao estado emocional
- Esclarecer procedimentos e condutas
- Organizar as informações e documentar.

Em videoatendimentos, é preciso ter os seguintes cuidados:

1. Dedicar-se exclusivamente ao teleatendimento. Não fazer outras tarefas ao mesmo tempo (conversas paralelas, chamadas de celular ou verificação de e-mails).
2. Configurar o *smartphone* para o modo "não perturbe".
3. Olhar para a *webcam* com frequência (não apenas para a pessoa na tela), de modo a dar a percepção de que está olhando o paciente nos olhos.
4. Ter informações sobre a queixa do paciente e acesso aos dados clínicos antes do atendimento.
5. Estar preparado torna a consulta mais profissional, produtiva e eficiente, economizando tempo e problemas para o médico e seu paciente.
6. Comunicar ao paciente caso precise desviar o olhar da tela, por estar fazendo anotações, avaliando resultado de exame ou emitindo algum documento, e informar que ainda está ouvindo.
7. Ter atenção para não haver atraso.
8. É possível haver instabilidade na rede de internet e congelamento, pixelização ou maior latência na transmissão. Uma boa dica é esperar cerca de dois segundos antes de permitir que o paciente pronuncie as últimas palavras ao fim da fala dele.
9. Ser claro em todas as instruções de finalização de consulta.
10. Ser claro e objetivo em todas as instruções de pós-consulta, como prescrições ou agendamento de consulta de acompanhamento. É preciso lembrar que os pacientes nem sempre sabem o que fazer depois de um teleatendimento.
11. Ser atencioso e cuidadoso com as falas. Pode ser o primeiro teleatendimento do paciente, que pode estar ansioso por não estar familiarizado com o método.

Devido às rápidas e constantes evoluções tecnológicas, o mundo está em fase de mudança exponencial. Tecnologias que antes seriam consideradas de alto custo e desempenho se popularizam em períodos de 5 a 10 anos, tornando-se economicamente viáveis para utilização em escala. Pode-se categorizar recursos para cuidado e monitoramento remoto em grandes grupos:

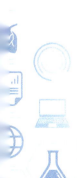

1. Aplicativos de monitoramento de saúde (*softwares*), que permitem a obtenção de dados individuais para acompanhamento da situação de saúde pessoal. A popularização e o aumento da incorporação de recursos de assistentes pessoais (*softwares*) com inteligência artificial nos *smartphones*, relógios, braceletes, sensores e aplicativos serão indutores de novas formas de cuidado. Esses recursos serão importantes aliados para promoção e gestão da saúde

e prevenção de doenças ou complicações clínicas de pessoas com condições crônicas, bem como para ajudar nas mudanças de hábitos, no aumento da adesão a tratamentos e, eventualmente, no alerta de ocorrências clínicas. Será uma área imprescindível para implementação de novo campo de atuação, a Telessaúde Integrada de Bem-estar, com foco em qualidade de vida e redução de sinistros (redução de ocorrência de doenças).
2. Sistemas mistos representados por aparelhos eletrônicos de saúde com aplicativos dedicados e/ou em nuvem. Seriam equipamentos portáteis para viabilizar diversos exames ou captação de sinais biológicos de pacientes, recursos importantes para ampliação dos telemulticuidados domiciliares. Alguns exemplos são: ECG, ultrassom, aparelhos para sinais vitais (temperatura, pressão arterial, peso, saturação de oxigênio etc.), espirômetro, dados metabólicos, entre outros.
3. Nuvem de Ts e sistemas digitais seguros para formação de rede de serviços integrando a atenção primária com a secundária e a terciária; compartilhamento de dados digitais de saúde, inteligência artificial em *data lake* estratégico para implementação de saúde preditiva, centro de convenção digital e plataforma educacional interativa para fins de qualificação profissional continuada (*life long learning*).
4. Aplicativos, redes sociais, telepresença robótica e plataformas digitais como o metaverso, integrados com realidade virtual/imersiva, realidade aumentada e inteligência artificial de uso doméstico como parte das estratégias para casas inteligentes, conectadas e saudáveis. Poderão ser utilizados para integração social, promoção do *health literacy*, telemonitoramento, telessupervisão/orientação, entre outros fins. Alguns exemplos são: condicionamento físico e reabilitação supervisionada a distância.

PILARES PARA UM TELEATENDIMENTO ESTRUTURADO

No caso de um teleatendimento, pode-se seguir a sistemática de cinco etapas fundamentais mínimas para caracterizá-lo como formal, conforme mostra a Figura 7.2.

1. Disponibilização do Termo de Concordância e Autorização (TCA), o qual o paciente e/ou responsável deverão ler, entender, concordar e autorizar antes da realização do teleatendimento propriamente dito. Caso não seja possível obter o termo na forma escrita, pode-se pedir a concordância e autorização expressas verbalmente antes de iniciar o atendimento, explicando preliminarmente todas as características do teleatendimento, a fim de obter a anuência, de preferência, item por item. Pode-se fazer a gravação da concordância e registrar no prontuário clínico o processo realizado para a obtenção da autorização do paciente. Para tornar essa etapa mais ágil, pode-se solicitar a assinatura do termo para depois ser um grupo elegível para agendamento nessa modalidade de atendimento. Essa dinâmica pode ser adotada em situações que não sejam de urgência ou pronto atendimento.

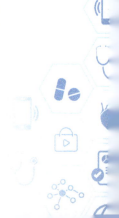

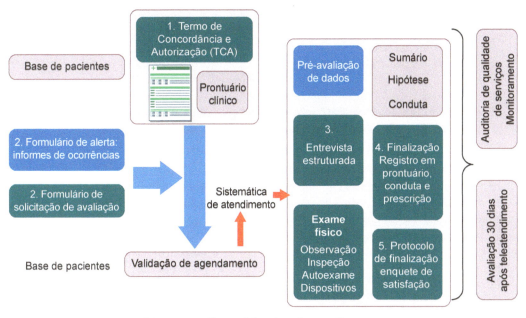

Figura 7.2 Sistemática do teleatendimento.

2. Os pacientes podem preencher e enviar um formulário simplificado contendo algumas informações relacionados com o motivo da solicitação de consulta. Exemplos de itens: (1) queixa e duração; (2) se procurou algum atendimento anteriormente para o problema; (3) se procurou algum atendimento hospitalar ou pronto atendimento relacionado com a queixa; (4) se possui exames laboratoriais, de imagem ou de apoio relacionados com a queixa; (5) se possui alguma doença crônica e/ou faz uso de alguma medicação de modo contínuo. Pode-se incluir uma ficha de informe de alerta em formato de "Sim ou Não", com informações relevantes que não tenham correlação direta com a queixa.
3. Realização do teleatendimento por meio de entrevista estruturada por vídeo para investigação diagnóstica, usando ficha de solicitação de consulta e demais materiais enviados pelo paciente para orientação prévia, seguida de exame físico com base na telepropedêutica.
4. Encerramento com definição de conduta, prescrição de medicamento e exames, se necessário, e preenchimento do prontuário médico com dados do teleatendimento. Receitas de medicamentos, emissão de atestados e pedidos de exames podem ser feitos por diversas plataformas, entre elas a do Instituto Nacional de Tecnologia da Informação (ITI) vinculado à Casa Civil da Presidência da República, lançada pelo Conselho Federal de Medicina (CFM), Conselho Federal de Farmácia (CFF) e ITI (ver https://prescricaoeletronica.cfm.org.br/), e uso de assinatura digital.

Os medicamentos de receituário simples e os medicamentos controlados, que são emitidos em um receituário branco de duas vias, podem ser prescritos digitalmente com assinatura digital nos padrões da Infraestrutura de Chaves Públicas Brasileira (ICP-Brasil). Estão incluídos os medicamentos das listas C1 e C5 e os antibióticos.

5. Envio de sumário do teleatendimento para o paciente, com informações como data, duração da consulta, recurso tecnológico utilizado para o teleatendimento, nome e CRM do médico, motivo da teleconsulta, resumo e conduta médica.

É importante enfatizar que receita médica digital, com assinatura digital, é diferente de uma receita médica em papel assinada e escaneada. As receitas e os atestados digitais têm valor jurídico. A receita médica digitalizada é apenas uma receita impressa "fotografada", passível de alteração. Portanto, se o prescritor fizer uma receita física, em papel, com carimbo e assinatura em caneta, não adiantará escanear ou fotografar, pois não será considerado um documento digital e não poderá ser aceito pelo farmacêutico para a compra dos medicamentos que exigem retenção de receita médica.

Como Ato Médico, no teleatendimento médico é obrigatório o registro dos dados do atendimento em prontuário, seja em forma de prontuário físico ou eletrônico. Devem ser anotadas todas as informações que seriam registradas em uma consulta presencial, por exemplo, dados clínicos do paciente. O profissional responsável pelo atendimento deve se identificar, colocar nome completo, número de inscrição no CRM e o estado em que está inscrito. É preciso ter medidas efetivas e protetivas para garantir guarda, autenticidade, integridade, veracidade, irrefutabilidade e sigilo das informações digitais clínicas.

Os dados clínicos digitais gerados em cada Teleatendimento que forem fazer parte do prontuário do paciente devem ser guardados pelo prazo legal de 20 anos a partir do último registro feito no prontuário, devendo-se perguntar ao paciente. Caso haja intenção de gravar a consulta, é necessário no início do teleatendimento solicitar a autorização para a gravação, caso seja realizada.

Por fim, o teleatendimento é um ato profissional e, como tal, deve ser remunerado. Se ele for realizado em formato de atendimento particular, o paciente (ou seu responsável) é quem deverá pagar pelo serviço prestado. Para evitar erros de entendimento, antes de iniciar o teleatendimento, o médico ou algum auxiliar deve informar ao paciente que se trata de uma consulta formal médica, a distância, que a teleconsulta é cobrada, informar o valor, bem como que a prática está autorizada. Sobre a cobrança da teleconsulta em si, cabe ao médico decidir o valor. Nos casos de atendimento via saúde suplementar (planos de saúde), o paciente precisa ser orientado no sentido de que ele deverá pagar o valor da consulta, caso o plano de saúde não autorize esse tipo de atendimento.

EMISSÃO DE RECEITA MÉDICA, ATESTADO E SOLICITAÇÃO DE EXAMES

No contexto de atenção à saúde, a prescrição (ou receita) é um documento escrito que contém o ato do profissional da Saúde, com instruções sobre o tratamento indicado para o paciente. Já a dispensação é o ato farmacêutico de aviar um ou mais medicamentos a um paciente, geralmente em resposta à apresentação de uma prescrição emitida por profissional legalmente habilitado. É durante a dispensação que o farmacêutico poderá informar e orientar sobre o uso adequado do produto. De modo geral, uma prescrição deve conter informações fundamentais e legíveis sobre o medicamento, como sua identificação adequada, dose, via e frequência de administração, duração do tratamento, data da prescrição, identificação do paciente e do profissional prescritor.

Uma pesquisa conduzida pela Agência Nacional de Vigilância Sanitária (Anvisa) e pela Organização Mundial da Saúde (OMS) identificou que cerca de 75% das prescrições têm altas chances de equívocos interpretativos devido aos erros de grafia e à dificuldade de interpretação da letra do prescritor, seja na identificação do medicamento, seja na posologia. Do lado dos pacientes, apenas 50% utilizam remédios corretamente conforme orientação de receita, e para 30% o remédio prescrito não faz mais efeito por conta do uso incorreto feito no passado. No mesmo sentido, de acordo com a Klas Research, empresa de pesquisas para área da Saúde e Tecnologia, 39% dos erros associados à medicação acontecem no momento da prescrição, tais como a utilização de medicamentos com interação medicamentosa, erros de posologia considerando aspectos pessoais do paciente e vias de administração inadequadas, entre outros.

Foi aprovada a Lei nº 14.063/2020, que reconheceu como válida a emissão de documentos eletrônicos com assinatura digital subscritos por profissionais da Saúde, incluindo as prescrições. A plataforma do ITI, gratuita, possui modelos de atestado médico, receituário simples, receituário de controle especial, receituário de antimicrobianos, relatório médico e solicitação de exames. A prescrição médica digital deve ser emitida pelo médico que realizou o teleatendimento.

Por determinação legal, a emissão de receitas de controle especial e prescrições de medicamentos antimicrobianos com assinatura digital nos termos da Medida Provisória nº 2.200-2, de 24 de agosto de 2001 (https://www.planalto.gov.br/ccivil_03/mpv/antigas_2001/2200-2.htm) pode ser aceita, desde que a farmácia ou drogaria disponham de recurso para consultar o documento original eletrônico, o qual é presumidamente válido por imposição legislativa.

Deve-se ter cuidado, já que a receita médica digital com certificado digital não é receita médica digitalizada. As receitas e os atestados digitais têm valor jurídico, efeito cartorial e funcionam como uma assinatura com reconhecimento de firma, pois qualquer alteração nesses documentos eletrônicos é acusada e impede sua validação. A receita médica digitalizada é apenas uma receita impressa "fotografada". Um documento digital é inteiramente eletrônico.

A receita digital não se aplica, por enquanto, a medicamentos controlados, como os talonários de Notificação de Receita A (NRA), Notificação de Receita Especial para Talidomida, Notificação de Receita B e B2 e Notificação de Receita Especial para Retinoides de uso sistêmico.

As receitas digitais aumentam a segurança em relação ao processo prescritivo, uma vez que dificultam a incidência de alterações de receituário após a emissão, dificultam a falsificação de receita e a dispensação irregular. Podem oferecer inúmeras vantagens:

- Maior segurança: as receitas digitais dificultam a incidência de alterações de receituário pós-emissão, a falsificação de receita e a dispensação irregular por meio da sistemática digital e uso assinatura digital
- Melhor experiência para o prescritor: com a utilização de sistemas de suporte clínico, reduz-se a possibilidade de erros assistenciais e são oferecidos sistemas para detecção de possíveis interações medicamentosas documentadas
- Melhor comunicação entre prescritor-paciente-dispensador: as receitas digitais impedem as confusões comuns de letras do prescritor pelo paciente e pelo dispensador durante a dispensação, por exemplo: troca de medicamentos que tenham nomes, pronúncias ou embalagens parecidas
- Melhor experiência para pacientes crônicos: possibilita a renovação das receitas sob supervisão do profissional da Saúde para medicamentos de uso contínuo.

Os documentos médicos resultados de teleconsulta e assinados digitalmente podem também ser enviados ao paciente por meio eletrônico (e-mail, SMS, MMS, aplicativos de mensagens instantâneas ou similares), seja por meio de *link* para aplicações *web* ou do envio do documento original. Nesse caso, o endereço de e-mail ou número de telefone devem ter sido adequadamente verificados por cadastramento prévio, e o arquivo ou acesso por *link* devem preferencialmente estar protegidos por senha ou código pessoal. Recomenda-se que os documentos médicos assinados digitalmente, particularmente prescrições, atestados e pedidos de exames, tenham sido idealizados para fins transação em formato totalmente digital. Quando forem impressos, é necessário que conste código para possibilitar o *download* do documento em formato digital original e validação da assinatura digital. É recomendado que o acesso pelo paciente à documentação resultante do teleatendimento possa ser monitorado e assegurado.

Trata-se da transformação digital completa da gestão de saúde que possibilita a integração de dados clínicos e o histórico do paciente, reduzindo a burocracia e aumentando significativamente segurança sanitária, rastreabilidade, adesão ao tratamento e segurança.

TELEMONITORAMENTO POR TELEFONE

Na pandemia de covid-19, quando foi adotada a medida de distanciamento social, as empresas do setor de Saúde Digital estavam prontas para atuar rapidamente, conectando-se entre si, entre redes de atendimento médicos, *softwares* de prescrição eletrônica e farmácias. Houve treinamento de médicos, farmacêuticos e gestores com objetivo de viabilizar os atendimentos e tratamentos mesmo em

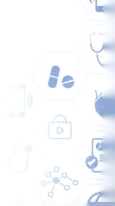

situação excepcional, e um dos recursos utilizados foi o telefone. Embora não possa ser utilizado para realizar um Ato Médico completo de teleconsulta (por ter recursos exclusivamente em áudio, não possibilitando a avaliação visual direta pelo médico com relação ao estado geral do paciente, de uma lesão e outros aspectos, o que pode ter riscos para a elaboração de conduta médica), o telefone, assim como WhatsApp, podem ser utilizados em ações complementares de telemonitoramento, desde que os atendimentos sejam bem planejados. É importante estabelecer um bom protocolo de verificação objetiva de dados clínicos e instituir sistemática de segurança no processo de monitoramento por telefone.

REFERÊNCIAS BIBLIOGRÁFICAS

Almathami HKY, Win KT, Vlahu-Gjorgievska E. Barriers and facilitators that influence telemedicine-based, real-time, online consultation at patients' homes: systematic literature review. Journal of Medical Internet Research. 2020;22(2):e16407.

Chao LW. Telemedicina. In: Cirino JAF, Oliveira R, Sousa V de. Manual do gestor hospitalar (online). v. 3. Capítulo 2. Brasília: Federação Brasileira de Hospitais; 2021. p. 54-64.

Culmer N, Smith T, Stager C et al. Evaluation of the triple aim of medicine in prehospital telemedicine: a systematic literature review. Journal of Telemedicine and Telecare. 2019;26(10):1-10.

Gorrie A et al. Benefits and limitations of telegenetics: a literature review. Journal of Genetic Counseling. 2021;30(4):934-37.

Kirkland EB, DuBose-Morris R, Duckett A. Telehealth for the internal medicine resident: a 3-year longitudinal curriculum. Journal of Telemedicine and Telecare. 2021;27(9):599-605.

Rezich BMZ et al. Telehealth genetic services during the covid-19 pandemic: implementation and patient experiences across multiple specialties in Nebraska. Journal of Genetic Counseling. 2021;30(5):1233-43.

Santos WS, de Sousa JH, Soares JC et al. Reflexões acerca do uso da telemedicina no Brasil: oportunidade ou ameaça? Rev Gest Sist Saúde. 2020;9(3):433-53. Disponível em: https://periodicos.uninove.br/revistargss/article/view/17514/8506. Acesso em: 26 fev. 2022.

Savage DJ, Gutierrez O, Montané BE et al. Implementing a telemedicine curriculum for internal medicine residents during a pandemic: the Cleveland clinic experience. Postgraduate Medical Journal. 2022;98(1161):487-91.

Turchetti D et al. Sudden shift to remote genetic counseling during the covid-19 pandemic: experiences of genetics professionals in Italy. Journal of Genetic Counseling. 2021;30(4):1024-37.

Van Galen L, Wang C, Nanayakkara P et al. Telehealth requires expansion of physicians' communication competencies training. Medical Teacher. 2019;41(6):714-5.

World Health Organization (WHO). Who Global Observatory for e-Health. v. 2. 2010. Disponível em: http://whqlibdoc.who.int/publications/2010/9789241564144_eng.pdf?ua=1. Acesso em: 25 out. 2019.

Yeung A, Wai K, Anela T et al. Virtual and augmented reality applications in medicine: analysis of the scientific literature. Journal of Medical Internet Research. 2021;23(2):e25499.

Zoran S et al. Rapid transition to telemedicine during the covid-19 pandemic: medical genetics experience. WMJ: official publication of the State Medical Society of Wisconsin. 2021;120(3):218-21.

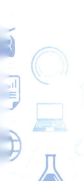

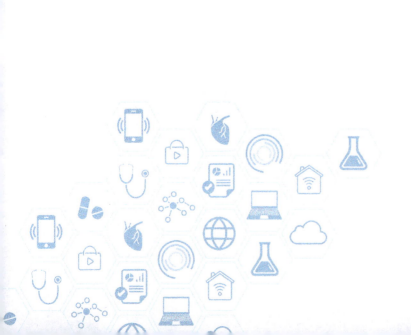

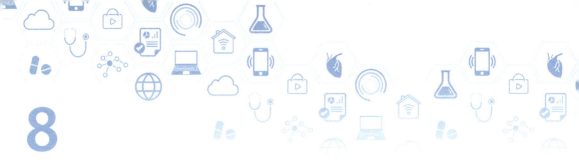

8

Formação em Telemedicina e Telessaúde

Chao Lung Wen

A Telemedicina (Tm) é um método promissor e introduz um novo elemento no cristalizado e tradicional sistema de saúde. Embora possa causar resistência (implícita ou explícita), que se torna uma barreira para sua consolidação plena, a adoção da Tm é irreversível no Brasil e no mundo.

No Brasil, ainda é pontual a oferta de disciplinas para a formação em Tm e Telessaúde (Ts) nos cursos de graduação da área da Saúde; em muitos casos, as disciplinas oferecidas não são obrigatórias.

O acesso crescente às informações de saúde via internet vem modificando a maneira como pacientes e profissionais da Saúde interagem entre si e com a própria informação. Pacientes buscam conteúdo digital sobre doenças previamente à consulta com o profissional da Saúde, e o acesso à informação torna-os mais propensos a se envolverem com ações e decisões relativas à sua própria saúde. Profissionais acessam rapidamente tanto dados de seus pacientes quanto evidências científicas para as tomadas de decisão clínica, para qualificar o cuidado. Aplicativos e dispositivos vestíveis gradualmente estão sendo incorporados às rotinas clínicas para a coleta de dados, o acesso à informação e/ou como ambientes de comunicação. Ou seja, são inúmeras as oportunidades oferecidas pelo ecossistema digital para profissionais, pacientes e empreendedores.

Muitos estudantes acreditam que, por serem nativos digitais, já possuem as habilidades necessárias para interagir no ambiente virtual; já os docentes, imigrantes digitais, acabam erroneamente acatando essa crença por força de *marketing*, já que também não receberam formação ou capacitação específica. Assim, é urgente o letramento em Saúde Digital e, mais que isso, um investimento no desenvolvimento da chamada "inteligência digital", que envolve um amplo conjunto de competências técnicas, cognitivas, metacognitivas e socioemocionais, fundamentadas em valores morais universais, e que possibilitem aos indivíduos enfrentar os desafios e aproveitar as oportunidades de uma vida híbrida, envolvendo a vertente digital. A institucionalização da formação nos aspectos digitais possibilita estimular e concretizar a transformação das práticas assistenciais e de educação em saúde, tendo em vista a efetivação das Diretrizes Curriculares Nacionais (DCN) para o conjunto dos cursos da área da Saúde e a transformação de toda a rede de serviços e gestão em rede-escola.

A principal dificuldade para a implementação de Tm e Ts no Brasil é a falta de ensino obrigatório dos assuntos nas faculdades de Medicina e de Saúde, nos programas de residência médica e multiprofissional, envolvendo temas como bioética, ética e segurança digital, leis e portarias, diretrizes de boas práticas clínicas, tecnologias digitais, telepropedêutica, *media training digital* e humanização de teleatendimento. Além da grade formativa profissional, é necessário definir a carga de formação mínima para os profissionais da Saúde que desejam trabalhar com Tm e Ts e cursos de difusão para a população geral. Sem educação, as pessoas não saberão a qualidade dos serviços que estão sendo entregues. Essa ação pode ser denominada transferência de conhecimento para a sociedade. A formação prévia consta nos itens de "considerandos" da Resolução do Conselho Federal de Medicina (CFM) nº 2.314/22 e no parágrafo 1º do artigo 7º da Lei Municipal de Telemedicina de São Paulo (Lei nº 17.718/21).

É consenso mundial a importância de ações em Saúde Digital, tanto que a Organização Mundial da Saúde (OMS) anunciou uma nova Iniciativa Global sobre Saúde Digital (GIDH), em 21 de agosto de 2023, considerando que ela acelera o progresso para alcançar a cobertura universal de saúde, além dos objetivos de desenvolvimento sustentável relacionados à saúde até 2030, que melhoram a saúde de diversas maneiras, apoiando no cuidado da saúde e bem-estar, facilitando a adesão a diretrizes de cuidados e provimentos de cuidados de alta qualidade ou fortalecendo os sistemas de saúde, melhorando as cadeias de abastecimento e a gestão da força de trabalho.

Oferecer conteúdo de Saúde Digital na graduação, em curto ou médio prazo, não deve ser tarefa simples, considerando a disponibilidade limitada de professores/profissionais com efetivo conhecimento e experiência na área. A perspectiva de atrair para a docência os profissionais já capacitados parece pouco realista, já que o mercado os absorve rapidamente, em geral com remuneração bastante competitiva. Uma possibilidade seria o maior investimento na formação docente, sendo necessário capacitar uma enorme quantidade de professores em curto período. Entretanto, mesmo que eles fossem capacitados, ainda seria preciso garantir a inclusão da Tm e da Ts nos projetos pedagógicos dos cursos, provisionando carga horária específica em estruturas curriculares já estabelecidas e saturadas de assuntos. Além disso, há certa carência de bibliografias específicas com experiências brasileiras no assunto.

Um currículo mínimo deveria estabelecer não apenas o conjunto essencial de conhecimentos, mas também as habilidades e atitudes a serem desenvolvidas. A Tm e a Ts deveriam representar uma unidade curricular de eixo transversal nos cursos da área da Saúde, com abordagem transdisciplinar. Assim, não bastaria entender, por exemplo, o que é um teleatendimento; seria necessária a participação vivencial na prática clínica. Concomitantemente, deveriam ser trabalhadas as questões éticas e de segurança relacionadas com o compartilhamento de dados em saúde, necessárias ao desenvolvimento de atitudes adequadas em relação aos dados sensíveis dos pacientes. É com a prática que se pode promover mudança de cultura, e evitar que se torne apenas mais uma informação superficial, sem contexto e desvinculada de utilidade.

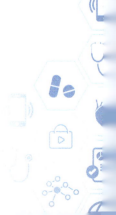

Tm e Ts são métodos e recursos que possibilitam organizar linhas de cuidados aos pacientes, prevenir reagudização de doenças crônicas, promover saúde e reduzir a fragmentação da saúde, mudando a abordagem de cuidados dedicados exclusivamente em doenças para cuidados biopsicossociais em pessoas, que precisam ser acompanhadas de maneira contínua para garantir sua recuperação e reintegração social e evitar que adoeçam novamente. Assim, a Tm e a Ts chegam para induzir o surgimento de um ecossistema mais ágil de saúde conectada, reduzir desperdícios e aumentar a cobertura e a velocidade da resolução de problemas.

É importante destacar que a Lei nº 14.510/22 autoriza e disciplina a prática da Ts no Sistema Único de Saúde (SUS) e modifica a Lei nº 8.080/90 (instituiu o SUS no Brasil). Se o SUS atualizou-se, é obrigatório que as faculdades adéquem seu plano curricular, considerando sua obrigação de ensinar sobre o SUS.

Duas recentes revisões de escopo (Car et al., 2021; Hui et al., 2021) evidenciaram a falta de consistência nos formatos e estruturas curriculares em disciplinas relacionadas com a Saúde Digital oferecidas em diferentes países. A International Medical Informatics Association (IMIA) defende (Mantas et al., 2010):

- Capacitação/educação para as diferentes profissões envolvidas
- Uso de metodologias diferenciadas para desenvolver conhecimentos teóricos, habilidades práticas e atitudes maduras
- Oferta para diferentes níveis de formação (técnica e acadêmica)
- Formação básica para todos, mas com a possibilidade de aprofundamento do conhecimento nas diferentes profissões, além de educação continuada
- Disponibilidade de professores e profissionais qualificados e com competências específicas para a área
- Formas de acreditação para o reconhecimento da qualificação específica (American Health Information Management Association, American Medical Informatics Association, 2008; Edirippulige et al., 2015; Mantas e Hasman, 2017; Valenta et al., 2018; Giunti et al., 2019; Jidkov et al., 2019; Sapci e Sapci, 2020).

Como possíveis estratégias para estimular a formação de recursos humanos em Tm e Ts no Brasil, pode-se pensar em:

- Incluir Saúde Digital como prioridade estratégica no ecossistema de inovação para o Brasil (essas prioridades, atualmente, são definidas pela Portaria MCTI nº 5.109/21)
- Incluir Saúde Digital como subárea na árvore de conhecimento de órgãos de fomento e destinar recursos para bolsas de colaboração internacional, induzindo a pesquisa e o desenvolvimento nessa área estratégica para o país
- Estimular parcerias público-privadas para o desenvolvimento e a implantação de soluções tecnológicas voltadas para a área da Saúde
- Prospectar as disciplinas que abordam o tema Saúde Digital no Brasil e identificar pessoas com habilidades e competências para o ensino
- Organizar grupos de trabalho para debater e organizar um currículo mínimo em Saúde Digital para as áreas da Saúde e para tecnologia da informação (TI)

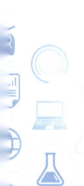

- Incentivar os cursos da área da Saúde a cumprirem as diretrizes curriculares do Ministério da Educação (MEC), as resoluções dos Conselhos de Fiscalização Profissional e a Lei nº 14.510/22; incluir Saúde Digital na grade formativa e fomentar a capacitação docente intensiva por meio de oficinas híbridas (parte presencial e parte a distância)
- Incluir Saúde Digital como unidade curricular obrigatória do eixo transversal nas diretrizes curriculares dos cursos da área da Saúde
- Provisionar recursos federais, estaduais e municipais para a capacitação dos profissionais da Saúde e para a contratação de pessoal de TI especializado, valorizando o capital humano da área de Saúde Digital.

Embora as Diretrizes Curriculares do MEC para Graduação Médica de 2014 já incluíssem a recomendação de ensino de uso de tecnologias, e uma publicação de 2017 no Conselho Regional de Medicina de São Paulo de autoria de jovens médicos manifestasse a insuficiência da graduação quanto à preparação para o mercado de trabalho, poucos cursos médicos modernizaram suas grades formativas.

O exercício da Tm e da Ts requer formação prévia porque exige um conjunto de competências e habilidades específicas diferenciadas para realizar atendimentos a distância com qualidade e de modo humanizado. Os profissionais devem ser capazes de orientar em exames físicos, estabelecer relacionamento por meio de interfaces digitais e realizar avaliações clínicas apropriadas. Profissionais devem conhecer os recursos tecnológicos, critérios de elegibilidade, bem como suas vantagens e limitações.

É importante ter cuidado com:

- Improvisações e "telequebra-galhos"
- Interpretações e suposições pessoais
- Desconhecimento das legislações
- Banalizações/falta de ética
- Exagero de expectativas
- Falta de conhecimento técnico
- Falta de integração nos serviços institucionais
- Associação errônea com ferramenta ou banalização como sendo apenas teleconsulta.

GRADUAÇÃO

As DCN dos cursos de graduação em Medicina, Enfermagem, Nutrição e Odontologia preconizam que seus currículos sejam estruturados segundo perspectivas e abordagens contemporâneas de formação, e que os profissionais sejam capazes de atuar com qualidade, eficiência e resolutividade no SUS.

No entanto, para acompanhar a evolução de uma sociedade, é imprescindível que a formação seja estruturada em estratégias de ensino-aprendizagem que tenham interatividade, contextualização prática, colaboração e metacognição e uso de plataformas educacionais com recursos para implementar metodologias

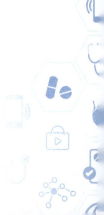

ativas digitais, oferecendo ao estudante oportunidades de desenvolvimento de habilidades, competências e atitudes. A graduação deveria ser o primeiro momento, na formação, de apresentação formal da Tm e da Ts, e a oportunidade de sedimentar o conhecimento adquirido. A ausência da incorporação da formação no nível de graduação retarda o processo de melhoria da qualidade da assistência apoiado em tecnologia. Muitas vezes, os "conhecimentos" disponibilizados são superficiais, pouco fundamentados e com base apenas em sensos comuns, apresentando conceitos errôneos e preconceitos, e causando dificuldade de engajamento dos profissionais em relação ao uso das tecnologias digitais. A educação deve ser dirigida para o reconhecimento e a presença das tecnologias digitais no cotidiano, transformando a cultura, o pensamento e o comportamento.

Considerando que as cargas programáticas tenham tempo muito limitado na grade da graduação, é importante oferecer uma cultura geral envolvendo temas fundamentais, que não pode ser demasiadamente ampla e genérica, sob risco de provocar dispersão e superficialidade, sem o desenvolvimento de habilidades específicas. Nesse sentido, é preferível um curso específico de Tm e Ts no lugar de Saúde Digital na graduação. Por ser demasiadamente ampla, a Saúde Digital poderia ser projetada para cursos de especialização. Os assuntos a serem abordados poderiam ser:

1. Transformação digital da sociedade, evoluções tecnológicas e as perspectivas para a Saúde.
2. História da Tm e da Ts: aspectos históricos da Telemedicina moderna, Telemedicina e Telessaúde no Brasil e sua linha evolutiva tecnológica, indução e programas governamentais, inovações e empreendedorismo.
3. Diferenças entre Tm, Ts e Saúde Digital.
4. Bioética, ética, responsabilidade e segurança digital:
   - Transformação digital e riscos
   - Cuidados comportamentais: banalização, depressão, vício digital (nomofobia), compulsão (*selfties*, "curtites"), reatividade, agressividade; perigos e riscos em ambientes digitais (chantagens, golpes)
   - Cuidados com fotografias digitais, vídeos digitais e dados sensíveis de pacientes (fotos clínicas, prontuários, exames)
   - Cuidados comportamentais em uso de *smartphones* e redes sociais em ambientes de saúde e hospitalares
   - Segurança digital, leis, Lei de Portabilidade e Responsabilidade de Seguros de Saúde (HIPAA, do inglês *Health Insurance Portability and Accountability Act*), invasão de *hackers*, vírus digitais
   - Nuvem pública × nuvem privada e cuidados com o compartilhamento de dados clínicos
   - Lei Geral de Proteção de Dados Pessoais (LGPD) e Marco Civil da internet
   - Cuidados no uso de aplicativos de mensagem instantânea e e-mails em saúde
   - Certificados digitais: tipos e características
   - Emissão de documentos eletrônicos: prescrição de medicamentos, emissão de atestados, solicitações de exames, emissão de laudos e pareceres

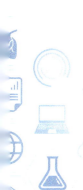

- Conceitos e diferenças entre Termo de Concordância e Autorização e Termo de Consentimento Livre e Esclarecido (TCLE), e relação com Telemedicina e Telessaúde
- Conformidades institucionais em acesso e compartilhamento de dados pessoais de saúde.
5. Leis, Portarias e Resoluções:
    - Lei Federal de Telessaúde (nº 14.510/22), que atualiza a Lei nº 8.080/90 (que instituiu o SUS) e Portarias de Telessaúde (Ministerial e Secretarias de Saúde)
    - Lei de Telemedicina do SUS (nº 17.718/21) do município de São Paulo
    - Lei de Telessaúde Integrada do Município de Santos (nº 4.204/23) e Decreto-lei nº 10.235/23
    - Portarias Ministeriais (Saúde, Educação, Previdência, entre outros ministérios)
    - Resoluções do CFM: nº 2.314/22 (Tm), nº 2.107/14 (telerradiologia), nº 2.264/19 (telepatologia), nº 2.311/22 (cirurgia robótica), nº 2.299/21 (sistema integrado de identificação médica e certificado digital) e nº 2.299/21 (emissão de documentos médicos eletrônicos)
    - Resoluções dos Conselhos Federais de Fiscalização em Saúde.
6. Modalidades de serviços assistenciais em Tm (Resolução nº 2.314/22).
7. Manuais e Diretrizes de Boas Práticas Clínicas em Telessaúde.
8. *Media Training Digital* em Saúde para humanização de teleatendimento, especificação de características do ambiente do profissional para realização de teleatendimento e ambiente do paciente.
9. Pilares para teleatendimento responsável.
10. Telepropedêutica:
    - Anamnese e entrevista estruturada
    - Exame físico
    - Exame físico apoiado em equipamentos e tipos de equipamentos
    - Condutas e emissão de documentos eletrônicos.
11. Atendimento híbrido e aspectos diferenciais e superiores dos teleatendimentos em relação aos atendimentos exclusivamente presenciais.
12. Estação de Telessaúde Integrada de Bem-estar para cuidados descentralizados.
13. Planejamento em organização de telemonitoramento por telefone (protocolo de interação).
14. Promoção de saúde, Ts nas escolas e prevenção de doenças (PSE – MEC/MS e Jovem Doutor):
    - Dinâmica do método Jovem Doutor
    - Educação vivencial e espaço de cultural em Saúde: aprendizado nas comunidades, curricularização da extensão
    - Lei de Jovem Doutor do município de Santos (nº 3.816/21)
    - Lei Federal nº 14.681, de 18 de setembro de 2023, que institui a política de bem-estar, saúde e qualidade de vida no trabalho e valorização dos profissionais da educação.

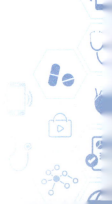

15. Casas inteligentes e saudáveis.
16. Homem virtual (computação 3D para educação e assistência).
17. Inteligência artificial, robótica para saúde e telepresença.
18. Telessaúde Integrada de Bem-Estar, com promoção e gestão de Saúde e prevenção de doenças, lesões e agravos (redução de sinistros).

A. Saber
Permitir ao aluno aplicar-se no estudo de:
- Ética, responsabilidade e segurança digital
- História da Tm e da Ts
- Diferenças conceituais entre Tm, Ts e Saúde Digital
- Aspectos ético-jurídicos (Leis, Portarias e Resoluções)
- Diretrizes curriculares do MEC para formação da graduação
- Modalidades de serviços de teleassistência
- Linhas de cuidados em Saúde
- Comunicação em saúde e *Media Training Digital*
- Homem virtual (computação e impressão 3D)
- Saúde nas escolas e curricularização da extensão universitária
- Estação de Telessaúde Integrada de Bem-Estar
- Inteligência artificial e aplicação na saúde.

B. Fazer
Permitir ao aluno adquirir as seguintes habilidades:
- Comportamento em relação à privacidade de dados de pacientes e aos dados sensíveis em ambientes de saúde
- Uso correto de aplicativos de mensagens instantâneas (WhatsApp) em Saúde
- Uso apropriado de redes sociais
- Características do Termo de Concordância e Autorização e diferença em relação ao TCLE
- Planejamento de linhas de cuidados e aplicações de telemonitoramento
- Comunicação em Saúde usando teletecnologias
- Organização de ações de Saúde nas escolas
- Planejamento de casas inteligentes, seguras e saudáveis e telecuidado domiciliar
- Escolha de nuvem pública e nuvem privada para armazenamento de dados digitais sensíveis.

C. Comportamento e postura
Adquirir um "comportamento ético" em teleassistência, comunicação humanizada em teleatendimento, planejamento de cuidados biopsicossociais dos pacientes e cuidados integrados.

A formação na graduação poderia ser distribuída ao longo do curso, conforme a matriz apresentada na Figura 8.1.

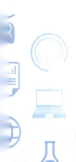

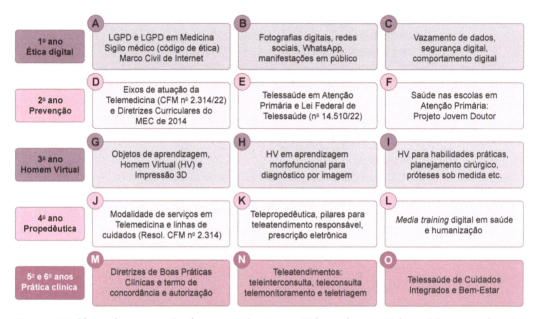

Figura 8.1 Plano de integração de competências em Telemedicina e Telessaúde na graduação em Medicina.

QUALIFICAÇÃO PROFISSIONAL

Em uma sociedade de constantes mudanças e rápida evolução quanto ao uso das tecnologias digitais, a qualificação profissional continuada em Saúde Digital, que inclui o letramento digital (desenvolvimento de habilidade e capacidade para a leitura do mundo contemporâneo), é requisito básico para que os profissionais estejam atualizados.

O Brasil tem instituído políticas de educação permanente e educação continuada em saúde. A Política Nacional de Educação Permanente em Saúde foi instituída em 2004 e atualizada em 2018, e tem o objetivo de estar alinhada às necessidades de saúde da população e oportunidades de melhorias do gerenciamento dos serviços de saúde. A qualificação profissional em Saúde Digital não se aplica apenas a profissionais da Saúde e Informática, mas a todas as áreas afins à Saúde, como as de Gestão, Ciências Econômicas e Administração, entre outras, bem como pode ser também destinada a qualquer cidadão brasileiro.

CAPACITAÇÃO PROFISSIONAL

A formação poderá utilizar a Teleducação Interativa, adotando-se sistemática de metodologia ativa digital e aprendizagem híbrida (*blended learning*), em que a consolidação do aprendizado de conteúdo com a contextualização prática ocorreria por meio da aplicação dos conhecimentos aprendidos para aspectos de problemas reais do cotidiano, por meio de trabalho em equipe, supervisionado por docente.

A integração de conceitos e conhecimentos com os aspectos práticos, o estímulo à pesquisa com fomento à análise reflexiva e crítica, o estímulo a debates, elaboração de sínteses e desenvolvimento de soluções para problemas devem ser fundamentos dos núcleos formativos. Por meio da integração dos métodos de aprendizagem baseada em problemas (PBL, do inglês *problem based learning*), aprendizagem baseada em equipes (TBL, do inglês *team based learning*), aprendizagem significativa, aprendizagem baseada em projetos (PBL, do inglês *project based learning*) e aprendizagem estruturada, o curso poderá ser ministrado aplicando-se metodologia ativa digital, de modo que os participantes possam adquirir experiências de maneira mais eficiente e aplicá-las na prática.

O Hospital das Clínicas da Faculdade de Medicina da Universidade de São Paulo (HCFM-USP) instituiu, em 2021, o Núcleo de Desenvolvimento Organizacional, Matriciamento de Boas Práticas Clínicas e Acreditação, que é uma ação conjunta da Saúde Digital do HCFM-USP e da disciplina de Telemedicina do Departamento de Patologia da FM-USP. Uma de suas ações estruturantes tornou obrigatória a formação em Tm e Ts para os médicos residentes do primeiro ano, em uma ação com a Comissão de Residência Médica (COREME). A grade temática de capacitação dos médicos residentes abordou as sete modalidades de atendimento, nos aspectos éticos e regulatórios da atuação, LGPD, telepropedêutica, *Media Training Digital*, organização das linhas de cuidados, entre outros, que formam as bases estruturais para a preparação dos profissionais, em convergência com a Lei de Telessaúde nº 14.510/22. Foi a primeira iniciativa da história do país na qual um grande hospital do SUS instituiu ação estruturante com a finalidade de formar recursos humanos para a estruturação de um ecossistema de saúde conectada. O ensino teórico e prático das boas práticas clínicas envolveu debates e atividades relacionados com planejamento e aplicação da tecnologia de maneira adequada para a melhoria da jornada de cuidados em saúde do paciente.

O curso foi composto por duas fases, de modo concomitante, por um período de 3 meses (10 de julho de 2023 a 18 de outubro de 2023). Na primeira fase, assíncrona, foi disponibilizada uma plataforma autoinstrucional de assuntos com trilha de aprendizagem, composta por vídeos expositivos compactos de aproximadamente 15 minutos (*microlearning*), totalizando 20 horas de conteúdo dividido em dois blocos. O primeiro bloco foi composto por temas relacionados com bioética e legislação, conceitos técnicos, éticos e legais sobre Ts, Tm e Saúde Digital. O segundo bloco foi composto de "modalidades de serviços em Telemedicina e Telessaúde", contendo experiências práticas, exemplos de aplicação e conceitos voltados para o dia a dia do atendimento digital, como telepropedêutica e humanização do atendimento.

A segunda fase foi realizada por meio de uma plataforma de educação digital interativa; foram promovidas atividades com base em conceitos andragógicos complementados com 5 horas de atividades. Nessa fase, o aluno foi incentivado a postar semanalmente dúvidas sobre conteúdos, bem como votar em outras dúvidas postadas por outros colegas. Essas dúvidas serviram como base para dois debates síncronos (web-reuniões de contextualização) com professores com experiência na área, realizada pela plataforma MedUSP Digital, que conta com ferramentas para realizar dinâmica de metodologia ativa digital. Nessa plataforma foram disponibilizados conteúdos complementares como Leis, Portarias, Resoluções, Diretrizes e Manuais de Boas Práticas para livre consulta, com organização em metas quinzenais, com participação obrigatória de postagem e votação de dúvidas e votação de opinião em três categorias (o que deveria ter aprendido, o que não deveria esquecer e o que tem maior valor prático – atividade de *design thinking*).

REFERÊNCIAS BIBLIOGRÁFICAS

Brasil. Ministério da Saúde. Secretaria-Executiva. Departamento de Informática do SUS. Estratégia de Saúde Digital para o Brasil 2020-2028. Brasília: Ministério da Saúde; 2020.

Car LT, Kyaw BM, Nannan Panday RS et al. Digital health training programs for medical students: Scoping review. JMIR Med Educ. 2021;7(3):e28275. Disponível em: https://mededu.jmir.org/2021/3/e28275.

Chao LW. Segunda opinião especializada educacional. Clínica Médica – Medicina USP/HC-FMUSP. v. 6. Barueri: Manole; 2009. p. 777-9.

Chao LW. Telemedicina e telepsiquiatria: método de cuidados médicos não presenciais por teletecnologias assistenciais. In: Miguel EC, Lafer B, Elkis H et al. (orgs.). Clínica psiquiátrica. v.1. Barueri: Manole; 2020. p.55-62.

Chao LW. Telemedicina e telessaúde. In: Martins MA, Carrilho FJ, Alves VA et al. (eds.). Clínica médica. v. 2. Barueri: Manole; 2009. p. 811-3.

Edirippulige S, Armfield NR, Caffery L et al. Education and training for supporting general practitioners in the use of clinical telehealth: a needs analysis. In: Eren H, Webster JG (eds.). Telehealth and mobile health. Boca Raton: CRC Press; 2015. p. 319-28.

Fonseca P, Picoto WN. The competencies needed for digital transformation. Online Journal of Applied Knowledge Management. 2020;8(2):53-70. Disponível em: http://www.iiakm.org/ojakm/articles/2020/volume8_2/OJAKM_Volume8_2 pp53-70.pdf.

Giunti G, Guisado-Fernandez E, Belani H et al. Mapping the access of future doctors to health information technologies training in the European Union: cross-sectional descriptive study. J Med Internet Res. 2019;21(8).

Health Information Management and Informatics Core Competencies for Individuals Working With Electronic Health Records, 2008. Disponível em: https://digital.ahrq.gov/health-it-tools-and-resources/health-it-bibliography/education-and-training/health-information. Acesso em: 07 fev. 2024.

Hui KY, Haines C, Bammann S et al. To what extent is telehealth reported to be incorporated into undergraduate and postgraduate allied health curricula: a scoping review. PLoS One [Internet]. 2021;16(8):e0256425. Disponível em: https://dx.plos.org/10.1371/journal.pone.0256425.

Jidkov L, Alexander M, Bark P et al. Health informatics competencies in postgraduate medical education and training in the UK: a mixed methods study. BMJ Open. 2019;9(3).

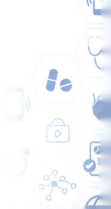

Jimenez G, Spinazze P, Matchar D et al. Digital health competencies for primary healthcare professionals: A scoping review. Int J Med Inform. 2020;143:104260.

Mantas J, Ammenwerth E, Demiris G et al. Recommendations of the international medical informatics association (IMIA) on education in biomedical and health informatics. Methods Inf Med. 2010;49(2):105-20.

Mantas J, Hasman A. IMIA educational recommendations and nursing informatics. In: Murphy J, Goossen W, Weber P (eds.). Forecasting informatics competencies for nurses in the future of connected health [Internet]. Washington DC: IOS Press; 2017. p. 20-30. Disponível em: https://ebooks.iospress.nl/publication/46061.

Meskó B, Drobni Z, Bényei É et al. Digital health is a cultural transformation of traditional healthcare. Mhealth. 2017;3:38.

Mesko B, Győrffy Z. The rise of the empowered physician in the digital health era: viewpoint. J Med Internet Res. 2019;21:e12490.

Organização das Nações Unidas. OMS divulga primeira diretriz sobre intervenções de saúde digital. Disponível em: https://brasil.un.org/pt-br/82943-oms-divulga-primeira-diretriz-sobre-intervencoes-de-saude-digital. Acesso em: 19 dez. 2019.

Pote H, Rees A, Holloway-Biddle C et al. Workforce challenges in digital health implementation: How are clinical psychology training programmes developing digital competences? Digital Health. 2021;7.

Sapci HA, Sapci AH. Teaching hands-on informatics skills to future health informaticians: A competency framework proposal and analysis of health care informatics curricula. JMIR Med Inform. 2020;8(1):e15748.

Tan SSL, Goonawardene N. Internet health information seeking and the patient-physician relationship: a systematic review. J Med Internet Res. 2017;19:e9.

Valenta AL, Berner ES, Boren SA et al. AMIA board white paper: AMIA 2017 core competencies for applied health informatics education at the master's degree level. J Am Med Inform Assoc. 2018;25:1657-68.

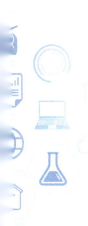

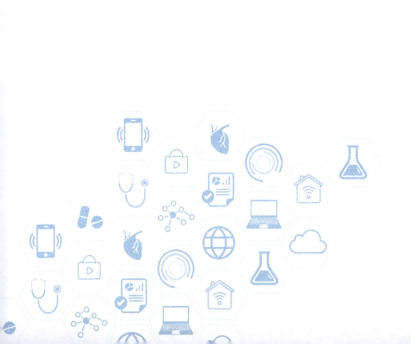

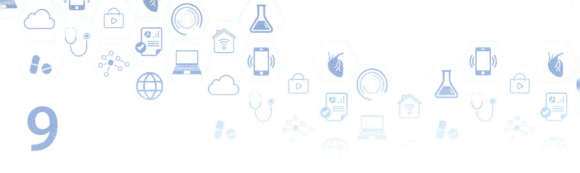

9

Cuidados Integrados em Saúde

Chao Lung Wen

A incorporação da Telemedicina (Tm) e da Telessaúde (Ts) na cadeia de cuidados em saúde é um processo natural e cada vez mais acelerado, devido à evolução tecnológica e à transformação digital da sociedade. São indiscutíveis as potencialidades da Tm e da Ts de melhorar a qualidade, a equidade e a acessibilidade quando corretamente aplicadas para a expansão dos cuidados médicos e de saúde por meio da integração das tecnologias digitais e de comunicação para saúde (teletecnologias assistenciais) na cadeia de cuidados das pessoas.

Não se deve mais pensar em Tm e Ts apenas como provimento de serviços, focadas em atendimentos individualizados isolados. Para melhorar a saúde como um todo, é preciso inseri-las dentro do amplo processo de cuidados em saúde das pessoas. O mais adequado seria estruturar a Telemedicina de Logística (agilização do processo de resolução de problemas) e a Telessaúde Integrada (integração dos diferentes níveis de cuidados a doenças e da abordagem biopsicossocial das pessoas), conceitos com os quais o autor desta obra tem trabalhado desde 2018. Trata-se da organização de uma cadeia produtiva de saúde, que inclui: promoção de saúde, desenvolvimento de hábitos saudáveis e prevenção de doenças e complicações; aumento da facilidade de acesso a serviços médicos e de saúde; monitoramento e acompanhamento de pessoas com doenças ou condições crônicas; agilização da resolução de problemas complexos por meio de telejunta profissional especializada; e ações de cuidados domiciliares e reintegração social.

No sistema atual, há uma organização da atenção e da gestão focada em cuidados de doenças fragmentada, com várias ações sendo realizadas de formas independentes e desconexas, com pouca sincronia entre elas mesmas e entre o planejamento de oferta de serviços e as necessidades futuras (preditivas) e com pouco planejamento da jornada de cuidados aos pacientes. Os modelos de atenção não se preparam antecipadamente para as mudanças sociais e de perfil epidemiológico e etário, como o aumento das doenças crônicas devido ao envelhecimento populacional. Muitas questões ainda precisam ser equacionadas, como a dificuldade de encaminhamentos para especialistas (longas filas de espera, custo com transporte e hospedagem, barreiras geográficas, falta de sistema de referência e contrarreferência entre a atenção primária e os serviços de média e alta complexidades), necessidade de uma segunda opinião especializada para casos clínicos mais complexos ou de doenças raras, necessidade de formação de recursos humanos de forma contínua e educação permanente para os profissionais da Saúde diante do desafio de rever as práticas do trabalho.

O Sistema Único de Saúde (SUS) arca com custos de tratamento fora de domicílio (TFD). A dificuldade persistente de levar e fixar médicos especialistas em locais distantes é um desafio constante, pois não há apenas a questão de contratação de especialistas, mas também a falta de infraestrutura local, como laboratórios, diagnóstico por imagem, profissionais de apoio, entre outros, para fixar o profissional no local. Pensar em melhorar a qualidade na assistência à saúde, dando subsídios à rede de prestadores de serviços, agregaria uma entrega com melhor valor integrado em saúde. Os custos com os cuidados às doenças são cada dia mais altos, devido à agregação de novas tecnologias, ao surgimento de novos problemas e à necessidade de novos investimentos. É necessário desenvolver estratégias para reduzir os desperdícios. De acordo com a Agência Brasil, 30% dos gastos em saúde privada no Brasil são desperdiçados. Reduzir as despesas com internações desnecessárias, aquelas que duram mais tempo do que deveriam, deve estar entre as prioridades. Uma alternativa para reduzir o tempo de internação de muitos pacientes é investir em uma boa equipe de atendimento, otimizar os processos intra-hospitalares e de acesso a informações, fornecer exames de apoio a diagnóstico e formar uma equipe multiprofissional para cuidados pré-admissional e pós-alta.

A Tm e a Ts poderiam reduzir essa problemática ao disponibilizar serviços de teletriagem especializada, teleinterconsulta, telejunta profissional e segunda opinião formativa, oferecendo maior resolubilidade e, ao identificar demandas contínuas locais, servindo como sistema de avaliação das necessidades de infraestrutura local e, portanto, funcionando como um tipo de prospecção de demanda. A medicina do futuro precisará ter uma abordagem que vai além da medicina. Deverá envolver cuidados integrais aos pacientes, desde o diagnóstico, passando pelo tratamento até a recuperação de doenças (integração dos cuidados de níveis primário e secundário e terciário), com ações conjuntas com os demais profissionais de diferentes áreas da Saúde (cuidados integrados). Nesse modelo, cada serviço deve ser repensado como uma jornada que cada indivíduo poderá percorrer para obter a integralidade de que necessita. Em nível de macroconjuntura, a formação de redes integradas e regionalizadas de atenção à saúde tem se mostrado um modo de organização eficaz para responder a alguns desses desafios estruturais e epidemiológicos, trazendo melhores resultados para os indicadores de saúde.

Etimologicamente, a expressão "cuidados integrados" é a junção do termo "cuidado", que vem do latim *cogitare* (cogitar, imaginar, pensar, refletir; considerar-se; tratar de; precaver-se de; zelar pelo bem-estar ou pela saúde de outrem ou de si mesmo, tratar da saúde de), e do termo "integrado", que é um adjetivo derivado do latim *integratu* (assimilado, adaptado, metido dentro). O uso da expressão "cuidado integrado" como representativo de um modelo de saúde não tem uma origem muito precisa, mas, em geral, pode ser associado a uma reação para reorganizar os processos de saúde. A polêmica começou com a influência de duas correntes de pensamentos diferentes: de um lado, os programas de *Disease Management* praticados nos EUA e, de outro, as práticas integradas dos sistemas de saúde universais presentes em diferentes países, como Inglaterra, Canadá, Holanda e Espanha. Nos EUA, são conhecidos pelos termos

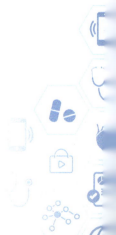

managed care, *disease management*, *patient-centered care*, *patient-centered medical home*, *case management* e *coordinated care*. No Reino Unido, são conhecidos pelos termos *integrated care*, *share care*, *cocoordinated care*; na Holanda, como *transmural care*; no Brasil e na Espanha, são conhecidos como redes integradas de atenção ou redes de serviços à saúde. Todos esses conceitos convergem para uma característica central, que é representada por uma estratégia de cuidado diferente da praticada comumente (baseada em serviço prestado), que são os cuidados fragmentados, pouco eficientes e direcionados ao cuidado das patologias agudas.

Um modelo de cuidado integrado pode ser subdividido em macro, meso e micro-organizacional; para muitos autores, são conceitos-chave que devem estar presentes nas discussões de estratégia de sistema de Saúde. O modelo de cuidado integrado é composto de um conjunto de sistemáticas e modelos de investimento, organização, administração, prestação de serviços e assistência clínica. Ele é organizado para fornecer conexão, alinhamento e colaboração entre e com os setores de um sistema de Saúde, tendo como centro o paciente. Esse modelo foca em: gerenciamento de saúde, gerenciamento de caso, gerenciamento de doença, cuidado coordenado, redes de atenção, redes integradas de saúde, cuidado continuado, cuidado intermediário, modelo de cuidado crônico, cuidado compreensivo, cuidado centrado no paciente e cuidado compartilhado. Uma das formas para se garantir a continuidade do cuidado é a presença de uma coordenação, representada sob o ponto de vista macro, por uma central no sistema de saúde, e sob o micro, por um profissional designado para funções específicas. A presença da coordenação é fundamental para a concatenação da rede de recursos, representada por equipamentos, materiais, serviços e recursos humanos. Nesse processo, o coordenador assistencial é o supervisor do trabalho realizado diretamente ao paciente e faz o alinhamento das ações entre os níveis do sistema de saúde. É ele o responsável pela garantia da continuidade das ações.

A Organização Mundial da Saúde (OMS) sugere que a coordenação do cuidado integrado populacional, no que é referente à gestão e à assistência clínica, seja realizada preferencialmente por alguma área semelhante à atenção primária, uma vez que ela está relacionada com: menos hospitalizações; menor uso dos serviços especializados; e menor probabilidade da utilização excessiva dos recursos de saúde. Esse tipo de ação também é reforçado no art. 2º da Portaria nº 1.604 do Ministério da Saúde, de 18 de outubro de 2023, que institui a Política Nacional de Atenção Especializada em Saúde (PNAES), no âmbito do SUS.

As linhas de cuidado são processos planejados para garantir o atendimento às necessidades de saúde dos usuários, segundo fluxos assistenciais seguros. É fundamentalmente o desenho do trajeto que o usuário faz por dentro de uma rede de saúde assistencial, mas pode incluir outros segmentos de serviços, como entidades comunitárias e de assistência social. As linhas de cuidado não são processos de referência e contrarreferência, embora possam incluí-los, e não funcionam apenas por protocolos estabelecidos, mas com a flexibilização para que os gestores dos serviços possam pactuar fluxos, reorganizando o processo de

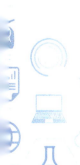

trabalho para facilitar o acesso dos usuários às unidades e aos serviços dos quais necessitam. São estratégias de saúde matriciais que integram ações de proteção, promoção, vigilância, prevenção e assistência voltadas para as especificidades de grupos ou para as necessidades individuais.

As linhas de cuidado caracterizam-se por utilizar técnicas padronizadas que definem informações relativas à organização da oferta de ações de saúde no sistema, em que:

- Descrevem rotinas do itinerário do paciente, contemplando informações relativas às ações e às atividades de promoção, prevenção, tratamento e reabilitação a serem desenvolvidas pela equipe multiprofissional em cada serviço de saúde
- Viabilizam a comunicação entre as equipes, os serviços e os usuários de uma rede de atenção à saúde, com foco na padronização de ações, organizando um fluxo assistencial contínuo.

LINHAS DE CUIDADOS

Linhas de cuidados estabelecidas como prioritárias pelo Ministério da Saúde (com informações do Núcleo de Comunicação da Secretaria de Atenção Primária à Saúde [Nucom/SAPS]):

- Hipertensão arterial sistêmica; diabetes melito
- Obesidade
- Doença renal crônica
- Tabagismo; álcool
- Depressão (risco de suicídio no adulto); demência; ansiedade
- Insuficiência cardíaca
- Dor torácica (diagnóstico diferencial da cardiopatia isquêmica)
- Pré-natal; puericultura
- Asma (na vida adulta e na infância)
- Doença pulmonar obstrutiva crônica
- Tuberculose
- Hepatites virais
- Vírus da imunodeficiência humana (HIV)/síndrome da imunodeficiência adquirida (AIDS)
- Lombalgia
- Câncer de colo de útero
- Câncer de mama.

Linhas de cuidado já implementadas pelo Ministério da Saúde:

- Acidente vascular encefálico (AVE) no adulto
- Asma
- Diabetes melito tipo 2 (primeira versão)
- Doença renal crônica (DRC) em adultos

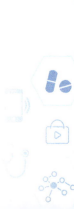

- Dor torácica
- Hepatites virais
- Hipertensão arterial sistêmica (HAS) no adulto
- HIV/AIDS no adulto
- Obesidade no adulto
- Puericultura
- Tabagismo
- Transtorno do espectro autista (TEA) na criança
- Síndrome de infecção congênita pelo vírus Zika (SCZ).

A resolução sobre planejamento de cuidados paliativos é um exemplo da abordagem de cuidados integrados.

> Resolução nº 41, de 31 de outubro de 2018
> Dispõe sobre as diretrizes para a organização dos cuidados paliativos, à luz dos cuidados continuados integrados, no âmbito Sistema Único de Saúde (SUS).
> Art. 1º Dispor sobre as diretrizes para a organização dos cuidados paliativos, à luz dos cuidados continuados integrados, no âmbito Sistema Único de Saúde (SUS).
> Parágrafo único. Os cuidados paliativos deverão fazer parte dos cuidados continuados integrados ofertados no âmbito da RAS.
> Art. 2º Cuidados paliativos consistem na assistência promovida por uma equipe multidisciplinar, que objetiva a melhoria da qualidade de vida do paciente e seus familiares, diante de uma doença que ameace a vida, por meio da prevenção e alívio do sofrimento, da identificação precoce, avaliação impecável e tratamento de dor e demais sintomas físicos, sociais, psicológicos e espirituais.
> Portaria nº 438/2020-SMS.G
> Institui as unidades de Cuidados Continuados Integrados – CCI a fim de organizar a prestação de cuidados intermediários a pacientes pós-alta hospitalar e funcionar como retaguarda à rede de atenção à saúde no âmbito do sistema – 05 de novembro de 2020
> Processo: 6018.2020/0073945-0
> Art. 1º Instituir as Unidades de Cuidados Continuados Integrados – CCI a fim de organizar a prestação de cuidados intermediários a pacientes pós-alta hospitalar e funcionar como retaguarda à Rede de Atenção à Saúde no âmbito do Sistema Único de Saúde (SUS).
> Art. 2º A CCI faz parte de uma estratégia para oferecer o cuidado intermediário entre os cuidados hospitalares de caráter agudo ou crônico reagudizado, atenção básica e a atenção domiciliar, prévia ao retorno do usuário ao domicílio.
> Art. 3º Os cuidados integrados se destinam a usuários em situação clínica estável, que necessitem de reabilitação e/ou adaptação a sequelas decorrentes de processo clínico, cirúrgico ou traumatológico.
> Art. 4º Têm como objetivo geral a recuperação clínica e funcional, a avaliação e a reabilitação integral e intensiva da pessoa com perda transitória ou permanente de autonomia potencialmente recuperável, de forma parcial ou total e que não demande cuidados hospitalares intensivos.

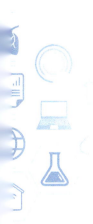

A linha de cuidados só pode cuidar de fato do usuário se os serviços de saúde estiverem organizados de modo que haja o acolhimento dos usuários pela equipe dos serviços de saúde, o que significa atender bem, fazer uma comunicação qualificada para entender o problema de saúde, resolver e, se necessário, fazer um encaminhamento seguro. É importante que a equipe estabeleça vínculo com os usuários para acompanhar seus processos por dentro da rede e se responsabilizar, procurando facilitar a sua "jornada na rede".

Para montar cuidados integrados, é necessário:

- Identificar a rede de serviços de saúde, definindo aqueles que devem estar envolvidos, e propor um planejamento de ações de forma colaborativa
- Definir linhas de cuidado de doenças ou condições clínicas que serão criadas. O critério para a definição pode ser a prevalência de determinado problema de saúde da população, a carência de cuidados em alguma área específica, a dificuldade de acesso, a facilidade em criar a linha de cuidado e outros aspectos
- Realizar reuniões e dinâmicas de trabalho com todas as partes envolvidas para definir consensos e fluxos de cuidados aos usuários. As discussões e os consensos garantem o compromisso de cada um, promovendo a percepção de que o usuário é o centro e de que os fluxos devem proporcionar um acesso seguro e tranquilo a ele
- As oficinas devem fazer o mapeamento global das possibilidades de acesso aos serviços, incorporando os recursos de Tm e Tm, e priorizar a organização de trabalhos com base nas necessidades dos usuários, retirando entraves burocráticos de acesso aos serviços.

A linha de cuidados pode ser estruturada dentro de uma unidade de saúde, policlínica ou hospital, ou pode ser estruturada de forma regional. A amplitude dependerá de quais recursos serão utilizados, dos fluxos pactuados e de onde estão esses recursos. Não existe um limite predefinido, a realidade de cada local e as pactuações estabelecidas vão definir sua dimensão. É fundamental que cada linha de cuidado organizada tenha um coordenador, ou um colegiado gestor que monitore os fluxos, garantindo que os caminhos de acesso aos serviços permaneçam funcionais. O gestor ou colegiado gestor da linha de cuidado é aquele que detém o conhecimento dos fluxos e tem trânsito entre todos os serviços; ou, no caso do colegiado, aquele indicado por cada serviço para fazer essa gestão. A gestão das linhas de cuidado deve estar atenta aos processos instituintes, isto é, as mudanças do processo de trabalho, os novos fluxos que surgem, as inovações no ato de cuidar. O grupo gestor deve procurar perceber essas inovações como elementos que enriquecem o que foi anteriormente definido para os fluxos assistenciais. Pode-se destacar a importância da Tm e da Ts no contexto da possibilidade de promover intercâmbio de dados entre diferentes plataformas, disponibilizando serviços assistenciais na forma não presencial e em processamento em nuvem, que tornam viáveis e agilizam esse processo (logística e integração).

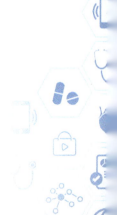

O cuidado integrado pode estar presente em qualquer sistema de saúde, independentemente da sua natureza (pública ou privada), com o objetivo de alcançar a melhoria na eficiência do sistema, a satisfação do cliente e a qualidade do serviço prestado por meio da busca pela integração dos processos e da coordenação da cadeia de cuidados. Pode-se entender por sistema de saúde uma rede horizontal interligada por pontos de atenção à saúde, em que esses pontos são os locais de prestação de serviços, que podem ser compostos de várias formas e com propostas de realização e finalidades distintas. Os atributos comuns, independentemente do sistema de saúde, são a oferta de serviços na atenção primária, a oferta de ambulatórios generalistas ou especializados e a ofertas de hospitais.

A Resolução de Telemedicina do Conselho Federal de Medicina (CFM; nº 2.314/22), publicada no Diário Oficial da União (DOU) em 5 de maio de 2022, reforça, no art. 4º, que o atendimento médico por Tm não deve ser fragmentado a uma ação isolada de teleconsulta, mas deve ser encadeado em uma linha de cuidados. O uso de ambientes de interconsulta especializada a distância tende a tornar-se cada vez mais comum à medida que ocorrem a universalização da telecomunicação e o aumento da inclusão digital. Quando se implementa o serviço de segunda opinião formativa (com formato educacional acadêmico), uma abordagem mista entre assistência e educação, pode-se qualificar os profissionais de acordo com os problemas do dia a dia, equivalente a um estágio formativo sob supervisão *in loco*, focando no problema local.

A disponibilização de um teleambulatório biopsicossocial possibilitaria expandir o uso da Tm e da Ts mesmo para as regiões remotas do país. A inclusão de materiais de apoio à decisão, à terapêutica, ao diagnóstico e à gestão possibilita a melhoria da qualidade assistencial à população e a promoção de atualização profissional continuada.

Um ecossistema de Telessaúde Integrada pode ser constituído por um grupo multiprofissional (Figura 9.1): agentes de saúde, profissionais não médicos com contato direto com grande número de indivíduos, população geral, médicos generalistas e especialistas, arquitetos habitacionais, engenharia de saneamento, entre outros. O treinamento de profissionais da Saúde não especialistas, por meio de teleducação interativa, permitiria melhor identificação de sinais clínicos das doenças. Embora o diagnóstico definitivo seja de responsabilidade médica, o uso da Telessaúde Integrada permitiria, por meio da teletriagem, aumentar o alcance da população e da região coberta, envolvendo, inclusive, a organização de unidades móveis de atendimento conectadas às estruturas de saúde de referência.

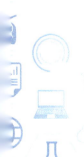

Linhas de cuidados em câncer

De acordo com o Ministério da Saúde, uma das maneiras de organizar o cuidado é pensar e planejar intervenções nos chamados grupos de risco, gerando, assim, ações mais efetivas, com a integração dos diversos níveis de atenção (atenção básica, atenção especializada de média complexidade e atenção especializada de alta complexidade) do sistema de saúde. O conceito de linhas de cuidados fornece

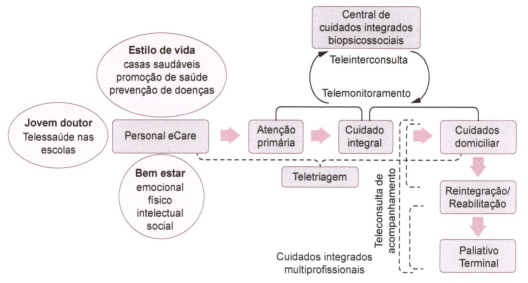

Figura 9.1 Cuidados integrados multiprofissionais.

uma referência para prever um conjunto mínimo de atividades e procedimentos necessários e estimar seus custos, mas não representa apenas um protocolo clínico. A vigilância do câncer é realizada por meio dos registros de câncer de base populacional (RCBP) e dos registros hospitalares de câncer (RHC). Os registros possibilitam conhecer os novos casos e realizar as estimativas de incidência do câncer. Os RHCs implantados nos hospitais funcionam como centros de coleta, processamento, armazenamento, análise e divulgação de informações sobre a doença, de forma padronizada, sistemática e contínua. O esforço de manutenção de uma base de dados atualizada deve ser feito em todos os níveis de atendimento.

Como cada tipo de câncer tem a própria história natural de doença, as linhas de cuidado exigirão um fluxo assistencial do que deve ser feito, em termos de cuidados assistenciais e encaminhamentos, para atender às necessidades de saúde, de acordo com as possibilidades de se intervir no processo de evolução da doença. As linhas de cuidado funcionam como instrumento de trabalho em duas áreas de atuação: gestão e assistência. A definição da linha de cuidado por tipo de câncer é fundamental para orientar os serviços assistenciais de saúde no estabelecimento de seus protocolos e de suas diretrizes clínicas. É importante lembrar que as decisões a serem tomadas a respeito da indicação de qualquer procedimento precisam ser baseadas em critérios científicos de forma contextualizada, como a escolha mais "adequada" dentro das possibilidades existentes, e articulada com outras ações que garantam a efetividade da assistência realizada. Além disso, deve-se ressaltar que cuidados não significam apenas procedimentos clínicos. As pessoas devem ser abordadas como sujeitos, considerando sua história de vida, suas condições socioculturais, seus anseios e suas expectativas. A abordagem das pessoas com a doença deve contemplar os diversos aspectos do sofrimento (físico, espiritual e psicossocial) e buscar o controle do câncer com a preservação da qualidade de vida.

A OMS considera que cerca de 40% das mortes por câncer poderiam ser evitadas, o que faz da prevenção um componente essencial. A prevenção do câncer pode ser um conjunto de medidas para reduzir ou evitar a exposição a fatores que aumentam a possibilidade de um indivíduo desenvolver determinada doença ou sofrer determinado agravo, comumente chamados de fatores de risco. Os fatores de risco de câncer podem ser encontrados no ambiente físico e na herança genética ou ser decorrentes de comportamentos ou costumes próprios de determinado ambiente social e cultural. A prevenção com ênfase nos fatores associados ao modo de vida, em todas as idades, com intervenções de combate a agentes ambientais e ocupacionais cancerígenos pode trazer bons resultados na redução do câncer.

Em 19 de dezembro de 2023, foi sancionada da Lei nº 14.758, que instituiu a Política Nacional de Prevenção e Controle do Câncer, a qual aborda de forma ampla estratégias de promoção de saúde e prevenção e a inclusão da Ts como recurso para a análise de procedimentos diagnósticos e para a realização de consultas da atenção especializada.

> Lei nº 14.758, de 19 de dezembro de 2023: Institui a Política Nacional de Prevenção e Controle do Câncer no âmbito do Sistema Único de Saúde (SUS) e o Programa Nacional de Navegação da Pessoa com Diagnóstico de Câncer; e altera a Lei nº 8.080, de 19 de setembro de 1990 (Lei Orgânica da Saúde).
> Art. 1º Esta Lei institui a Política Nacional de Prevenção e Controle do Câncer no âmbito do Sistema Único de Saúde (SUS) e o Programa Nacional de Navegação da Pessoa com Diagnóstico de Câncer.
> Art. 2º É instituída a Política Nacional de Prevenção e Controle do Câncer, que tem como principais objetivos:
> I – diminuir a incidência dos diversos tipos de câncer;
> II – garantir o acesso adequado ao cuidado integral;
> III – contribuir para a melhoria da qualidade de vida dos usuários diagnosticados com câncer;
> IV – reduzir a mortalidade e a incapacidade causadas pelo câncer.
> § 1º Fazem parte do cuidado integral referido no inciso II do **caput** deste artigo a prevenção, o rastreamento, a detecção precoce e o diagnóstico do câncer, o tratamento, a reabilitação e os cuidados paliativos do paciente, bem como o apoio psicológico oferecido a ele e a seus familiares.
> § 2º Os componentes do cuidado integral, referidos no § 1º deste artigo, devem ser oferecidos de forma oportuna, permitindo a continuidade do cuidado.
> Art. 3º A Política Nacional de Prevenção e Controle do Câncer é constituída a partir dos seguintes princípios e diretrizes gerais:
> I – reconhecimento do câncer como doença crônica passível de prevenção, curável, tratável e controlável;
> II – organização de redes de atenção regionalizadas e descentralizadas, com respeito a critérios de acesso, escala e escopo, considerados os protocolos e as diretrizes do SUS;

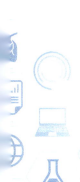

III – articulação intersetorial e garantia de ampla participação e controle social;
IV – organização das ações e dos serviços destinados ao cuidado integral das pessoas com câncer na rede de atenção à saúde do SUS, com base em parâmetros e critérios de necessidade e em diretrizes baseadas em evidências científicas;
V – atendimento multiprofissional a todos os usuários com câncer, com oferta de cuidado compatível a cada nível de atenção e evolução da doença;
VI – realização de ações intersetoriais, buscando-se parcerias que propiciem o desenvolvimento das ações de prevenção e controle do câncer;
VII – organização da vigilância do câncer por meio da informação, da identificação, do monitoramento e da avaliação das ações de controle da doença e de seus fatores de risco e de proteção;
VIII – utilização, de forma integrada, dos dados e das informações epidemiológicas e assistenciais, coletados por meio dos Registros Hospitalares de Câncer (RHC) e por outras fontes disponíveis, para o planejamento, o monitoramento e a avaliação das ações e dos serviços para prevenção e controle do câncer;
IX – implementação e aperfeiçoamento permanente da produção e da divulgação de informações, com vistas a subsidiar o planejamento de ações e de serviços para prevenção e controle do câncer;
X – monitoramento e avaliação do desempenho e dos resultados das ações e dos serviços prestados nos diversos níveis de atenção à saúde, para prevenção e controle do câncer, com utilização de critérios técnicos, mecanismos e parâmetros previamente definidos;
XI – monitoramento e avaliação da acessibilidade aos serviços de saúde, do tempo de espera para início do tratamento e da satisfação dos usuários;
XII – realização de pesquisas ou de inquéritos populacionais sobre a morbidade e os fatores de risco e de proteção contra o câncer;
XIII – estabelecimento de métodos e mecanismos para análise de viabilidade econômico-sanitária de empreendimentos públicos no Complexo Econômico-Industrial da Saúde, direcionados a prevenção e controle do câncer;
XIV – implementação da rede de pesquisa para prevenção e controle do câncer, de modo a aumentar a produção de conhecimento nacional relacionada a essa área;
XV – fomento à formação e à especialização de recursos humanos, bem como à qualificação da assistência por meio da educação permanente dos profissionais envolvidos com o controle do câncer nas redes de atenção à saúde nos diferentes níveis de atenção, sobretudo na atenção primária;
XVI – implementação, nas Comissões de Integração Ensino-Serviço (CIES) estaduais, de projetos educativos direcionados à prevenção e ao controle do câncer em todas as suas dimensões assistenciais, de gestão e que envolvam a ciência, a tecnologia e a inovação em saúde;
XVII – estímulo à formulação de estratégias de comunicação com a população em parceria com os movimentos sociais, com os profissionais da saúde e com outros atores sociais, que permitam disseminar e ampliar o conhecimento sobre o câncer e seus fatores de risco, as diversas diretrizes de prevenção e controle da doença e a tradução do conhecimento para os diversos públicos-alvo;
XVIII – humanização do atendimento e garantia de apoio psicológico e psiquiátrico às pessoas com suspeita ou confirmação de câncer, bem como aos seus familiares;

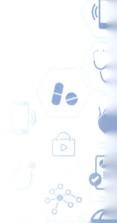

XIX – busca pela incorporação de tecnologias diagnósticas e terapêuticas mais precisas e menos invasivas;
XX – humanização dos ambientes e dos processos de trabalho dos cuidadores e das equipes de saúde que atuam no cuidado integral das pessoas com suspeita ou confirmação de câncer;
XXI – contribuição para a implementação integral do Plano de Ações Estratégicas para o Enfrentamento das Doenças Crônicas e Agravos Não Transmissíveis no Brasil.
Parágrafo único. O financiamento federal da assistência oncológica no SUS deverá priorizar recursos adicionais para amenizar as disparidades regionais de acesso, permitida a complementação por Estados, pelo Distrito Federal e por Municípios para a remuneração de procedimentos ou de eventos com oferta ainda insuficiente.
Art. 4º O poder público manterá sistema de dados com capacidade de registro das suspeitas e confirmações de câncer, bem como de todo o processo de assistência, desde a suspeita, incluídas as etapas de diagnóstico, de tratamento e de recuperação, entre outras que permitam a supervisão eficaz da execução da Política Nacional de Prevenção e Controle do Câncer.
Parágrafo único. O sistema de dados referido no **caput** deste artigo permitirá a consulta de posição em fila de espera para a realização de consultas e de procedimentos de diagnóstico ou tratamento, inclusive transplantes.
Art. 5º São princípios e diretrizes relacionados à prevenção e à promoção da saúde no âmbito da Política Nacional de Prevenção e Controle do Câncer:
I – identificação e intervenção nos determinantes e condicionantes dos tipos de câncer, orientadas para o desenvolvimento de ações intersetoriais de responsabilidade pública e da sociedade civil que promovam a saúde e a qualidade de vida;
II – fortalecimento de políticas públicas que visem a desenvolver ao máximo a saúde potencial de cada cidadão, incluídas políticas que tenham como objeto a criação de ambientes favoráveis à saúde e ao desenvolvimento de habilidades individuais e sociais para o autocuidado;
III – promoção de hábitos alimentares saudáveis, como o aleitamento materno, exclusivo até os 6 (seis) meses de vida, e o aumento do consumo de frutas, de legumes e de verduras, incluídas ações educativas e intervenções ambientais e organizacionais;
IV – promoção de práticas corporais e atividades físicas, a serem desenvolvidas inclusive em espaços que ultrapassem os limites dos serviços de saúde;
V – enfrentamento dos impactos dos agrotóxicos na saúde humana e no ambiente, por meio de práticas de promoção da saúde com caráter preventivo e sustentável;
VI – desenvolvimento de ações e de políticas públicas para enfrentamento do tabagismo, do consumo de álcool, do sobrepeso, da obesidade e do consumo alimentar inadequado, considerados fatores de risco relacionados ao câncer;
VII – fomento à elaboração de documentos normativos destinados à regulamentação da produção e do consumo de produtos e de alimentos cuja composição contenha agentes cancerígenos e/ou altas concentrações de calorias, de gorduras, de açúcar ou de sal;

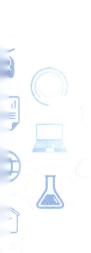

VIII – fomento à ampliação de medidas restritivas ao marketing de alimentos e de bebidas com agentes cancerígenos ou com alto teor de sal, de calorias, de gorduras ou de açúcar, especialmente os direcionados às crianças;
IX – eliminação, redução e controle de fatores de risco físicos, químicos e biológicos e intervenção sobre seus determinantes socioeconômicos;
X – fomento à eliminação ou à redução da exposição aos agentes cancerígenos relacionados ao trabalho e ao ambiente;
XI – monitoramento dos fatores de risco para o câncer, a fim de planejar ações capazes de prevenir a doença, de reduzir danos e de proteger a vida;
XII – garantia de acesso às imunizações para a prevenção do câncer;
XIII – garantia de acesso a imunizações para pacientes já diagnosticados com câncer, nos casos indicados.
Art. 6º São princípios e diretrizes relacionados ao rastreamento e ao diagnóstico no âmbito da Política Nacional de Prevenção e Controle do Câncer:
I – implementação de ações de detecção precoce do câncer, por meio de rastreamento (*screening*) e de diagnóstico precoce, com base em evidências científicas;
II – garantia da confirmação diagnóstica oportuna dos casos com suspeita de câncer;
III – estruturação das ações de monitoramento e de controle da qualidade dos exames de rastreamento;
IV – implementação da busca ativa no âmbito da atenção primária à saúde com a finalidade de captação de pessoas aptas para os procedimentos de rastreamento;
V – inclusão dos temas de rastreamento e de diagnóstico precoce do câncer nas ações de educação em saúde da população em geral e nas ações de formação e capacitação de profissionais de saúde;
VI – ampliação da oferta de serviços de rastreamento e de diagnóstico precoce para populações em localidades com baixa oferta desses serviços, com estruturação de serviços fixos ou móveis, desde que integrados no âmbito da rede de atenção;
VII – utilização de alternativas diagnósticas mais precisas e menos invasivas, conforme sua incorporação no SUS;
VIII – elaboração e implementação de estratégias para garantir o diagnóstico e o acesso ao tratamento mais adequado para os pacientes, em tempo oportuno, conforme definido na Lei nº 12.732, de 22 de novembro de 2012.
§ 1º É permitida a utilização da telessaúde para a análise de procedimentos diagnósticos e para a realização de consultas da atenção especializada.
§ 2º O programa nacional de residência médica deverá estabelecer incentivos estruturais ou financeiros para estimular a formação de mais profissionais das áreas relacionadas à atenção oncológica que apresentarem déficit de oferta.
§ 3º O poder público deverá estabelecer incentivos estruturais ou financeiros para garantir a oferta adequada de serviços de diagnóstico oncológico em hospitais públicos e em hospitais privados sem fins lucrativos, na forma do regulamento.

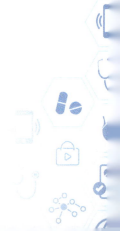

Art. 7º São princípios e diretrizes relacionados ao tratamento do paciente com diagnóstico de câncer no âmbito da Política Nacional de Prevenção e Controle do Câncer:
I – incorporação e uso de tecnologias, consideradas as recomendações formuladas por órgãos governamentais a partir do processo de avaliação de tecnologias em saúde e da avaliação econômica;
II – utilização de alternativas terapêuticas mais precisas e menos invasivas, mediante indicação justificada de médico assistente, conforme os protocolos e as diretrizes do Ministério da Saúde;
III – tratamento oportuno e seguro dos pacientes diagnosticados com câncer e com lesões precursoras o mais próximo possível ao seu domicílio, observados os critérios de escala e de escopo;
IV – realização de tratamento dos casos raros ou muito raros que exijam alto nível de especialização e maior porte tecnológico em estabelecimentos de saúde de referência nacional, garantidas sua regulamentação e regulação;
V – oferta de reabilitação e de cuidados paliativos para os casos que os exijam;
VI – oferta de terapia nutricional especializada para a manutenção ou a recuperação do estado nutricional do paciente que dela necessite;
VII – elaboração de diretrizes para garantia de abastecimento de medicamentos oncológicos essenciais, monitoramento dos fármacos em oncologia e alerta do risco de falta de insumos essenciais.
Art. 8º No âmbito da atenção especializada ao paciente com câncer, será garantido o cuidado multidisciplinar, que contará, no mínimo, com a participação de profissionais das áreas de psicologia, de serviço social, de nutrição, de fisioterapia, de fonoaudiologia, de odontologia e de terapia ocupacional.
Art. 9º O art. 19-R da Lei nº 8.080, de 19 de setembro de 1990 (Lei Orgânica da Saúde), passa a vigorar acrescido do seguinte § 3º:
"Art. 19-R ....
§ 3º O procedimento referido no **caput** deste artigo tramitará em regime prioritário quando se tratar de análise de medicamento, de produto ou de procedimento relacionado à assistência da pessoa com câncer." (NR)
Art. 10. A partir da publicação da decisão de incorporar uma nova tecnologia em oncologia, as áreas técnicas terão o prazo máximo de 180 (cento e oitenta) dias para efetivar sua oferta no SUS.
§ 1º Na fluência do prazo definido no **caput** deste artigo, deverão ser discutidas e pactuadas no âmbito da Comissão Intergestores Tripartite as responsabilidades de cada ente federado no processo de financiamento, de aquisição e de distribuição da tecnologia, respeitadas a manutenção do equilíbrio financeiro entre as esferas de gestão do SUS e a garantia da linha de cuidado da doença, admitidas as seguintes modalidades:
I – aquisição centralizada pelo Ministério da Saúde, prioritariamente nos casos de:
a) neoplasias com tratamento de alta complexidade;
b) incorporações que representem elevado impacto financeiro para o SUS; ou
c) neoplasias com maior incidência, de forma a garantir maior equidade e economicidade para o País;

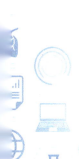

II – Autorização de Procedimento Ambulatorial de Alta Complexidade (APAC) exclusiva para aquisição do tratamento incorporado no SUS.

§ 2º Os medicamentos e os tratamentos previstos para a modalidade referida no inciso II do § 1º deste artigo serão negociados pelo Ministério da Saúde, e poderá ser estabelecido sistema de registro de preços conforme preceitua a Lei nº 14.133, de 1º de abril de 2021 (Lei de Licitações e Contratos Administrativos).

§ 3º Caso a incorporação de novo procedimento resulte em incremento do teto financeiro dos gestores municipais, estaduais e do Distrito Federal, estes deverão realizar os devidos ajustes nos contratos dos serviços sob sua gestão.

§ 4º A utilização dos tratamentos incorporados deverá seguir os protocolos clínicos de diretrizes terapêuticas vigentes do Ministério da Saúde ou, na sua ausência, a recomendação para utilização da tecnologia realizada pela Comissão Nacional de Incorporação de Tecnologias no SUS.

Art. 11. É estabelecida, no âmbito da Política Nacional de Prevenção e Controle do Câncer, a reabilitação de pacientes com sequelas ou com limitações em decorrência do câncer ou do seu tratamento, observados os seguintes objetivos:

I – diminuir, eliminar ou controlar perdas funcionais, desconfortos e sofrimento psíquico;

II – garantir acesso oportuno a procedimentos clínicos ou cirúrgicos de correção de sequelas ou mutilações;

III – oferecer suporte psicossocial e nutricional;

IV – iniciar de forma precoce as medidas de pré-reabilitação e de reabilitação.

Art. 12. Os cuidados paliativos dos pacientes com câncer devem estar disponíveis em todos os níveis de atenção à saúde no âmbito da Política Nacional de Prevenção e Controle do Câncer, observados os seguintes princípios:

I – oferecimento de alívio para dor e outros sintomas que prejudiquem a qualidade de vida;

II – reafirmação da vida e da morte como processos naturais;

III – integração do cuidado clínico com os aspectos psicológicos, sociais e espirituais;

IV – abstenção da utilização de medidas com o objetivo de apressar ou de adiar a morte;

V – oferecimento de apoio e de suporte para auxílio à família e ao paciente, com o objetivo de mantê-lo em seu ambiente e vivendo o mais ativamente possível;

VI – abordagem interdisciplinar clínica e psicossocial dos pacientes e de suas famílias, incluídos aconselhamento e suporte ao luto;

VII – garantia de acesso à terapia antiálgica.

Art. 13. É instituído o Programa Nacional de Navegação da Pessoa com Diagnóstico de Câncer.

§ 1º Para fins do disposto nesta Lei, a navegação do usuário consiste na busca ativa e no acompanhamento individual dos processos envolvidos no diagnóstico e no tratamento do câncer.

§ 2º O programa de que trata este artigo tem como objetivo principal identificar e superar barreiras que possam prejudicar as medidas de prevenção e

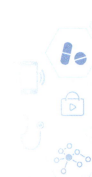

controle do câncer, de forma a aumentar os índices de diagnóstico precoce e a reduzir a morbimortalidade associada a essa doença.

§ 3º Para fins do disposto no § 2º deste artigo, consideram-se barreiras os obstáculos que dificultam ou retardam o andamento do processo de complementação diagnóstica, estadiamento e tratamento do câncer, que podem ser de caráter social, clínico, econômico, educacional, cultural, estrutural ou de acesso, entre outros.

§ 4º A navegação da pessoa com diagnóstico de câncer deve ser efetivada mediante articulação dos componentes da atenção básica, da atenção domiciliar, da atenção especializada e dos sistemas de apoio, de regulação, logísticos e de governança, nos termos do regulamento.

§ 5º O poder público estabelecerá programas de treinamento direcionados aos profissionais que atuarão no Programa Nacional de Navegação da Pessoa com Diagnóstico de Câncer, considerados os contextos sociais e culturais das suas regiões de atuação.

Art. 14. Os parâmetros, as metas e os indicadores para avaliação e monitoramento da Política Nacional de Prevenção e Controle do Câncer devem estar contidos nos instrumentos de gestão definidos pelo sistema de planejamento do SUS, na forma do regulamento.

Art. 15. As comissões intergestores do SUS pactuarão as responsabilidades dos entes federativos nas suas respectivas linhas de cuidado que compõem a Política Nacional de Prevenção e Controle do Câncer, de acordo com as características demográficas e epidemiológicas e o desenvolvimento econômico-financeiro das regiões de saúde.

Parágrafo único. A organização dos critérios das linhas de cuidado priorizadas e de seus componentes será objeto de normas específicas pactuadas na Comissão Intergestores Tripartite e posteriormente publicadas pelo Ministério da Saúde.

Art. 16. Esta Lei entra em vigor após decorridos 180 (cento e oitenta) dias de sua publicação oficial.

Brasília, 19 de dezembro de 2023; 202º da Independência e 135º da República.

Nas últimas décadas, vêm ocorrendo no Brasil mudanças nas causas de mortalidade e morbidade (incidência e prevalência), aliadas a transformações demográficas, sociais e econômicas, decorrentes basicamente de três aspectos: (1) aumento da morbimortalidade por doenças e agravos não transmissíveis e causas externas; (2) migração da carga de morbimortalidade dos grupos mais jovens para grupos mais idosos; (3) transformação de uma situação em que predomina a mortalidade para outra na qual a morbidade é dominante, com grande impacto para o sistema de saúde.

O risco de câncer em determinada população depende das condições sociais, ambientais, políticas e econômicas que a rodeiam, bem como das características biológicas dos indivíduos que a compõem. Existem fatores que dão ao organismo a capacidade de se proteger contra determinada doença, também denominados fatores de proteção, como, por exemplo, o consumo de frutas, legumes e verduras.

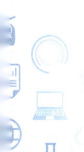

De todos os casos de câncer, 80 a 90% estão associados a fatores ambientais. Alguns desses fatores são bem conhecidos, como:

- Cigarro, que pode causar câncer de pulmão (cerca de 90% dos cânceres de pulmão são causados pelo cigarro) e outros tipos
- Consumo de bebidas alcoólicas, que pode causar câncer de boca, orofaringe e laringe (principalmente quando associado ao fumo), esôfago e fígado
- Exposição excessiva ao sol, que pode causar câncer de pele
- Alguns microrganismos também podem causar câncer (p. ex., papilomavírus humano [HPV] – vírus associado ao câncer do colo de útero; *Helicobacter pylori* [HP] – bactéria associada ao desenvolvimento do carcinoma gástrico e do linfoma gástrico)
- A radiação também pode causar câncer – a incidência e a mortalidade por câncer nos habitantes das cidades de Hiroshima e Nagasaki, no Japão, após a explosão da bomba atômica (no fim da Segunda Guerra Mundial, em agosto de 1945) ainda hoje são muito altas
- Inatividade física, obesidade e alimentação não saudável (consumo exagerado de alimentos ultraprocessados) podem causar diversos tipos de câncer, como de intestino (cólon e reto), ovário, endométrio, tireoide, entre outros
- O ambiente de trabalho é um meio onde ocorrem as maiores concentrações de agentes cancerígenos em relação a outros ambientes extralaborais. Há evidências da associação da exposição a agentes químicos, físicos e biológicos empregados em ambientes laborais com o desenvolvimento de cânceres hematológicos e tumores sólidos. Pode-se citar o amianto (mesotelioma e cânceres de pulmão, laringe e ovário), o benzeno (leucemia), o formaldeído (câncer de nasofaringe), as poeiras de madeira e de couro (câncer da cavidade nasal, dos seios paranasais), os metais pesados, como cádmio, berílio, cromo e níquel (pulmão) etc.

Para a implantação do cuidado integrado, faz-se necessária a presença de dois elementos fundamentais: a continuidade do cuidado e a coordenação do trabalho. A continuidade significa buscar ações em saúde sem interrupção, desde o rastreamento, o diagnóstico ou uma conduta clínica até o planejamento terapêutico e o acompanhamento rotineiro das necessidades do paciente; para isso, pressupõe-se a necessidade de troca constante de informações e a coordenação para a interligação das ações. É importante destacar que a continuidade da prestação e o acesso aos serviços de saúde são características da qualidade no cuidado em saúde. Ambos representam a responsabilidade e a disponibilidade dos sistemas de saúde para com a população. O gerenciamento, a coordenação, a integração e o cuidado compartilhado são outras características; porém, o que se busca realmente é evitar a fragmentação da cadeia de cuidado.

Considerando-se que o Brasil é uma federação, as ações de Ts devem respeitar a autonomia de cada unidade federativa do país. As instituições responsáveis de cada estado interligam-se por meio de um sistema rápido de conexão, permitindo desenvolver um inter-relacionamento ágil, quando necessário. Cada núcleo

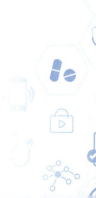

estadual, por sua vez, provê o apoio para as cidades de cada estado, por meio do uso de Tm/Ts de larga abrangência, promovendo a universalização, com a adequação tecnológica segundo as necessidades.

Uma das estratégias para o enfrentamento dos problemas de saúde é ter uma base de informações confiável que sustente e direcione as tomadas de decisões. Informações precisas e constantemente atualizadas possibilitam a identificação dos determinantes do processo saúde-doença, das desigualdades em saúde e do impacto de ações e programas para reduzir a carga de doença na população.

REFERÊNCIAS BIBLIOGRÁFICAS

Chao LW. Telemedicine, ehealth and remote care system. Global health informatics – how information technology can change our lives in a globalized world. Elsevier; 2016. p. 168-94.

Culmer N, Smith T, Stager C et al. Evaluation of the triple aim of medicine in prehospital telemedicine: a systematic literature review. Journal of Telemedicine and Telecare. 2019;26(10):1-10.

Frenk J, Chen L, Bhutta ZA et al. Health professionals for a new century: transforming education to strengthen health systems in an interdependent world. Lancet. 2010;376(9756):1923-58.

Future Health Services. Disponível em: https://futurehealthservices.ca/. Acesso em: 9 nov. 2018.

Lamothe L, Fortin JP, Labbé F et al. Impacts of telehomecare on patients, providers, and organizations. Telemedicine and e-Health. 2006;12(3):363-9.

Matusitz J, Breen GM. Telemedicine: its effects on health communication. Health Communication. 2007;21(1):73-83.

Organização das Nações Unidas. OMS divulga primeira diretriz sobre intervenções de saúde digital. Disponível em: https://nacoesunidas.org/oms-divulga-primeira-diretriz-sobre-intervencoes-de-saude-digital/. Acesso em: 19 dez. 2019.

Telehomecare Nursing. Disponível em: http://healthcareathome.ca/northwest/en/Getting-Care/Getting-Care-at-Home/specialized-nursing-care/telehomecare-nursing. Acesso em: 9 nov. 2018.

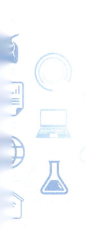

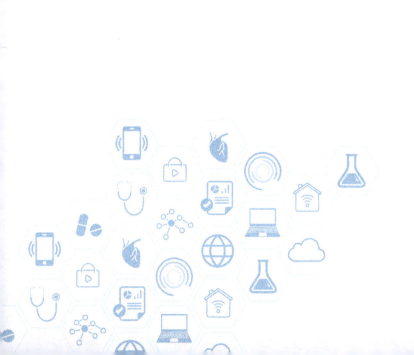

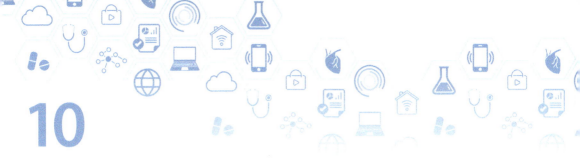

10

Saúde Conectada 5.0 (Saúde do Futuro)

Chao Lung Wen

O termo "4ª Revolução Industrial" foi cunhado no Fórum Econômico Mundial em 2011, fazendo referência à mudança em decorrência da incorporação de tecnologias como a inteligência artificial e a robótica na sociedade. Em 2016, surgiu uma linha de reflexão que trabalhou com o seguinte pensamento: quando esses recursos estiverem amplamente implantados e disponibilizados na sociedade, o que será a sociedade humana? Assim, foi criado o conceito de uma sociedade após a 4ª Revolução Industrial, chamada sociedade 5.0, que é mais ecossustentável, mais empática, mais voltada para o trabalho em equipe, entre outras características. A Saúde de uma sociedade 5.0 ultrapassaria a ideia de tratar apenas doenças, passando a ser ampliada para cuidados integrados e orientados ao bem-estar das pessoas. Alinhada a essa corrente de pensamento, em 21 de agosto de 2023, a Organização Mundial da Saúde (OMS) anunciou a nova Iniciativa Global sobre Saúde Digital (GIDH) para alcançar a cobertura universal de saúde e os objetivos de desenvolvimento sustentável relacionados com cuidado da saúde e bem-estar, facilitação da adesão a diretrizes de cuidados e provimentos de cuidados de alta qualidade ou fortalecimento dos sistemas de saúde, melhoria das cadeias de abastecimento e gestão da força de trabalho.

    A população mundial está vivenciando um processo de aumento da expectativa de vida e da população idosa. O envelhecimento será, então, um aspecto principal da sociedade 5.0. Estima-se que, até 2025, haja 1,2 bilhão de idosos no mundo, entre uma população aproximada de 8 bilhões de pessoas. Teremos de aprender a lidar com doenças crônicas não transmissíveis – uma ideia que não é nova –, aumento de doenças degenerativas, câncer, entre outros fatores. A sociedade 5.0 será essencialmente de pessoas idosas, e as previsões são de que o Brasil será a sexta população mais idosa do mundo até 2030, quando haverá mais idosos do que crianças de 0 a 14 anos. A elevação da expectativa de vida e da média de idade no mundo, o consequente aumento da população de idosos e as mudanças de hábitos levam ao aumento de pessoas com sobrepeso/obesidade, doenças crônicas e degenerativas, doenças metabólicas, deficiência física e neoplasias. Além disso, o risco de pandemias devido ao aumento da globalização e à maior quantidade de viagens e deslocamentos, entre outras causas, vem modificando o perfil de doenças e mostrando que será necessária a criação de novas estratégias, com a organização de eixos de atenção à saúde para a resolução de problemas. Segundo dados coletados na pesquisa feita em 2021 pelo Departamento Intersindical de Estatística e Estudos Socioeconômicos (Dieese), dos 210 milhões de brasileiros, 37,7 milhões são pessoas idosas (60 anos ou mais), número que representa 17,9% da população do país. Em 2019, o Instituto Brasileiro de Geografia e Estatística (IBGE) indicou que, em 2034, o percentual da população acima de 65 anos atingirá 15% de toda a população brasileira e, em 2060, esse índice será de 25,5%. O envelhecimento populacional exigirá um investimento de cerca de R$ 50,7 bilhões em saúde entre 2020 e 2027.

Na Europa, a transmissão de dados para diagnósticos apareceu na década de 1970. Especificamente na Itália e na Inglaterra, redes interligavam pequenas cidades a grandes centros universitários. Com o aumento da longevidade nos países europeus, a Telemedicina mostrou ser de grande ajuda, principalmente no monitoramento de pacientes idosos, facilitando o *homecare* e o socorro em emergências, o que aumentou o acesso, melhorou a eficiência e reduziu desperdícios na área de previdência.

Com as hiperconexões a serem proporcionadas pela rede 5G e o aumento das interatividades, a organização dos sistemas de saúde poderá se transformar. Em vez de a centralização dos processos de cuidados ser baseada exclusivamente nos hospitais físicos, avançaremos para a saúde distribuída, em que as residências das pessoas serão os pontos para cuidados contínuos, com maior humanização e redução dos riscos de contágios de doenças em ambientes hospitalares. Os cuidados em domicílio (telecuidado domiciliar ou telemulticuidados) poderão ser potencializados por dispositivos para autocuidado, como, por exemplo, termômetros e esfigmomanômetros digitais, braceletes e relógios inteligentes, aparelhos para exames de orofaringe e otoscopia, oxímetro digital, monitor *Doppler*, glicosímetros, aparelhos para monitoramento de anticoagulação, balanças digitais com bioimpedância, entre outros.

Em diversas partes do mundo, ocorre a organização das políticas de saúde centrada em esforços para atuar em fatores que prejudiquem a saúde da população e na gestão de problemas e doenças que são de ocorrências mais frequentes. Com a possibilidade de resoluções perto dos locais de residência dos pacientes e por meio de infraestrutura menos especializada, é possível reduzir os agravamentos, os deslocamentos desnecessários e os impactos na cadeia do sistema de saúde. Uma vez que os sucessos são maiores e com menores custos terapêuticos quando as doenças são tratadas nas fases iniciais, a tendência é aumentar as ações que envolvam triagens e campanhas para diagnósticos precoces de patologias. Contudo, para seu êxito, elas precisam ser realizadas em amplas regiões e próximo à população, o que significa, muitas vezes, distante de centros com infraestrutura especializada de diagnóstico e tratamento.

Em relação ao custo com cuidados de saúde pessoal, estudos nos EUA mostraram que os valores gastos pela população idosa representavam quase 4 vezes mais do que os da população com menos de 65 anos. Acredita-se que esse custo poderá ser moderado se forem implementadas melhorias nas condições de saúde dos

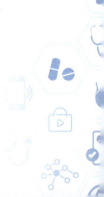

idosos com ações de prevenção. A Inglaterra difundiu e aplicou diversas ações de prevenção nas residências, que têm sido apoiadas por pesquisadores. O país afirma que, desse modo, haverá redução da necessidade de internação e utilização de serviços hospitalares e, consequentemente, menos gastos. No panorama do Brasil, o Estudo Longitudinal da Saúde dos Idosos Brasileiros (Elsi-Brasil), realizado em 2018, apontou que 75,3% dos idosos brasileiros dependem exclusivamente dos serviços prestados no Sistema Único de Saúde (SUS) (Dieese, 2021). Já a Agência Nacional de Saúde Suplementar (ANS) relata que, em 2022, no setor de planos de saúde, já somavam 7 milhões de pessoas com mais de 60 anos beneficiárias em planos com assistência médica, o que representa 15% do total (ANS, 2022).

Em 2018, a Associação Nacional de Hospitais Privados (Anahp) publicou que a maior longevidade da população impacta diretamente os planos de saúde. Dados do Instituto de Estudos da Saúde Suplementar (IESS) mostraram que um paciente com menos de 18 anos pode custar R$ 1.500 ao ano para a operadora de saúde; um com mais de 80 pode gerar despesas de R$ 19 mil por ano; um beneficiário dos 54 aos 58 anos gera despesas de aproximadamente R$ 3.988,23; e, a partir dos 59 anos, o valor aumenta para R$ 8.036,35 (Anahp, 2018). De acordo com a ANS, essa maior longevidade gera maiores custos médico-hospitalares. A agência prevê que, até 2030, os gastos com despesas assistenciais no Brasil deverão crescer até 157%, passando de R$ 149 bilhões para R$ 383 bilhões (ANS, 2022). Isso gera um alerta de que é preciso um cuidado e uma conscientização em relação à manutenção da saúde e ao estilo de vida da população. Por isso, o ambiente em que se vive deve ser favorável e saudável para um envelhecimento bem-sucedido, independente e autônomo. O ambiente no qual o idoso reside é um dos aspectos essenciais, pois ele passa a maior parte do tempo nele, e a qualidade desse espaço está diretamente relacionada com o bem-estar proporcionado. Assim, a residência de pessoas idosas deve ser planejada de modo a minimizar os riscos de acidentes domiciliares, proporcionando segurança, conforto, independência, autonomia e qualidade de vida saudável.

Nesse cenário, teremos de implementar abordagens focadas em estilo de vida, promoção de saúde, otimização da logística do tratamento, reintegração social e redução da dependência. A Temedicina (Tm) e a Telessaúde (Ts) podem disponibilizar recursos importantes, como robôs de telepresença, inteligência artificial, realidades virtual e aumentada, entre outras soluções de apoio à gestão da saúde. Os dispositivos vestíveis (*wearables*) com recursos de monitoramento de sinais biológicos (biossensores e dispositivos de diagnósticos usando biomarcadores) mudarão a forma de assistência à saúde, popularizando os cuidados pessoais (*personal e-care*). A popularização da inteligência artificial de uso doméstico (alto-falantes inteligentes e/ou com recursos para videochamadas) tornarão comuns as moradias e residências inteligentes com possibilidade de serviços de saúde. Esse cenário abrirá novas perspectivas para a oferta de serviços de telemonitoramento e teleorientação associados ao uso de dispositivos para a realização de autoexames.

A Tm e a Ts são evoluções sem volta, e precisamos pensar em três grandes eixos: otimização e humanização da cadeia de cuidados, com o aumento da logística; redução de desperdício; e redução da fragmentação, que é uma das maiores causas de perda de dinheiro. São bilhões e bilhões perdidos em ineficiência devido a baixa resolutividade, não intervenção em fases iniciais de doença, falta de qualificação técnica, duplicação ou triplicação de exames e excessiva fragmentação da saúde. Uma estratégia estruturante para o período de 2027 a 2030 para a consolidação de um ecossistema de Saúde Conectada seria incorporar rede de hospitais híbridos conectados, casas inteligentes e estações de Telessaúde Integrada. Dentro dessa dinâmica, teríamos como prioridades a Telemedicina de Logística e a Telessaúde Integrada (integração da atenção primária com as atenções secundária e terciária) focadas em metas. Por exemplo, a Tm pode aumentar em 10% a disponibilidade funcional dos leitos dos hospitais sem a necessidade de aumentar um único leito físico.

Para organizar um serviço de Saúde Conectada, deve-se levar em consideração o potencial de gerar benefícios diretos e vantagens diferenciais ao integrar as teletecnologias assistenciais na cadeia de cuidados. São eles: melhorar a eficiência da cadeia (atenção integrada em saúde), reduzir desperdícios (duplicação ou triplicação de exames, morosidade, deslocamentos desnecessários e sobrecarga de estruturas de saúde), otimizar os serviços e regulamentá-los com a realização de auditoria técnica periódica (controle de qualidade), ampliar o acesso aos usuários e organizar o trabalho em rede.

Uma pesquisa realizada pelo Departamento de Saúde do Reino Unido mostrou que o telemonitoramento em doenças crônicas, principalmente de idosos, ajuda a reduzir em 20% o número de admissões hospitalares, e, caso seja admitido, o tempo de internação diminui em 14%, e a taxa de mortalidade, em 40% (Quadro 10.1).

Em diversas partes do mundo, ocorre a organização das políticas de saúde centradas em esforços para atuar em fatores que prejudiquem a saúde da população, bem como em problemas e doenças que são de ocorrência mais frequentes, porém com possibilidade de resolução local e por meio de infraestrutura menos especializada. Com isso, são reduzidos os agravamentos, os deslocamentos desnecessários e as consequências que impactam todo o sistema de saúde. Assim, pode-se chamar de Telessaúde de Cuidados Biopsicossociais e de Bem-estar quando as teletecnologias assistenciais são utilizadas em diferentes serviços de saúde, de forma a aumentar a logística para a resolução de problemas e para implementar um conjunto de ações que promovam qualidade de vida.

Quadro 10.1 Evidências do telemonitoramento em doenças crônicas para idosos.

15% de redução em visitas de emergência
20% de redução nas admissões hospitalares
14% de redução nas admissões eletivas
14% de redução de dias em leito hospitalar
8% de redução no custo de impostos
45% de redução nas taxas de mortalidade

Fonte: UK Government, Department of Health, 2011.

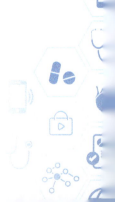

REFERÊNCIAS BIBLIOGRÁFICAS

Brasil. Ministério da Saúde. Agência Nacional de Saúde Suplementar. [Internet]. ANS reforça a importância da promoção da saúde do idoso. Disponível em: https://www.gov.br/ans/pt-br/assuntos/noticias/periodo-eleitoral/ans-reforca-a-importancia-da-promocao-da-saude-do-idoso. Acesso em: 10 fev. 2023.

Dias R, Marques AH, Diniz JB et al. Telemental health in Brazil: past, present and integration into primary. Archives of Clinical Psychiatry. 2015;42(2):41-4.

Dieese [Internet]. Perfil das pessoas com 60 anos ou mais – fevereiro/2021. Disponível em: https://www.dieese.org.br/outraspublicacoes/2021/graficoPerfil60AnosMais.html. Acesso em: 18 nov. 2021.

Future Health Services. Disponível em: https://futurehealthservices.ca/. Acesso em: 9 nov. 2018.

Gillespie SM, Shah MN, Wasserman EB et al. Reducing emergency department utilization through engagement in telemedicine by senior living communities. Telemed J E Health. 2016;22(6):489-96.

Kirkland EB, DuBose-Morris R, Duckett A. Telehealth for the internal medicine resident: a 3-year longitudinal curriculum. Journal of Telemedicine and Telecare. 2021;27(9):599-605.

Lamothe L, Fortin JP, Labbé F et al. Impacts of telehomecare on patients, providers, and organizations. Telemedicine and e-Health. 2006;12(3):363-9.

Liddy C, Dusseault JJ, Dahrouge S et al. Tele-homecare for patients with multiple chronic illnesses: Pilot study. Can Fam Physician. 2008;54(1):58-65.

Lima-Costa MF, Andrade FB, Souza PRB et al. The Brazilian Longitudinal Study of Aging (ELSI-Brazil): Objectives and Design. American Journal of Epidemiology. 2018;187(7):1345-53. Disponível em: https://doi.org/10.1093/aje/kwx387.

Lottenberg C, Silva PE, Klajner S. A revolução digital na saúde: como a inteligência artificial e a internet das coisas tornam o cuidado mais humano, eficiente e sustentável. São Paulo: Editora dos Editores, 2019.

Matusitz J, Breen GM. Telemedicine: its effects on health communication. Health Communication. 2007;21(1):73-83.

Observatório ANAHP 2018. Disponível em: https://www.anahp.com.br/publicacoes/observatorio-anahp-2018/.

Oliveira MR, Chao LW, Festa Neto C et al. A web site for training nonmedical health-care workers to identify potentially malignant skin lesions and for teledermatology. Telemed J e-Health. 2002;8(3):323-32.

Pinho de Almeida L. A importância de políticas públicas voltadas para a população da terceira idade no Brasil: discutindo as tensões e potencialidades do século XXI. TraHS. 2021;7(4).

Prince MJ, Wu F, Guo Y et al. The burden of disease in older people and implications for health policy and practice. Lancet. 2015;385(9967):549-62.

Savage DJ, Gutierrez O, Montané BE et al. Implementing a telemedicine curriculum for internal medicine residents during a pandemic: the Cleveland clinic experience. Postgraduate Medical Journal. 2022;98(1161):487-549.

Tuckson RV, Edmunds M, Hodgkins ML. Telehealth. New England Journal of Medicine. 2017;377(16):1585-92.

UK Government, Department of Health. Whole system demonstrator programme: headline findings. 2011. Disponível em: https://www.gov.uk/government/publications/whole-system-demonstrator-programme-headline-findingsdecember-2011.

Visentin A, Lenardt MH. O itinerário terapêutico: história oral de idosos com câncer. Acta Paul Enf. 2010;23(4):486-92.

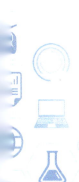

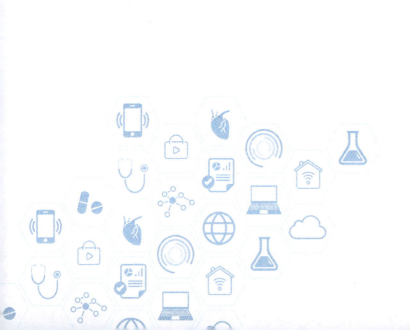

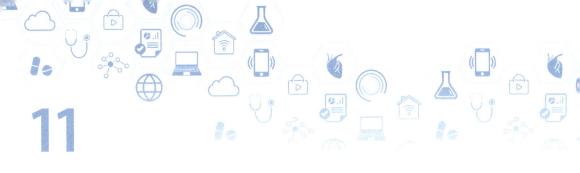

11

Inteligência Artificial, Robótica e Telepresença

Chao Lung Wen

INTELIGÊNCIA ARTIFICIAL

A história da inteligência artificial (IA) começa com pesquisadores pensando em criar máquinas capazes de realizar tarefas que requereriam inteligência humana. Essa ideia se destacou em 1956, quando pesquisadores como John McCarthy, Marvin Minsky e Allen Newell a organizaram e apresentaram em uma conferência em Dartmouth, que passou a ser considerada o marco inicial da IA.

Nos primeiros anos, o foco da IA consistia em desenvolver programas de computador capazes de realizar tarefas específicas, como jogar xadrez ou resolver problemas matemáticos complexos. No entanto, a IA começou a evoluir de maneira mais acelerada desde o início do século 21, em decorrência dos avanços significativos em algoritmos, poder de processamento computacional e disponibilidade de grandes volumes de dados.

A IA é possível com a seguinte fórmula:

big data e computação em nuvem + capacidade aumentada de processamento computacional + aprimoramento dos algoritmos de *softwares* = máquinas mais "inteligentes" (capazes)

A IA é um ramo da Ciência da Computação que se define por simular comportamento inteligente entre máquinas. Em 1970 já havia aplicações no campo da Saúde, embora seu uso disseminado fosse limitado pela falta de informação estruturada em bases de dados e mesmo pela indisponibilidade de processadores poderosos como os atuais.

Inteligência artificial para Saúde

Com o avanço da tecnologia digital, a informatização hospitalar e a disponibilidade de dados em Saúde, a IA começou a ser aplicada de maneira mais ampla nos hospitais. No início, era usada principalmente para auxiliar em tarefas administrativas, como gestão de registros eletrônicos de Saúde e agendamento de consultas. No entanto, à medida que a tecnologia avançou, novas aplicações surgiram. Uma das áreas em que a IA tem sido amplamente utilizada dentro dos hospitais é nos sistemas especializados e de apoio ao diagnóstico ou gerenciamento de decisões. Nas áreas de radiologia, patologia e dermatologia, os algoritmos de IA são treinados para análise de imagens médicas, como tomografias computadorizadas, exames de ressonância magnética, fotografias clínicas e lâminas de microscopia, em busca de padrões e anomalias. Outra aplicação importante da IA nos hospitais é a previsão e o monitoramento de condições clínicas, em que o aprendizado de máquina pode analisar dados de sinais vitais dos pacientes, como frequência cardíaca, pressão arterial, padrões respiratórios e dados laboratoriais, a fim de identificar tendências e prever complicações potenciais. Isso possibilita intervenção precoce e cuidado mais personalizado, melhorando os resultados para os pacientes. A IA tem sido usada também em pesquisas em Saúde, na análise de grandes volumes de dados e na identificação de correlações. Essas aplicações têm ampliado o potencial de impulsionar a medicina personalizada, propiciando tratamentos mais eficazes e direcionados.

Apesar dos avanços significativos, a implementação da IA nos hospitais ainda apresenta desafios: questões de privacidade e segurança dos dados, aspectos éticos e necessidade de validação clínica rigorosa são exemplos a serem avaliados com mais profundidade. Nesse sentido, há várias iniciativas sendo desenvolvidas no Brasil e no mundo, como a definição de normas éticas em IA e a discussão de leis para sua regulamentação.

A IA desempenha papel crucial na implementação da medicina de precisão nos hospitais, por meio de análise avançada de dados, diagnóstico assistido por IA, previsão de resultados e tratamentos personalizados, auxílio em cuidados de saúde mais individualizados, melhora dos resultados dos pacientes e eficiência em Saúde. Contudo, exige que os médicos e profissionais da Saúde adquiram novas habilidades e conhecimentos relacionados a bioinformática, análise de dados, IA e comunicação. Essas habilidades são essenciais para aproveitar todo o potencial dessas abordagens e fornecer cuidados de saúde personalizados e eficazes aos pacientes.

Classificação das inteligências artificiais

As IAs podem ser classificadas segundo os critérios de amplitude funcional (Figura 11.1).

Inteligência artificial estreita, fraca ou restrita (ANI). Sistemas de IA para realizar tarefas específicas em um domínio limitado. Podem armazenar grande quantidade de dados e realizam tarefas complexas, sempre focadas no objetivo para o qual foram programadas. Há ainda duas subcategorias:

- Máquinas reativas
- Memória limitada: armazenam mais informações e as usam para tomar decisões. É o caso das recomendações feitas em serviços de *streaming*.

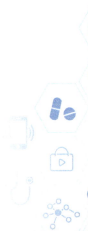

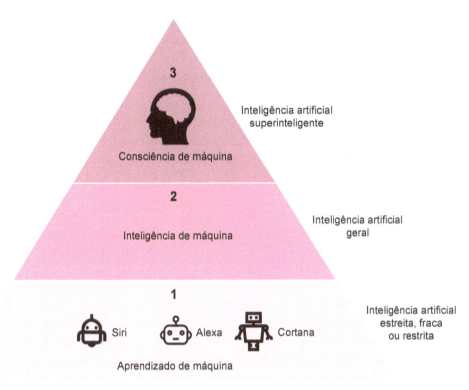

Figura 11.1 Estágios e classificações da inteligência artificial.

Inteligência artificial geral (AGI). Sistemas de IA projetados para lidar com ampla gama de tarefas e problemas de maneira semelhante aos seres humanos.

Inteligência artificial superinteligente (ASI). Sistemas de IA capazes de superar a inteligência humana em todos os aspectos e dominar completamente qualquer tarefa ou problema. Admite-se que esse modelo de IA é teórico passaria a ser viabilizada com o surgimento dos computadores quânticos.

Segundo a classificação pelo método de aprendizado, as IAs podem ser classificadas como mostra a Figura 11.2, embora alguns autores coloquem a IA generativa (IAG) como processo evolutivo após o *deep learning*.

Aprendizado de máquina (*machine learning*). Conceituado em 1959, caracteriza-se por ser o campo de estudo que possibilita aos computadores a habilidade de aprender uma tarefa sem ser explicitamente programado para executá-la. Em comparação às técnicas tradicionais de programação, se o objetivo fosse chegar ao consultório em seu veículo, um programa tradicional teria de discriminar que o veículo deveria, em sequência: "virar à direita", "seguir por 1 km", "virar à esquerda", "seguir por mais 2 km", "estacionar". Já um programa usando *machine learning* teria apenas as localizações de partida e destino e, por si próprio, encontraria as melhores sequências de eventos necessários para garantir o sucesso.

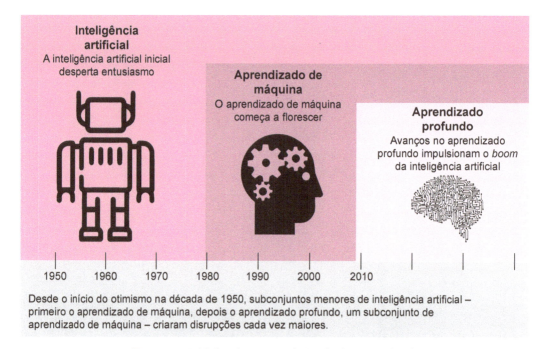

Desde o início do otimismo na década de 1950, subconjuntos menores de inteligência artificial – primeiro o aprendizado de máquina, depois o aprendizado profundo, um subconjunto de aprendizado de máquina – criaram disrupções cada vez maiores.

Figura 11.2 Linha do tempo da inteligência artificial.

Daí surge a necessidade de amplas bases de dados e alto poder computacional, visto que muitas dessas técnicas usam algoritmos sofisticados que têm por princípio tentativa e erro.

Deep learning. Como um subcampo do *machine learning*, em larga escala, o que temos visto serem chamados de IA nos dias de hoje compreende o *deep learning*, ou aprendizado profundo de máquina. Essas técnicas utilizam simulações de redes de neurônios (redes neurais artificiais), em diversas camadas de processamento (daí o adjetivo "profundo"), em geral com o interesse de reconhecer padrões complexos presentes em imagens médicas, sons ou mesmo textos. Quando aplicado a imagens médicas, é frequente o uso das ditas redes neurais convolucionais, que aplicam camada de convolução sobre a imagem processada (em um mecanismo análogo ao utilizado no córtex visual humano), de modo a otimizar a generalização da técnica no reconhecimento de padrões ou alterações nas imagens. Grandes empresas do mercado de tecnologia apostam nessa técnica para a resolução de problemas diversos, que vão desde a indústria aeroespacial a aplicações de uso diário em internet das coisas (IoT), como *gadgets* de saúde (oxímetros, frequencímetros ou mesmo monitores de pressão intraocular). A Google patrocina a iniciativa Google's Deep Mind e a suíte Google Colab; a Amazon e a IBM também têm plataformas completas de criação e implementação dessas soluções, como Amazon AWS SageMaker e IBM Watson.

Inteligência artificial generativa

A IAG é uma categoria específica de sistemas de IA com um núcleo de algoritmo que permite criar ou gerar novos dados, conteúdos ou informações de maneira autônoma, a partir de resultados obtidos de uma pesquisa. Essa abordagem contrasta com modelos tradicionais de IA, que muitas vezes são concebidos para realizar tarefas específicas exclusivamente com base em dados existentes. Essa IA se destaca pela capacidade de criar algo novo, muitas vezes imitando padrões e estilos aprendidos durante o treinamento. Por isso, tem o conceito de generativo.

A IAG não está restrita apenas a texto – ela já é aplicada em diversas áreas, como imagens, música, vídeo e até mesmo na criação de personagens em jogos de *videogame*. A capacidade de gerar conteúdo de maneira autônoma torna a IAG uma ferramenta versátil para várias aplicações criativas e práticas. Entretanto, é importante lembrar que, embora a IAG tenha mostrado avanços impressionantes, ela enfrenta desafios, como o potencial para gerar informações falsas ou enviesadas, bem como questões éticas relacionadas ao uso responsável dessas tecnologias.

Nesses quesitos, há diversas discussões em andamento, além da publicação pela Organização Mundial da Saúde (OMS) do *Guia sobre aspectos éticos e governança em inteligência artificial para Saúde*.

A IAG representa mais um passo na evolução da capacidade das máquinas, que passam agora a poder gerar autonomamente novos dados, proporcionando avanços significativos em diversas áreas, desde a geração de texto até a criação de conteúdo multimídia.

Chat GPT

Chat GPT é o nome de um sistema lançado no fim de 2022 pela empresa Open AI. Embora a expressão seja o nome comercial de um produto, o termo é muito significativo. A sigla GPT significa *generative pre-trained transformer*, a saber:

- *Generative* (generativo): refere-se à capacidade do modelo de gerar conteúdo autonomamente, ou seja, criar algo novo e original a partir de um conjunto de dados resultantes de um processamento
- *Pre-trained* (pré-treinado): indica que o modelo é inicialmente treinado em grandes conjuntos de dados antes de ser refinado para tarefas específicas. O treinamento prévio permite que o modelo aprenda padrões complexos e generalizações a partir de uma ampla gama de dados e pode ser em forma supervisionada ou não supervisionada
- *Transformer* (transformador): refere-se à rede neural chamada *Transformer*, projetada para processar sequências de texto, permitindo que se entendam a estrutura e o significado das frases e dos parágrafos que são apresentados, bem como a gramática, a ortografia e a sintaxe que devem ser usadas ao se criar um novo texto. É eficaz para tarefas de processamento de linguagem natural (PLN), como tradução automática, resumo de texto e geração de texto. A arquitetura *Transformer* foi introduzida por Vaswani et al. em 2017 e é especialmente eficaz em lidar com tarefas que envolvam sequências de dados, como texto.

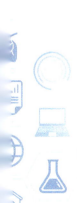

Chat GPT é, basicamente, um sistema de IA capaz de interagir em conversa natural, para responder a perguntas enviadas em forma de texto e devolver em forma de texto, a partir de um pré-treinamento. O Chat GPT não foi desenvolvido especificamente para a área da Saúde nem foi treinado usando base de dados científicos. Assim, suas respostas podem conter vieses de erro.

A empresa OPEN AI tem a sua versão Entreprise, cujo proposito é liberar o algoritmo para ser treinado com base de dados específicos das empresas, resultando em um GPT de assuntos específicos, reduzindo ocorrências de erros.

A OPEN AI também liberou diversas bibliotecas que aumentam as capacidades do Chat GPT quando adicionadas. Uma delas é a Biblioteca Whisper, que funciona com interação por voz. Um dos recursos interessantes do Chat GPT é sua capacidade multilíngue.

A corrida pela IAG aumentou muito com o lançamento do Chat GPT, tanto que empresas como Microsoft, Google (Gemini, Bard), Meta AI (Facebook), Amazon, entre outras, estão lançando suas plataformas de IAG. A Amazon está integrando o alto-falante Alexa com recursos de IAG para tornar mais fluidas as conversas homem-máquina. A Meta lançou uma versão da IAG capaz de fazer tradução multilíngue a partir do próprio som sem ter que converter antes para texto, tradução e posterior sintetização de som. Assim, passamos a ter um ciclo de desenvolvimentos.

Na área da Saúde, são exemplos de aplicação das IAG:

- Apoio em análise de dados médicos
- Análise de grandes conjuntos de dados, ajudando a identificar padrões, correlações e *insights*
- Produção de síntese de textos longos
- Aplicação em interpretação de textos clínicos, relatórios médicos e documentos relacionados à Saúde, podendo agilizar a revisão de informações e auxiliar na tomada de decisões profissionais
- Geração de conteúdos educativos
- Criação de conteúdos informativos, facilitando a difusão de conhecimentos sobre saúde ou explicações de condições clínicas, tratamentos ou condutas segundo o arquétipo sociocultural do paciente e familiares, facilitando entendimento e promovendo maior adesão terapêutica
- Assistência automatizada com repostas a perguntas sobre saúde
- Integração com assistentes virtuais para fornecer respostas a perguntas mais comuns sobre saúde, sintomas, medicamentos e outras informações relevantes a partir de informações gerais ou da instituição
- Ferramenta de auxílio ao médico para investigação de doenças raras
- Auxílio no desenvolvimento de ferramentas de diagnóstico mais avançadas
- Personalização de tratamentos, levando em consideração aspectos individuais do paciente e fornecendo *insights* sobre abordagens terapêuticas personalizadas
- Tradução multilíngue.

Cabe lembrar que IAG são ferramentas de apoio, e caberá ao profissional assumir integralmente as responsabilidades por suas decisões (Figura 11.3).

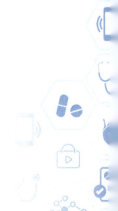

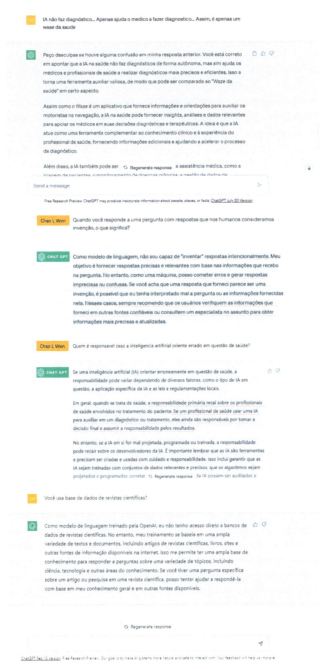

Figura 11.3 Exemplos de interação com o Chat GPT, em que a IA, por si, apenas delega a responsabilidade para o profissional. (Capturas de tela originais, sem edições.)

Cuidados antes de confiar nas respostas de inteligência artificial generativa

Antes de utilizar uma plataforma de IA, é preciso avaliar seu grau de confiabilidade. Entre os critérios, podem ser destacados:

- Base de dados utilizada (geral ou dados indexados)
- Periodicidade de atualizações
- Critérios de inclusão e exclusão de dados
- Avaliação periódica de resultados (auditoria)
- Checagem do nível de precisão
- Saber fazer adequadamente as perguntas
- Definição das responsabilidades nas tomadas de decisão
- Definição das finalidades: profissionais ou gerais (população).

No cenário profissional com a IA no dia a dia, os médicos e profissionais da Saúde 5.0 precisarão desenvolver novas habilidades. Se o mundo muda, a educação precisa mudar. Será necessário estimular a ética, a empatia e a humanização nesses profissionais. Será preciso ensinar a fazer jogadas de xadrez em vez de apenas ensinar a mover peças e decorar jogadas. A seguir estão algumas das novas características que vão além da simples memorização de fatos ou dados.

Os profissionais do futuro deverão:

- Ter ética
- Ter curiosidade
- Saber observar
- Saber formular boas perguntas
- Saber pesquisar informações e interpretá-las
- Saber tomar decisões
- Saber se comunicar e ter empatia (humana)
- Saber trabalhar em equipe
- Ter capacidade de se adaptar a novas situações
- Ter atitudes e capacidade de liderar
- Saber inovar e empreender
- Saber usar novas tecnologias.

A IA, por sua vez, pode ajudar em pesquisa fornecendo:

- Informações e contexto
- Revisão de literatura
- Desenvolvimento de questionários
- Revisão de documentos
- Apoio à redação
- Elaboração de propostas de pesquisa
- Identificação de parceiros de pesquisa
- Apoio à revisão sistemática e metanálise
- Análise de dados qualitativos

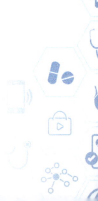

- Educação e conscientização
- Apoio multidisciplinar
- Acompanhamento de prazos e cronogramas
- Tradução e comunicação internacional
- Diagnóstico médico assistido por IA
- Pesquisa de casos raros
- Monitoramento de pacientes
- Análise de grandes quantidades de dados
- Previsão de doenças
- Gestão de dados de Saúde eletrônicos
- Análise de imagens médicas
- Classificação de dados clínicos
- Pesquisa em Saúde pública
- Análise de textos científicos ou gerais
- Apoio à tomada de decisão clínica
- Orientações éticas.

Chatbots

A expressão *chatbot* é resultante da junção de duas palavras: *chat* (conversa, bate-papo) e *bot*, que é uma abreviação de *robot* (robô). O termo surgiu na década de 1960, quando foram desenvolvidos os primeiros programas de computador para interagir com os usuários por meio de simulação de conversas. *Chatbots* não são uma tecnologia nova, mas as tecnologias disponíveis para construí-los evoluíram muito nos últimos anos. Essa evolução possibilita a criação de assistentes virtuais com IA que oferecem uma experiência agradável aos usuários.

O primeiro *chatbot*, chamado Eliza, foi desenvolvido em 1966 no laboratório de IA do Massachusetts Institute of Technology (MIT) por Joseph Weizenbaun. Foi projetado para simular uma conversa terapêutica, imitando as respostas de um psicoterapeuta. Embora simples quando comparado com os *chatbots* modernos, o Eliza foi inovador em sua capacidade de realizar interações com base em texto e responder de maneira contextual a entradas específicas dos usuários. Ele ainda não utilizava IA, identificava certas palavras-chave nas mensagens recebidas e fazia perguntas contextualizadas para continuar a conversa de acordo com as palavras identificadas.

A tecnologia evoluiu ao longo dos anos, e o termo *chatbot* passou a ser amplamente utilizado para descrever qualquer programa de computador que mantenha conversas com usuários de maneira automática. Com os avanços em IA e PLN, os *chatbots* tornaram-se mais sofisticados e têm sido aplicados em uma variedade de setores, desde atendimento ao cliente até Educação e Saúde.

Atualmente, são programas de computador que usam algoritmos de IA para conduzir uma conversa, muitas vezes em forma de linguagem natural, e que ganharão ainda maior flexibilidade com a incorporação de recursos de IAG. Podem ser implementados em *sites*, aplicativos de mensagens, redes sociais e

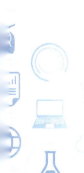

outras plataformas para fornecer interações automatizadas com os usuários, melhorando a eficiência operacional como um todo, disponibilizando suporte ao cliente 24 horas/dia e aprimorando a experiência do usuário em diversas áreas.

Os *chatbots* comerciais ganharam muita importância, uma vez que os usuários de *smartphones* despendem muito tempo nos aplicativos de troca de mensagens. Dentre os aplicativos utilizados no Brasil, o WhatsApp foi aquele em que os brasileiros passaram mais tempo: em média, foram 29,2 horas/mês. Redes sociais, que também proveem aplicativos próprios para a troca de mensagens, são os serviços mais utilizados depois do WhatsApp.

Chatbots *na Saúde*

Alguns *chatbots* podem funcionar como assistentes de auxílio diagnóstico, coletando dados e sintomas do paciente e apontando enfermidades mais prováveis associadas àqueles sintomas, como é o caso do *chatbot* Florence. O *chatbot* da *startup* Babylon Health, fundada na Inglaterra em 2013, e o HealthAssistantBot também funcionam de modo semelhante: após coletar os sintomas, esses *chatbots* apontam as enfermidades mais prováveis associadas àqueles sintomas, recomendam próximos passos e conectam o paciente a um médico.

Há *chatbots* que se propõem a ajudar pacientes de doenças crônicas a se manterem engajados com seu tratamento, para monitoramento e melhoria da saúde mental de pacientes; diversos *chatbots* também foram desenvolvidos para auxiliar a população durante a pandemia de covid-19, para fins de triagem de casos e orientação aos pacientes sobre a doença. Em 2020, o WhatsApp fez uma parceria com a OMS e lançou um *chatbot* que responde às questões dos usuários sobre a covid-19. No mesmo ano, o governo da Índia lançou um *chatbot* chamado MyGov Corona Helpdesk, que funcionava via WhatsApp e ajudava a população a acessar informações sobre a pandemia.

Alguns *chatbots*, como o Cloudia, lançado em 2017, vêm promovendo melhor experiência aos pacientes, facilitando a obtenção de informações, a marcação e o cancelamento, além de verificar, receber lembretes e remarcar consultas.

Entre as vantagens dos *chatbots*, estão:

- Podem interagir com várias pessoas simultaneamente
- Atendimento em tempo real, sem tempo de espera
- Disponibilidade 24 horas/dia, 7 dias por semana
- Podem aumentar a produtividade otimizando os trabalhos das equipes responsáveis. A equipe de atendimento pode, por exemplo, deixar o *chatbot* fazer a primeira interação com os clientes e interceder apenas nos atendimentos que os clientes pedem ajuda humana
- Permitem maior previsibilidade em dimensionar o tamanho de equipe de atendimento. Com *chatbots*, é possível com uma mesma equipe dar conta de aumento de demanda, evitando aumento de custo
- Oferecem atendimento padronizado, sem erros de grafias, sempre com a mesma qualidade padrão nos atendimentos e sem variação de humor

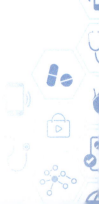

- Embora necessitem de tempo para ser desenvolvidos e implantados (no início do processo), não requerem horas extras a serem dispendidas em caso de crescimento exponencial de demanda de acesso. Requerem apenas maior capacidade de processamento computacional e banda de comunicação
- São desenvolvidos para ser acessíveis a qualquer usuário
- Permitem monitorar e analisar os dados dos atendimentos aos pacientes de modo simples, formando um *data lake* que poderá ser analisado
- Automatizam atividades que são repetitivas para seres humanos
- Podem ser aplicados como ferramentas de pesquisa de opinião dos usuários sobre seus próprios atendimentos.

A maneira como as pessoas se comunicam tem mudado com o passar do tempo. Nos últimos anos, a comunicação via aplicativos de mensagens ganhou muita popularidade. A vantagem de se comunicar via mensagens é que, diferente de uma ligação telefônica, a comunicação é assíncrona: você não é interrompido por uma mensagem que chega e, do mesmo modo, não interrompe a pessoa com quem está falando ao enviar uma mensagem. Tanto você quanto a pessoa com a qual você está se comunicando respondem à mensagem quando for possível. Além disso, a troca de mensagens garante maior privacidade ao usuário, diferentemente de uma ligação telefônica ou uma resposta por voz.

Por fim, as conversas por mensagem permitem que o usuário tenha, de maneira simples, rápida e direta, um histórico da conversa armazenada em seu próprio celular, tornando simples o processo de consultar novamente um atendimento, se for necessário.

As mensagens por aplicativo têm sido usadas para a comunicação entre pessoas e entre pessoas e empresas. Nesse contexto, os *chatbots* vêm ganhando muita importância – para dar conta da demanda crescente de comunicação dos clientes com as empresas, elas precisam utilizar tecnologias que permitam o escalamento de seus *call centers* e centrais de atendimento com um custo bem mais baixo do que precisar contratar e treinar mais pessoas.

Diversas grandes empresas de tecnologia proveem serviços de PLN para *chatbots*, como:

- IBM (Watson Assistant): plataforma de IA que permite criar *chatbots* e assistentes virtuais com recursos avançados de PLN
- Microsoft (Microsoft Bot Framework): plataforma que permite desenvolver *chatbots* para integração com diversas plataformas, incluindo Microsoft Teams, Skype, Facebook Messenger e outros
- Google (Dialogflow): plataforma de desenvolvimento de *chatbots* que utiliza técnicas avançadas de PLN e integração fácil com outros serviços do Google Cloud
- Amazon (Amazon Lex): plataforma de desenvolvimento de *chatbots* baseada em *deep learning*, que pode ser integrada a outros serviços da Amazon Web Services (AWS)
- Facebook (Wit.ai): plataforma de PLN adquirida pelo Facebook que permite criar *chatbots* para interagir com usuários em aplicativos, *sites* e outros canais

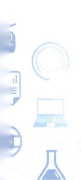

- ManyChat: similar ao Chatfuel, o ManyChat é uma plataforma de criação de *chatbots* voltada principalmente para o Facebook Messenger, facilitando a automação de conversas e *marketing*.
- Oracle (Oracle Digital Assistant): a Oracle oferece o Oracle Digital Assistant, uma plataforma de *chatbot* que utiliza IA e *machine learning* para criar assistentes virtuais personalizados
- Rasa: plataforma de código aberto para construir *chatbots* personalizados; oferece abordagem de desenvolvimento de *chatbots* mais flexível, propiciando maior personalização.

É importante destacar que, mesmo que se tenha um assistente virtual superinteligente, capaz de responder todas as dúvidas dos clientes e de realizar tarefas automatizáveis, ele não terá utilidade se o *chatbot* não for capaz de se integrar com os sistemas já utilizados pela empresa ou instituição. No cenário médico e de saúde, por exemplo, é preciso integrar sistemas de agendamento ou planejamento de recursos empresariais (ERPs, do inglês *enterprise resource planning*) utilizados pelos hospitais e laboratórios. Para que isso ocorra, é importante que os sistemas disponibilizem interfaces que permitam a outros sistemas ler ou escrever informações nesses sistemas. Essas interfaces costumam chamar-se API (*application programming interface*, ou interfaces de programação de aplicações) e são importantes porque são formas padronizadas para sistemas conectados à internet trocarem informações entre si, independentemente de em qual linguagem de programação eles foram desenvolvidos, de qual banco de dados eles utilizam ou sobre qual sistema operacional eles são executados.

ROBÓTICA

Atualmente, fala-se muito em automação, mas o assunto já era discutido na Grécia Antiga, na China e em outras civilizações antes de os recursos mecânicos tornarem isso possível. O uso escrito da palavra "autômato" na literatura ocidental já apareceu na Ilíada de Homero, recontando as maravilhosas máquinas inteligentes e automáticas fabricadas por Hefesto, o deus ferreiro da invenção e da tecnologia. Por volta de 700 a.C., Homero descreveu os portões do céu que se abriam e se fechavam automaticamente para admitir as carruagens dos deuses – uma frota de carros de três rodas sem motorista que entregavam néctar e ambrosia aos banquetes dos deuses. A história mais antiga descreve as criadas de ouro de Hefesto, que podem ser entendidas como uma mistura de robôs de assistência e assistentes pessoais, feitos para facilitar muito o trabalho árduo de um deus.

A história de Talos, o robô de bronze forjado por Hefesto e "programado" para defender a ilha de Creta, apareceu por escrito na mesma época, em um poema de Hesíodo. Talos era um guerreiro, essencialmente um "robô de combate".

Os poetas que registraram as primeiras iterações da robótica baseavam-se em tradições orais ainda mais antigas, o que significa que há mais de 2.700 anos já

se imaginavam autômatos e dispositivos automáticos, muito antes das invenções tecnológicas as viabilizarem. Os mitos gregos clássicos mostram que estátuas e autômatos animados eram imagináveis em uma data surpreendentemente precoce, muito antes de existirem inovações científicas em mecânica.

Apesar de a vontade de ter robô ser antiga, a palavra "robótica" foi utilizada pela primeira vez na década de 1920. O termo vem da palavra tcheca *robotnick*, que significa "trabalhador", "servo", "escravo". Como o nome sugere, robótica é a ciência e o estudo de robôs. O termo robô é originário da palavra tcheca *robota*, que significa "trabalho forçado", "servidão", utilizado pela primeira vez em 1921 pelo escritor tcheco Karel Capek (1890-1938) em sua peça teatral intitulada *R.U.R. (Rossum's Universal Robots)*. Atualmente, robôs são entendidos como máquinas computadorizadas que realizam tarefas a partir de comandos dados, com o objetivo de facilitar certos trabalhos. Um robô é um sistema integrado composto por sensores, sistemas de controle físico/mecânico, fonte de energia e um *software*, em grande parte representados pela IA, os quais trabalham entre si de maneira interdependente a fim de realizar tarefas.

Documentos datados em 1495 têm projetos de um robô autômato humanoide, concebidos por Leonardo Da Vinci. Existem também registros de outros robôs criados em épocas seguintes, alguns inclusive do próprio Da Vinci.

No começo da idealização de robôs não existia tecnologia avançada o suficiente para criar circuitos eletrônicos, então, inicialmente, esses seres tecnológicos eram movimentados por sistemas de peso e pneumáticas, com o intuito de entretenimento. Com o passar do tempo, mais precisamente no decorrer do século 20, os avanços tecnológicos possibilitaram a utilização de robôs para desempenhar atividades repetitivas em fábricas, no lugar de humanos, o que ocasionou grandes mudanças nas indústrias e, consequentemente, olhos mais atentos para esse tipo de máquinas, que haviam evoluído e já poderiam oferecer mais que entretenimento.

A concepção efetiva de um robô mais independente ocorreu apenas no século 20, e ganhou escala em ambiente industrial. Os trabalhos de produção em fábrica podem ser muitas vezes repetitivos e concentrados em levantar e realocar peças e estruturas pesadas; assim, a necessidade de uma ferramenta para essa área seria importante.

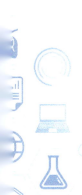

Delmar Harder criou o primeiro Departamento de Automação empresarial no fim da década de 1940, e cunhou o termo no processo. Sua fábrica mecanizada, na qual as peças dos carros eram automaticamente transferidas de uma estação para outra, foi considerada uma maravilha da engenharia. Também ajudou a desencadear um pânico generalizado com a perda iminente de empregos, que acabou exigindo a atenção de não uma, mas duas audiências no Congresso dos EUA. Em 1954, George Devol criou essa ferramenta (Unimate), que começou a funcionar na General Motors em 1961. Pesava 1.800 kg e obedecia a comandos gravados em fitas magnéticas.

O primeiro robô humanoide foi criado em 1937, pela Westinghouse Eletric Corporation, em Ohio, com o nome de Elektro. Com 2,1 m de altura e 120,2 kg, conseguia andar por comando de voz, falar cerca de 700 palavras (usando um gravador de 78 rpm), fumar cigarros, estourar balões e mover sua cabeça e seus braços. A estrutura consistia em engrenagens metálicas, uma câmera e estrutura motorizada coberta por uma pele de alumínio. Sensores fotoelétricos capazes de distinguir luzes verdes e vermelhas funcionavam como olhos. Elektro foi apresentado na Feira de Nova Iorque em 1939 e 1940, acompanhado de Sparko, um cão robô que podia latir, sentar e pedir carinho a humanos (Figura 11.4).

Com o surgimento dos circuitos eletrônicos e processadores, os robôs tiveram uma grande evolução, funcionando com energia elétrica e com capacidade de armazenar programações para realizar diversas tarefas de maneiras mais precisas e mais rápidas que o ser humano.

Áreas de aplicação da robótica

Industrial

Provavelmente, a área industrial acumula o maior investimento em robótica, e suas aplicações típicas incluem fundição, pintura, soldagem, montagem, movimentação de cargas, inspeção de produtos e realização de testes (Figura 11.5).

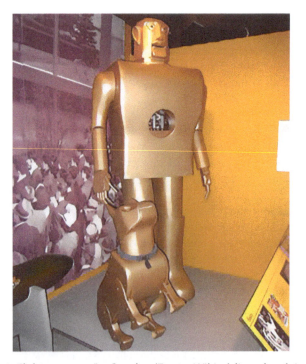

Figura 11.4 Elektro e seu cão, Sparko. (Fonte: Wikipédia – domínio público.)

Capítulo 11 · Inteligência Artificial, Robótica e Telepresença **143**

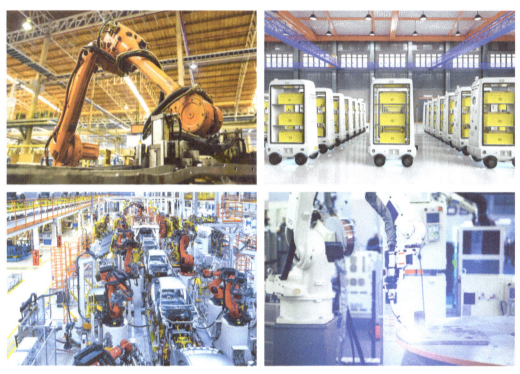

Figura 11.5 Aplicações da robótica na área industrial.

Médica

Uma das importantes áreas em que a robótica pode atuar é a médica (Figura 11.6). Os avanços tecnológicos foram expressivos nos últimos anos, com a aplicação em cirurgia. As vantagens envolvem recuperação mais rápida do paciente; cirurgias menos invasivas, com menor trauma; redução de sangramentos, dores e riscos de infecção; menor tempo cirúrgico, entre outros. Um exemplo é o robô cirúrgico da Vinci®. Ainda que não possa ser classificado como robô totalmente independente, uma vez que é controlado por um cirurgião, a utilização de um componente mecânico-eletrônico na medicina é um grande passo para evoluções maiores (Figura 11.7).

Outra importante atuação da tecnologia robótica é na recuperação de pacientes – os robôs para reabilitação ou exoesqueletos, que podem auxiliar pessoas paraplégicas a andar, são um exemplo (Figura 11.8).

Humanoide

Robôs humanoides podem ser utilizados para pesquisa e exploração espacial, assistência pessoal e cuidados psicológicos, educação e entretenimento, busca e resgate, trabalhos industriais e manutenções, relações públicas e cuidados médicos.

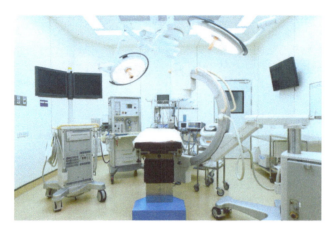

Figura 11.6 Centro cirúrgico inteligente com robô cirúrgico.

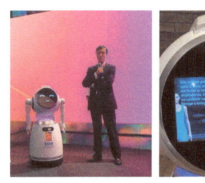

Figura 11.7 Robô Cruzr, da empresa Pluginbot, interagindo com palestrante e apresentando vídeo do Homem Virtual "Transmissão covid-19", com capacidade de interlocução por orientações gerais.

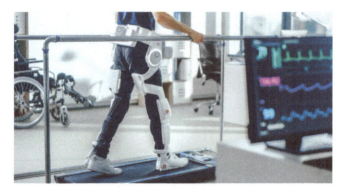

Figura 11.8 Exoesqueleto.

Um exemplo famoso é a robô Sophia (categoria de robô hiper-realista; Figura 11.9 A) desenvolvida pela empresa Hanson Robotics, de Hong Kong. Com capacidade de fala e de reproduzir 62 expressões faciais, Sophia é capaz de aprender, adaptar-se ao comportamento humano e trabalhar diretamente com pessoas. Outro robô famoso é o ASIMO, produzido pela Honda (Figura 11.9 B). Criado em 2000, esse humanoide tem 1,3 m de altura, pesa 54 kg e é capaz de andar em superfícies irregulares, virar-se, pegar objetos e reconhecer pessoas por meio de suas câmeras, que funcionam como olhos.

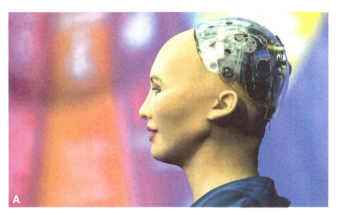

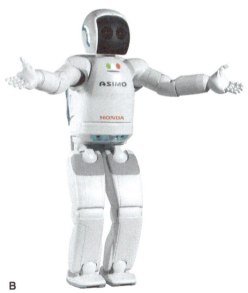

Figura 11.9 **A.** Sophia. **B.** ASIMO. (Fonte: **A.** © ITU/R.Farrell. https://www.flickr.com/photos/itupictures/34327888294. **B.** © Ars Electronica/Honda. https://www.flickr.com/photos/arselectronica/4852216499.)

As automações também seguem nos hospitais, com dispositivos automáticos de entregas de materiais, limpezas, dispensação de medicamentos, entre outros (Figura 11.10), além dos robôs *pets*, utilizados para fins de terapia comportamental de idosos com quadros demenciais, e robôs para reabilitação (Figura 11.11).

Educacional

O principal objetivo da robótica educacional é promover estudo de conceitos multidisciplinares. Há variações no modo de aplicação e interação dos alunos, estimulando a criatividade e a inteligência e promovendo a interdisciplinaridade.

Todos esses recursos facilitam e viabilizam diversas abordagens pela Telemedicina e Telessaúde.

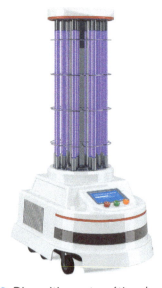

Figura 11.10 Dispositivo automático de desinfecção.

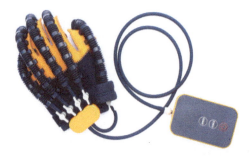

Figura 11.11 Exemplo de robô para reabilitação.

VIDEOCONFERÊNCIA

É um sistema que permite a comunicação com áudio e vídeo, simultaneamente, por meio de equipamentos e programas. É a sincronização da transmissão e da recepção, possibilitando manter contato com pessoas de qualquer lugar do mundo, em tempo real. A conversa pode ser entre duas pessoas (ponto a ponto) ou mais (multiponto), reunidas em uma sala virtual para se comunicar e colaborar em tempo real.

Essa tecnologia surgiu graças à invenção da televisão, que tornou as conferências analógicas possíveis. O primeiro sistema de videoconferência foi criado em meados de 1964, e podiam ser visualizadas fotos ao mesmo tempo que se escutava o som do interlocutor. Depois, surgiram os sistemas *freeze frame*, no qual a imagem da TV era congelada quadro a quadro, e o *slow motion*, ou câmera lenta. Nos anos 1990, a videoconferência ganhou um novo sistema, o Cusseme, em que era possível fazer transmissões combinando os equipamentos ao computador pessoal. Desse modo, não era mais necessária toda aquela aparelhagem. Atualmente, é possível realizar diversos tipos de videoconferência com alta qualidade usando programas gratuitos, como Skype, Microsoft Teams, Google Meet, WhatsApp, Facetime, Stream Yard, entre outros.

Breve histórico

No início de 1956, a AT&T iniciou a pesquisa do protótipo do Picturephone, capaz de transmitir imagens (1 *frame*/2 segundos) por intermédio de linhas telefônicas analógicas PSTN (rede telefônica pública comutada). Em 20 de abril de 1964, na Feira Mundial ocorrida no Queens, em New York, a AT&T apresentou o *picturephone*, um aparelho que usava a infraestrutura de telefonia para realizar chamadas em vídeo. O usuário se sentava em frente a um pequeno televisor de tubo com pouco menos de 6 polegadas que continha uma câmera rudimentar. A transmissão era analógica, com resolução vertical de 250 linhas, em preto e branco e a 30 *frames*/segundo. O *picturephone* foi desenvolvido nos laboratórios da Bell Telephone e foi abandonado cerca de 15 anos depois.

Em 1982, a Compression Labs lançou o primeiro sistema de videoconferência, que também era enorme e caro. No entanto, foi o único sistema de videoconferência disponível até 1986, quando a PictureTel chegou ao mercado com seu sistema de videoconferência muito mais barato.

Em 1991, a PictureTel colaborou com a IBM e apresentou o primeiro sistema de videoconferência baseado em computador pessoal, com custos relativamente reduzidos. Em 1992, a Macintosh lançou o CU SeeMe v0.1, um *software* de videoconferência para computador pessoal. A primeira versão não tinha áudio, mas era o melhor sistema de vídeo da época. O sistema aumentou a capacidade multiponto em 1993, e a transmissão de áudio em 1994. O programa estava limitado apenas a usuários de Mac. Até 1995, o novo CU SeeMe foi disponibilizado na versão compatível com o Windows, o que tornou possível a videoconferência para quase qualquer pessoa com um computador pessoal.

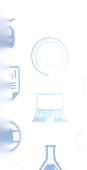

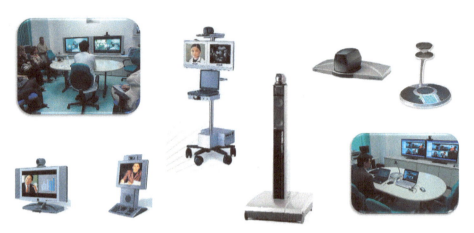

Figura 11.12 Conjunto de equipamentos dedicados de videoconferência utilizados para transmissão de atividades assistenciais e educacionais em tempo real, implantados na Faculdade de Medicina da Universidade de São Paulo (USP) de 2004 a 2006. Modelos para Centro cirúrgico, salas de reunião, mesa e multicâmera 360° ativada por direção de som.

Durante a década de 2000, a videoconferência tornou-se disponível gratuitamente por meio de serviços de internet como Skype e iChat. Em 2000, a Samsung lançou o primeiro celular com vídeo MPEG-4 *streaming* 3 G (CDMA2000). No mesmo ano, a International Telecommunications Union – Telecommunication (ITU-T) lançou o H.323 v4, que foi amplamente implementado por fabricantes de videoconferência. Em 2005, a Lifesize lançou o primeiro sistema de videoconferência em HD (Figura 11.12).

Outras tecnologias e outros aplicativos também entraram em um estágio florescente, como a aplicação do protocolo SIP e de protocolos privados de fornecedores de videoconferência baseados em *software*, bem como os padrões de compressão de vídeo como H.264, H.265 etc.

TELEPRESENÇA

A telepresença foi viabilizada a partir do avanço tecnológico, especialmente após a popularização da internet, no início da década de 1990, mas foi a partir de 1995, com o surgimento da Web 2.0, que a comunicação ganhou ainda mais elementos de interatividade. Por meio de câmeras e microfones de altas resolução e captação, combinados com a computação em nuvem – que permite a troca rápida de arquivos e informações –, os colaboradores podem se reunir em tempo real, propiciando que pessoas conversem em um mesmo ambiente como se estivessem presencialmente. Com as tecnologias adequadas, as pessoas se sentem fisicamente no mesmo local, mesmo que apenas na teoria, facilitando a troca de informações, experiências e opiniões entre profissionais das mais diversas áreas de atuação.

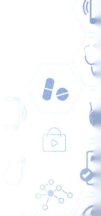

Apesar de, conceitualmente, parecerem ser semelhantes, há diferenças importantes entre videoconferência e telepresença. Atualmente, o termo videoconferência costuma ser associado basicamente a conexões entre duas pessoas, sem a necessidade de muitos recursos tecnológicos. A telepresença tem cunho mais corporativo, com conexões multiponto; várias imagens são projetadas na mesma tela ou em várias telas, compondo um ambiente único, permitindo que todos os usuários consigam interagir entre si. As tecnologias utilizadas costumam incluir recursos para melhorar a qualidade de imagem e som, para se obter uma experiência mais imersiva e o mais realista possível. Em termos de estrutura, tanto na telepresença quanto nas videoconferências profissionais, o contato pode se dar por meio de um *hardware* especializado ou apenas de um *software*. Em ambos os casos, as imagens de vídeo são recebidas, capturadas e tratadas por um servidor denominado MCU (*multipoint control unit*), para que estejam na dimensão adequada a fim de que, posteriormente, sejam entregues aos usuários. Logo, é importante haver um ambiente dedicado para que a reunião ocorra, assim como isolamento acústico e boa iluminação, estrutura tecnológica capaz de suportar os sistemas integrados de áudio, vídeo e telecomunicação com segurança para que não haja perda de desempenho. É importante que o vídeo e o som sejam de alta definição, propiciando visualização clara para todos os participantes da telepresença, com utilização de telas grandes, para se obterem as imagens dos participantes em tamanho real. O sistema de som é ajustado para reforçar a sensação de que os profissionais estão frente a frente.

Na Saúde, a telepresença pode ter grande utilidade justamente pela praticidade e pela agilidade proporcionada na formação de uma rede de hospitais ou instituições conectadas.

Robô de telepresença

Atualmente, pode-se contar com uma telepresença mais sofisticada e flexível, o robô de telepresença, que integra um sistema estável. Esse sistema é composto por sensores refinados e precisos, câmeras de alta definição, tela com ampla resolução e microfones com extensa captação, combinados com *softwares* em nuvem – o que permite armazenamento mais simples e prático e acesso mais rápido a informações –, tudo isso em um corpo robótico que se movimenta e que pode ser controlado por um computador ou controle *joystick*.

O robô de telepresença torna possível que, sem se deslocar, alguém controle o que ver, por onde caminhar, com quem interagir e o que mostrar. Com essa possibilidade, o controle e a flexibilidade permitem visitas, exposições e interações a distância com mais autonomia para quem precisa da telepresença. Pela vantagem de se deslocar com qualidade e estabilidade, o robô garante uma experiência incrível, além de ser um grande atrativo.

Seu conceito gira em torno da troca rápida de arquivos e informações de maneira remota, permitindo agilizar processos. Com o robô de telepresença é possível comunicar remotamente, com controle a distância por aplicativo no *smartphone*, *tablet* ou computador, dando liberdade de locomoção no ambiente. Isso permite que o usuário faça consultorias, atendimentos e monitoramentos a distância com total autonomia.

O uso de robôs de telepresença na Telemedicina é uma solução simples e eficaz para viabilizar o contato entre médicos, pacientes e familiares. É possível aproximar médicos especialistas, além de ter sido uma ferramenta importante no cenário de pandemia de covid-19, representando inclusive um sistema de equipamento de proteção individual.

Podem ser definidas plataformas de comunicação, que são constituídas por um robô e uma estação de controle ligados por uma conexão de banda larga segura. Através dela, o médico pode realizar teleatendimentos, conduzindo o robô até o paciente e/ou a equipe médica local. A plataforma é vista como aliada na promoção de atendimento médico de qualidade, e é muito útil em situações de emergências e de doenças infectocontagiosas, garantindo a segurança dos profissionais, bem como a sustentabilidade do sistema de Saúde.

Principais vantagens da telepresença na Telemedicina

- Continuidade do cuidado médico ou em saúde: a telepresença proporciona atendimento em tempo real e contínuo, o que é especialmente benéfico para instituições de longa permanência ou acompanhamento domiciliar de pacientes com patologias crônicas. Mesmo em situações de crises sanitárias, como pandemias, os profissionais da Saúde podem continuar atendendo normalmente seus pacientes por meio de uma plataforma médica
- Personalização e agilidade em cuidados especializados: com os robôs oferecendo independências de funcionamento, os médicos podem realizar atendimento à beira do leito, como visitas hospitalares complementares, interconsulta especializada em enfermarias, UTI ou centros cirúrgicos, otimizando a logística para a resolução de problemas complexos. Para melhorar os recursos de avaliação clínica, é importante que esses robôs tenham uma câmera auxiliar para viabilizar as inspeções com detalhes
- Humanização (visita de familiares): durante o período da pandemia de covid-19, em sua fase mais crítica, um dos usos dos robôs de telepresença foi propiciar as visitas dos familiares a pacientes internados em áreas de isolamentos, UTIs ou outros locais com restrição de acesso, além da interação dos familiares com o médico responsável para informes clínicos (boletins médicos). Essa aplicação melhora a situação emocional dos pacientes internados e de seus familiares
- Formação profissional supervisionada: um dos usos da telepresença é a transmissão em tempo real de casos ou situações clínicas/cirúrgicas para fins de formação profissional, em nível de graduação, residência médica, pós-graduação ou atualização profissional continuada (aprendizado em serviço com os problemas locais, sob supervisão)
- Pesquisa clínica multicêntrica: outro uso da telepresença é nas pesquisas clínicas em rede, nas quais sejam importantes sincronizações dos padrões clínicos.

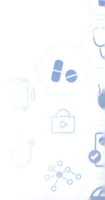

Sala de telepresença imersiva

A telepresença imersiva é um conjunto bem integrado de tecnologias e recursos de áudio, vídeo e de rede. Com iluminação adequada, decoração dos ambientes e posicionamento das câmeras, ela oferece uma experiência de comunicação em tempo real e com alto grau de definição. Com a telepresença imersiva, temos uma experiência de contato humano via internet muito melhorada – isso porque ela oferece as condições necessárias para que os usuários conectados se sintam realmente diante das pessoas com quem estão falando. Para ser mais específico, a solução visa entregar às pessoas de diferentes regiões conectadas *online* uma comunicação "*face-to-face*" (cara a cara), como se elas estivessem realmente dividindo o mesmo ambiente. O objetivo é reproduzir as melhores características da interação humana direta no processo. A proposta é que as salas sejam idênticas em iluminação, decoração e posicionamento da câmera, para gerar a sensação de que todos compartilham do mesmo ambiente ao mesmo tempo. Com a ajuda dos equipamentos certos, a experiência de contato e a comunicação são melhoradas. A telepresença imersiva deve oferecer uma experiência de colaboração interoperável, consistente, previsível e confiável.

REFERÊNCIAS BIBLIOGRÁFICAS

Amazon [Internet]. Amazon Lex. Disponível em: https://aws.amazon.com/pt/lex/.

Babylon Health [Internet]. Check your symptoms for free. Disponível em: https://www.babylonhealth.com/en-us/what-we-offer/chatbot.

Chaix B, Guillemassé A, Nectoux P et al. Vik: a chatbot to support patients with chronic diseases. Health. 2020;12:804-10.

Cloudia [Internet]. Chatbot Cloudia. Disponível em: https://www.cloudia.com.br.

Denecke K, Vaaheesan S, Arulnathan A. A mental health chatbot for regulating emotions (SERMO) – concept and usability test. IEEE Trans Emerg Topics Computing. 2021;9:1170-82.

Dialogflow [Internet]. Disponível em: https://dialogflow.cloud.google.com/.

Erazo WS, Guerrero GP, Betancourt CC et al. Chatbot implementation to collect data on possible covid-19 cases and release the pressure on the primary health care system. 11th IEEE Annual Information Technology, Electronics and Mobile Communication Conference (IEMCON). 2020. p. 302-7.

Firouzi F, Farahani B, Daneshmand M et al. Harnessing the power of smart and connected health to tackle covid-19: IoT, AI, robotics, and blockchain for a better world. IEEE Internet Things J. 2021;8:12826-46.

Gupta J, Singh V, Kumar I. Florence – a health care chatbot. 7th International Conference on Advanced Computing and Communication Systems (ICACCS). Coimbatore, India; 2021. p. 504-8.

Halili F, Ramadani E. Web services: a comparison of soap and rest services. Mod App Sci. 2018;12:175.

Hernandez JPT. Network diffusion and technology acceptance of a nurse chatbot for chronic disease self-management support: a theoretical perspective. J Med Invest. 2019;66:24-30.

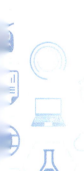

Hung L, Wong J, Smith C et al. Facilitators and barriers to using telepresence robots in aged care settings: a scoping review. J Rehabil Assist Technol Eng. 2022;9: 20556683211072385.

IBM [Internet]. IBM Watson para watsonx. Disponível em: https://www.ibm.com/br-pt/watson.

Indian Express [Internet]. WhatsApp chatbot MyGov Corona helpdesk crosses 30 million users in India. New Delhi. March 24, 2021. Disponível em: https://indianexpress.com/article/technology/tech-news-technology/whatsapp-chatbot-mygov-corona-helpdesk-crosses-30-million-users-in-india-7242615/.

Kolyshkina I, Simoff S. Interpretability of machine learning solutions in public healthcare: the CRISP-ML approach. Front Big Data. 2021;4:660206.

Lee H, Kim J, Kim S et al. Usability evaluation of user requirement-based teleconsultation robots: a preliminary report from South Korea. Methods Inf Med. 2020;59:86-95.

Lei M, Clemente IM, Liu H et al. The acceptance of telepresence robots in higher education. Int J Soc Robot. 2022;27:1-18.

Mehta N, Pandit A, Shukla S. Transforming healthcare with big data analytics and artificial intelligence: a systematic mapping study. J Biomed Inform. 2019;100:103311.

Microsoft Azure [Internet]. Language Understanding (LUIS). Disponível em: https://www.luis.ai/.

Morrell ALG, Morrell-Junior AC, Morrell AG et al. The history of robotic surgery and its evolution: when illusion becomes reality. Rev Col Bras Cir. 2021;48:e20202798.

Narynov S, Zhumanov Z, Gumar A et al. Chatbots and conversational agents in mental health: a literature review. 21st International Conference on Control, Automation and Systems (ICCAS). 2021. p. 353-8.

Rasa [Internet]. A new generation of AI assistants. Disponível em: https://rasa.com/.

Robillard JM, Goldman IP, Prescott TJ et al. Addressing the ethics of telepresence applications through end-user engagement. J Alzheimers Dis. 2020;76:457-60.

Roca S, Sancho J, García J et al. Microservice chatbot architecture for chronic patient support. J Biomed Inf. 2020;102:103305.

Sánchez-Adame LM, Mendoza S, Urquiza j et al. Towards a set of heuristics for evaluating chatbots. IEEE Lat Am T. 2021;19:2037-45.

Sharma V, Kulkarni V, McAlister F et al. Predicting 30-day readmissions in patients with heart failure using administrative data: a machine learning approach. J Card Fail. 2022;28:710-22.

Shengguang P. Overview of medical knowledge mapping research. 2020 International Conference on Intelligent Computing and Human-Computer Interaction (ICHCI). 2020. p. 231-4.

Vaswani A et al. Attention is all you need. CoRR, abs/1706.03762, 2017. Disponível em: https://arxiv.org/abs/1706.03762.

WHO [Internet]. Ethics and governance of artificial intelligence for health: guidance on large multi-modal models. Disponível em: https://iris.who.int/handle/10665/375579.

WHO [Internet]. The World Health Organization launches WHO Health Alert on WhatsApp. Disponível em: https://www.whatsapp.com/coronavirus/who.

Wikipedia [Internet] Babylon Health. Disponível em: https://en.wikipedia.org/wiki/Babylon_Health.

Wit.ai [Internet]. Build Natural Language Experiences. Disponível em: https://wit.ai/.

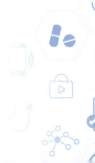

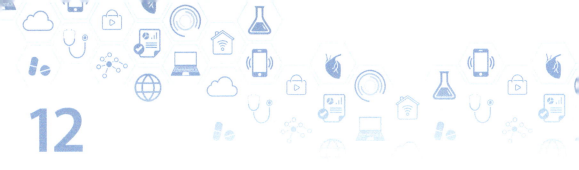

12

Telessaúde de Estilo de Vida e Bem-Estar

Chao Lung Wen, Mariana Mie Chao

O médico do futuro não dará remédio, mas instruirá seu paciente no cuidado do corpo humano, na dieta, na causa e prevenção da doença. Eles podem até descobrir o germe da velhice.
Thomas Edison

O que vale não é o quanto se vive, mas como se vive.
Martin Luther King

ESTILO DE VIDA E BEM-ESTAR

Com a elevação da expectativa de vida e da média de idade no mundo e o consequente aumento da população de idosos, somados a mudanças de estilo de vida e hábitos que levam ao aumento de pessoas com sobrepeso/obesidades, doenças crônicas e degenerativas, doenças metabólicas, deficiência física, neoplasias e risco de pandemias pela maior globalização e pelo decorrente aumento da quantidade de viagens e deslocamentos, entre outros fatores, o perfil de doenças vem se modificando e mostrando que, além do tratamento exclusivo a elas, é necessário incorporar novos serviços, como a prevenção de doenças e a promoção da saúde. A ampliação do conjunto de ações possíveis na Saúde indica a necessidade de expandirmos para abordagens multiprofissionais, organização de linhas de atenção à saúde para a resolução de problemas e minimização do risco de ressurgimento das doenças, principalmente as crônicas, e a manutenção do estado da saúde por meio da incorporação de novos hábitos.

Na aceleração das mudanças da terceira década do século 21, certamente a inclusão das teletecnologias assistenciais será o pilar na reorganização da cadeia de saúde para uma sociedade envelhecida. Com a rápida evolução nas áreas da eletrônica, das telecomunicações e da computação nos últimos 15 anos, popularizou-se o acesso a diversas tecnologias que outrora eram inimagináveis. São exemplos dessa revolução as bandas largas de internet móvel; os *smartphones* que se tornaram potentes unidades computacionais de bolso com capacidade para se conectar a diversos acessórios e providos de inteligência artificial (IA), aplicativos de redes sociais e mensagens instantâneas e compartilhamento em nuvem de dados.

Nessa tendência, estamos vendo o surgimento de dispositivos eletrônicos com base em tecnologias de grafeno e cada vez mais eletrônica, informática e telecomunicação fundindo-se (teletecnologias) e participando do nosso cotidiano. A isso podemos denominar aceleração da incorporação digital na sociedade e, naturalmente, ocorrerá também na Saúde. Com o advento das hiperconexões pela telecomunicação da alta velocidade, o sistema de Saúde se transformará. No lugar de a centralização dos processos de cuidados serem exclusivamente centralizados em hospitais e consultórios, avançaremos para a saúde distribuída, na qual as residências das pessoas (moradias inteligentes e conectadas) serão a base para os cuidados contínuos, integrada, com maior humanização e redução dos riscos de contágios de doenças de ambientes hospitalares.

A Primeira Conferência Internacional sobre Promoção da Saúde, realizada em Ottawa, Canadá, em novembro de 1986, apresentou uma Carta de Intenções que seguramente contribuiu para o desenvolvimento de conceitos e de práticas referentes à promoção de saúde. Segundo essa carta, promoção da saúde é o nome dado ao processo de capacitação da comunidade para atuar na melhoria de sua qualidade de vida e saúde, incluindo maior participação no controle desse processo. Para atingir um estado de completo bem-estar físico, mental e social, os indivíduos e grupos devem saber identificar aspirações, satisfazer necessidades e modificar favoravelmente o meio ambiente. A saúde deve ser vista como um recurso para a vida, e não como objetivo de viver. Nesse sentido, a saúde é um conceito positivo, que enfatiza os recursos sociais e pessoais, bem como as capacidades físicas. Assim, a promoção da saúde não é responsabilidade exclusiva do setor da Saúde, e vai para além de um estilo de vida saudável, na direção de um bem-estar global.

Alcançar a equidade em saúde é um dos focos da promoção da saúde. Nesse contexto, as ações de promoção da saúde objetivam reduzir as diferenças no estado de saúde da população e assegurar oportunidades e recursos igualitários para capacitar todas as pessoas a realizar completamente seu potencial de saúde, incluindo ambientes favoráveis, acesso à informação, experiências e habilidades na vida, bem como oportunidades que permitam fazer escolhas por uma vida mais sadia. As pessoas não podem realizar completamente seu potencial de saúde se não forem capazes de controlar os fatores determinantes de sua saúde, o que se aplica igualmente para homens e mulheres (Carta de Ottawa, 1986 – https://bvsms.saude.gov.br/bvs/publicacoes/carta_ottawa.pdf).

Na promoção de saúde, a educação pode ser considerada a palavra-chave. Educação em saúde é um campo de conhecimento e de prática que historicamente tem se ocupado em promover a saúde e em atuar na prevenção de doenças. É possível dizer que o conceito atual e que predomina nas reflexões teóricas é o da educação em saúde como um processo teórico-prático que visa integrar os vários saberes (científico, popular e do senso comum), possibilitando aos sujeitos envolvidos visão crítica, maior participação responsável e autônoma frente à saúde no cotidiano (Reis, 2006). A educação em saúde tem como objetivo maior promover mudança de atitude das pessoas em relação a seus hábitos, como o cuidado com a saúde oral. Para que se alcancem esses objetivos de mudanças, é fundamental a motivação do paciente.

Um dos componentes-chave para desenvolver uma boa proposta em saúde é a motivação, que é comumente confundida com educação. Segundo Adams e Nystrom (1986), o sucesso da motivação envolve os seguintes estágios:

- Conhecimento: pessoas devem saber não apenas que têm doenças orais, mas devem saber também claramente o porquê de estarem doentes
- Interesse: pessoas estão interessadas em si mesmas; o educador deve evocar o interesse do indivíduo
- Envolvimento: é talvez o passo motivacional mais adequado para o desempenho da equipe profissional. É muito mais do que ensinar a técnica, é observar o desempenho e fornecer um retorno honesto
- Ação: a ação segue lado a lado do envolvimento e somente tem significado quando se torna um hábito
- Deve tornar-se um hábito, fazer parte da rotina diária.

A motivação humana é muito complexa e está baseada em uma combinação de expectativas, ideias, crenças, sentimentos, esperanças, atitudes, valores que iniciam, mantém e regulam o comportamento (Ditterrich et al., 2007). A educação motivadora estimula as pessoas a aprender, capacitando-as para tomar decisões e fazer escolhas.

Na busca pela promoção de saúde, a comunicação tem importante papel, representando o processo de transmitir, perceber e interpretar informações por meios verbais e não verbais. Tanto o emissor quanto o receptor de uma mensagem devem ter certas habilidades, como a habilidade verbal, na qual deve haver a expressão e a habilidade correspondente de perceber e interpretar corretamente a mensagem (Couto, 2004). Ou seja, a comunicação é a transmissão com o intuito de tornar claro e compreensível o que se pretende informar para outra pessoa. Uma comunicação eficiente é um dos pontos importantes no desenvolvimento de atividades preventivas.

Os cuidados em domicílios (telemulticuidados domiciliares) serão potencializados por aparelhos digitais, como os termômetros e esfigmomanômetro digitais, aparelhos para exames de orofaringe e otoscopia, oxímetro digital, monitor Doppler, glicosímetros, aparelhos para monitoramento de anticoagulação, balanças digitais com bioimpedância, entre outros (Figura 12.1).

Em relação ao custo com cuidados de saúde pessoal, estudos nos EUA mostraram que os valores gastos pela população idosa representavam quase 4 vezes mais do que os da população com menos de 65 anos. Acredita-se que esse custo poderá ser moderado se forem implementadas melhorias nas condições de saúde dos idosos, com ações de prevenção. A Inglaterra difundiu e aplicou diversas ações de prevenção nas residências, que têm sido apoiadas por pesquisadores. Eles afirmam que, desse modo, haveria redução da necessidade de internação e utilização de serviços

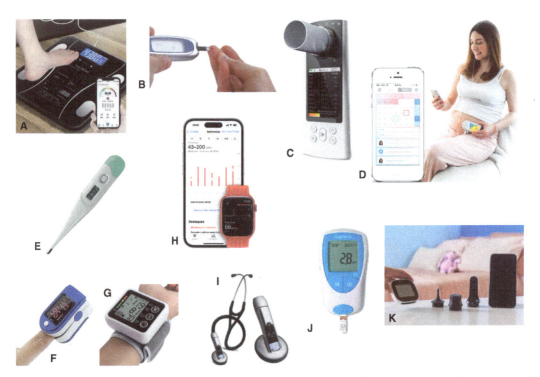

Figura 12.1 Aparelhos para exame físico complementar. **A.** Balança digital. **B.** Glicosímetro. **C.** Espirômetro portátil. **D.** Monitor Doppler fetal. **E.** Termômetro. **F.** Oxímetro. **G.** Esfigmomanômetro. **H.** *Smartwatch*. **I.** Estetoscópio digital profissional médico. **J.** Aparelho para medir tempo de protrombina. Serve para monitorar o nível de anticoagulação do paciente. **K.** *Kit* para exame de otoscopia e vias respiratórias superiores. Vem com termômetro digital, máquina fotográfica e estetoscópio digital.

hospitalares e, consequentemente, menos gastos. No panorama do Brasil, o Estudo Longitudinal da Saúde dos Idosos Brasileiros (Elsi-Brasil), realizado em 2018, apontou que 75,3% dos idosos brasileiros dependem exclusivamente dos serviços prestados no Sistema Único de Saúde (SUS). Já a Agência Nacional de Saúde Suplementar (ANS) relata que, em 2022, o setor de planos de saúde já somou 7 milhões de pessoas com mais de 60 anos beneficiárias em planos com assistência médica, o que representa 15% do total (ANS, 2022). Em 2018, a Associação Nacional de Hospitais Privados (ANAHP) publicou que a maior longevidade da população impacta diretamente nos planos de saúde. Dados do Instituto de Estudos da Saúde Suplementar (IESS) revelam que "um paciente com menos de 18 anos custa ao ano R$ 1.500 para seu plano de saúde, enquanto um com mais de 80 pode gerar gastos de R$ 19 mil por ano" e complementa que "o custo assistencial médio por beneficiário dos 54 aos 58 anos é de R$ 3.988,23, enquanto, a partir dos 59 anos, sobe para R$ 8.036,35 (mais que o dobro)" (ANAHP, 2018). De acordo com a ANS, essa maior longevidade gera maiores custos médico-hospitalares e prevê que até 2030 os gastos com despesas assistenciais no Brasil deverão crescer até 157%, passando de R$ 149 bilhões para R$ 383 bilhões (ANS, 2022). Isso nos gera um alerta de que é preciso cuidado e conscientização em relação à manutenção da saúde e estilo de vida. Por isso, o ambiente em que se vive deve ser favorável e saudável, para um envelhecimento bem-sucedido, independente e autônomo. O ambiente no qual o idoso reside é um dos aspectos essenciais, pois nessa fase o indivíduo passa a maior parte do tempo em casa, e a qualidade desse espaço está diretamente relacionada com o bem-estar que é proporcionado, devendo, assim, ser planejada de modo a minimizar os riscos de acidentes domiciliares, proporcionando segurança, conforto, independência, autonomia e qualidade de vida saudável.

Uma boa estratégia para um sistema de Saúde eficiente seria o desenvolvimento e a promoção de estilo de vida saudável com mudança de hábito focada na promoção e gestão de Saúde e prevenção de doenças, agravos e com incorporação de conceitos de medicina de estilo de vida (*lifestyle medicine*), qualidade de vida e bem-estar (*wellness*) e *slow medicine*. Na incorporação da Telessaúde, pode-se implantar um ecossistema de Telessaúde formado por equipe multiprofissional, constituído por agentes de Saúde, profissionais não médicos com contato direto com grande número de indivíduos, população geral, médicos generalistas e especialistas, arquitetos habitacionais, engenharia de saneamento, entre outros. Essa estratégia seria Telessaúde de Cuidados Integrados (ou Telessaúde Integrada) e de bem-estar caracterizada pela ação articulada das profissões, convergindo para proporcionar a saúde. Como exemplo, seria possível dizer que seria melhor promover um estilo de vida evitando que um idoso venha a ter demência do que apenas investir em medicamentos paliativos e profissionais para cuidar de alguém com demência, e que pode ser por um período de décadas. Assim, pode-se trabalhar nos 12 fatores a seguir, promovendo um tipo de *coaching* de Saúde:

1. Baixa escolaridade.
2. Inatividade física.
3. Obesidade.
4. Hipertensão.
5. Diabetes.
6. Isolamento social.
7. Perda de audição.
8. Depressão.
9. Exposição à poluição do ar.
10. Consumo excessivo de álcool.
11. Tabagismo.
12. Traumatismo cranioencefálico.

Dependendo do modo que se envelhece, as pessoas apresentam estado de maior fragilidade física e mental, com mais ocorrências de doenças crônicas, degenerativas e neoplásicas, o que provoca maior risco de declínio funcional, hospitalização, sequelas, dependência e morte.

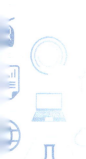

A ampliação dos conjuntos de ações possíveis na Saúde indica também a necessidade de expandir para abordagens multiprofissionais. Para quem tem 60 anos ou mais, algumas práticas contempladas na Política Nacional de Práticas Integrativas e Complementares do Ministério da Saúde (Portarias GM nº 849/2017 e GM nº 702/2018) poderiam ser úteis para o aumento da independência funcional e a redução de depressão e de quadros demenciais. São exemplos: Tai Chi, meditação, ioga, musicoterapia, aromaterapia, biodança, dança circular.

É importante lembrar que poderíamos trabalhar com cuidados de promoção de saúde, e não medicamentosos.

No município de Santos (SP) existem muitas atividades gratuitas para a população. Além de meditação, Tai Chi, pintura (para desenvolvimento de criatividade e coordenação motora), há ainda surfe de lazer supervisionado para público 50+. Particularmente, os autores consideram como uma atividade que pode melhorar a qualidade de vida e reduzir demências. Basicamente, o surfe de lazer envolve cinco características principais:

- Os participantes precisam ter equilíbrio
- Desenvolve a tonicidade muscular
- É uma atividade de hidroginástica (baixo impacto)
- Tem exposição solar (promovendo produção de vitamina D e reduzindo o risco e os efeitos de osteoporose)
- Promove a convivência social, diminuindo riscos de solidão, isolamento e depressão.

A Telessaúde Integrada de bem-estar é uma cadeia de serviços com grande potencial para agregar novas soluções para a saúde. Muitos dos procedimentos e atendimentos exclusivamente presenciais poderão ser expandidos ou substituídos por interações intermediadas por tecnologias. Isso tende a ser uma solução, desde que seja aplicada de maneira estratégica para que se integre à estrutura de saúde existente, a fim de aumentar a logística de resolução de problemas e implementar um conjunto de serviços que evitem que a população venha a adoecer.

Os custos com cuidados de doenças estão cada vez mais altos, por conta do surgimento de novas tecnologias, de novos investimentos e da descoberta de novos problemas. Além de promover o diagnóstico precoce e evitar o agravamento de muitas doenças crônicas, os programas de prevenção também podem empoderar o paciente para cuidar de sua própria saúde (autocuidados), facilitar e orientar a utilização dos serviços de saúde, além de ser importantes aliados na racionalização de custos e na redução de desperdícios nos cuidados de doenças. Um dos principais objetivos de um programa de prevenção e promoção de saúde seria o de melhorar os indicadores gerais dos pacientes e evitar o agravamento de quadros de doenças crônicas.

A Saúde passa a ser vista como um conjunto organizado de serviços que, além de recuperar as pessoas de condições de doença, primeiramente promove a saúde e previne doenças por meio do provimento de estilo de vida e bem-estar.

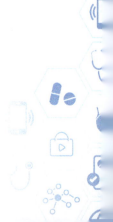

REFERÊNCIAS BIBLIOGRÁFICAS

Adams RA, Nystrom GP. A periodontitis severity index. J Periodontol. 1986;57(3):176-9.

Agreli HF, Peduzzi M, Silva MC. Patient centred care in interprofessional collaborative practice. Interface (Botucatu). 2016;20:905-16.

Brasil. Instituto Brasileiro de Geografia e Estatística (IBGE)/Diretoria de Pesquisas. Coordenação de População e Indicadores Sociais. Gerência de Estudos e Análises da Dinâmica Demográfica. Projeção da população do Brasil e Unidades da Federação por sexo e idade para o período 2010-2060.

Brasil. Ministério da Saúde. Agência Nacional de Saúde Suplementar (ANS). Sistema de Informações de Beneficiários. 02/23. Disponível em: https://www.ans.gov.br/images/stories/Materiais_para_pesquisa/Perfil_setor/sala-de-situacao.html.

Couto EAB. A comunicação com o idoso-técnicas e estratégias. In: Campostrini E. Odontogeriatria. Rio de Janeiro: Revinter; 2004. p. 32-7.

Ditterrich RG, Portero PP, Wambier DS et al. Higiene bucal e motivação no controle do biofilme dental. Odontologia Clínico Científica. 2007;6(2):123-6.

Esteve-Clavero A, Ayora-Folch A, Maciá-Soler L et al. Factors associated with the quality of life of older people. ACTA Paulista de Enfermagem. 2018;31:542-9.

Lima-Costa MF. Envelhecimento e saúde coletiva: Estudo Longitudinal da Saúde dos Idosos Brasileiros (ELSI-Brasil). Disponível em: https://rsp.fsp.usp.br/wp-content/plugins/xml-to-html/include/lens/index.php/?xml=0034-8910-rsp-52-s2-S1518-8787201805200supl2ap.xml.

Observatório ANAHP 2018. Disponível em: https://www.anahp.com.br/wp-content/uploads/2022/12/ObservatorioANAHP-2018-Port-Bx-final.pdf.

Reis DC. Educação em saúde: aspectos históricos e conceituais. In: Gazzinelli MF, Reis DC, Marques RC. Educação em saúde: teoria, método e imaginação. Belo Horizonte: UFMG; 2006.

Tosato M, Ciciarello F, Zazzara MB et al. gemelli against covid-19 post-acute care team. Lifestyle changes and psychological well-being in older adults during covid-19 pandemic. Clin Geriatr Med. 2022;38:449-59.

Trilk J, Nelson L, Briggs A et al. Including lifestyle medicine in medical education: rationale for American College of Preventive Medicine/American Medical Association Resolution 959. Am J Prevent Med. 2019;56:e169-e175.

Wachholz PA, Velho JCAC. Slow medicine: uma concepção filosófica para uma prática geriátrica humanizada. Geriatr Gerontol Aging. 2021;15:e0210013.

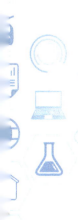

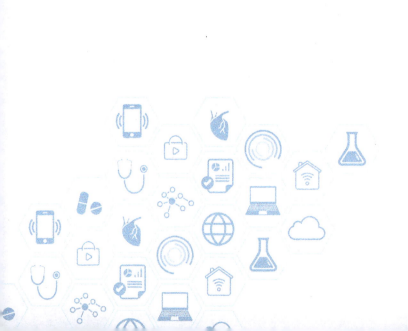

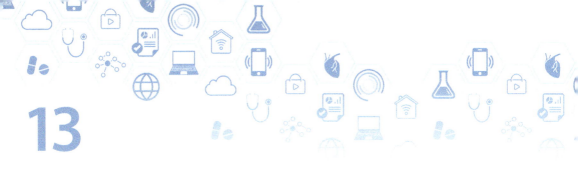

13

Casas Inteligentes e Saudáveis

Mariana Mie Chao, Carlos Vinicius Nascimento de Araujo, Chao Lung Wen

Com a crescente pressão sobre os sistemas de Saúde em todo o mundo face ao envelhecimento populacional, as previsões estatísticas apontam que uma em cada seis pessoas terá 60 anos em 2030 (OMS, 2015), resultando em mais de 2 bilhões de idosos em 2050 (Pinho de Almeida, 2021). Associados a essa mudança do perfil etário populacional, há também os aspectos de saúde e doença. A população idosa apresenta maior prevalência de doenças crônicas e degenerativas, bem como de câncer, o que implica mais demandas por cuidados, maior consumo de medicamentos e maior necessidade da oferta de serviços hospitalares e atendimentos especializados, resultando em aumento significativo dos custos assistenciais (Howdon e Rice, 2018; Oliveira et al., 2020). A reorganização e readequação dos modelos assistenciais será fundamental em um futuro próximo, procurando sair do "hospitalocentrismo" para um modelo de atendimento em rede e de maneira distribuída.

Estudos nos EUA mostraram que os valores gastos para cuidados pessoais com doenças na população idosa eram quase 4 vezes maiores do que os da população com menos de 65 anos. Esse custo provavelmente poderia ser reduzido se fossem implementadas ações de melhorias nas condições de vida dos idosos, redução de riscos a acidentes e prevenção de doenças. A Inglaterra difundiu e aplicou diversas ações de prevenção nas residências, e há indicativos de que essas ações reduziram a necessidade de internação e utilização de serviços hospitalares e, consequentemente, os gastos. Isso nos alerta para a promoção da conscientização de um estilo de vida saudável, de modo que se consiga aumentar o período de independência e autonomia da população idosa. Para tanto, é preciso que o ambiente em que se vive seja planejado e saudável.

CASAS INTELIGENTES

As casas inteligentes, também conhecidas por residências inteligentes ou *smart homes*, são frequentemente associadas à noção de automação tecnológica residencial (domótica). A palavra "domótica" é resultante da junção do latim *domus*, que significa "casa", e da palavra *telemática*, que significa "telecomunicação e informática". Assim, domótica é definida como o conjunto de sistemas capazes de automatizar uma casa, provendo serviços de segurança, gestão de energia, conforto e comunicação, e que podem estar integrados por meio de redes internas e externas de comunicação, com ou sem fio, e cujo controle tem certa ubiquidade, a partir de dentro e de fora da casa. Domótica pode ser entendida como a incorporação da tecnologia no planejamento inteligente de um ambiente.

A domótica possibilitou a criação de ambientes inteligentes por meio da automação tecnológica, usada para gerenciar diversos serviços, como iluminação, segurança, climatização de ambientes, otimização de energia, controle de aparelhos, entre outros. Eles podem ser controlados a distância, via *smartphone* ou dispositivos de inteligência artificial (IA) domésticos com controle por voz, simplificando várias atividades diárias com a automatização de tarefas e oferecendo conforto para o usuário.

A IA é encontrada em diversos aparelhos como: *smart speaker* (caixa de som inteligente) Echo Dot, da Amazon, que conta com a assistente virtual Alexa; Google Nest; Siri; *smart TVs*, entre outros. Esses dispositivos são acionados por comandos de voz e realizam tarefas como acender e apagar as luzes, ligar e desligar ar-condicionado e televisão, além de fazer chamadas telefônicas (ligações de áudio ou vídeo) e gerenciar agenda de rotinas diárias (lembretes de beber água, tomar remédios, fazer atividade física, lista de compras, compromissos etc.). A evolução dessas tecnologias tem acontecido de maneira muito rápida, de tal modo que robôs de cuidados pessoais serão popularizados em um futuro próximo, assim como os robôs de limpeza são atualmente. Eles terão incorporados a IA e ajudarão em acompanhamentos por telepresença, reduzindo a dependência, sobretudo, de idosos.

Para a automação residencial ser um facilitador, as tecnologias devem ser escolhidas com critério, pois precisam ser adequadas ao perfil dos usuários, ter sistemas de contingências em caso de falhas ou ocorrências excepcionais e possibilidade de atualização com o surgimento de novos recursos. Quando os usuários têm pouca familiaridade com alguma tecnologia, ou quando a tecnologia muda substancialmente seu *modus operandi*, a automação pode dificultar e atrapalhar a rotina. É fundamental considerar situações de excepcionalidade, em caso de falta energia elétrica ou interrupção de sinal de internet, pois a automação pode ficar indisponível. É preciso, ainda, haver equilíbrio entre a quantidade de tecnologia utilizada, a facilidade e o domínio dos recursos pelo usuário e a implementação de sistema de segurança e contingência, como *nobreak*/gerador de energia, dupla banda de internet, rede *wi-fi* residencial segura etc.

A palavra "inteligente" significa "que possui inteligência"; por sua vez, "inteligência" é definida como "habilidade para entender e solucionar adversidades ou problemas, adaptando-se a circunstâncias novas". Vale a pena refletir sobre o termo na expressão "residências inteligentes" – não deveríamos vincular apenas à ideia de colocação de uma camada de automação eletrônica e digital, com uso de IA para auxiliar o dia a dia, mas sim ampliar para a noção de conceber espaços funcionais, práticos, seguros e saudáveis nos seus interiores e exteriores, adaptados segundo o arquétipo sociocultural e econômico do morador.

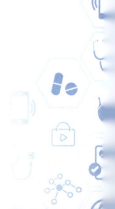

Devem ser levados em consideração aspectos como circulação de ar, purificadores de ar com filtros HEPA (do inglês, *high efficiency particulate arrestance* – retenção de partículas de alta eficiência), aparelhos para medição da umidade de ar e para controle da umidade ambiental (desumidificadores para ambientes muito úmidos ou umidificadores para ambientes muito secos), detectores de gás, planejamento de sinalizadores internos, proteção contra acidentes envolvendo até na escolha de materiais (p. ex., resistentes, antiderrapantes e que possibilitem higienização por meios físicos, como vapor). Além disso, podem-se incluir projetos luminotécnicos, aromatização ambiental, ambientação com paisagens imersivas, conforto acústico, sonorização, espaço para atividade física, entre outros.

Assim, se uma residência contar com automação eletrônica, mas não tiver um planejamento de ambiente saudável e de bem-estar, não poderá ser considerada inteligente. O conceito poderia ser ressignificado de lar inteligente para lar inteligentemente inteligente e, nesse caso, seria ainda saudável e seguro. Esses aspectos são merecedores de destaque quando levamos em consideração a população idosa. A pandemia de covid-19 evidenciou que a maioria das residências não está adequadamente preparada para o processo de envelhecimento da população, muito menos para promover saúde domiciliar.

LARES INTELIGENTES *WELLNESS* – RELAÇÃO ENTRE AMBIENTE CONSTRUÍDO E VISÃO

O ser humano tem cinco sentidos (tato, paladar, visão, olfato e audição) para a percepção do mundo ao seu redor. Das informações que uma pessoa tem do mundo externo, 80% são oriundas dos estímulos recebidos através dos olhos, sendo a luz um elemento de grande importância. O relatório da Organização Mundial da Saúde (OMS) de 2019 estimou que cerca de 2,2 bilhões de pessoas no mundo apresentam algum déficit de visão – o Instituto Brasileiro de Geografia e Estatística (IBGE) estimou que, desses, mais de 35 milhões são brasileiros. Nos últimos anos, por exemplo, aumentou o número de pessoas com miopia, devido ao prolongado período de isolamento e com uso por tempo demasiado de aparelhos eletrônicos como computadores, celulares, *tablets*, televisores, *videogames* etc. Além do brilho intenso, as telas também forçam os olhos a focarem por mais tempo objetos a curta distância, causando fadiga.

A diferença entre a visão de jovens e de idosos é bastante significativa. Pessoas mais velhas necessitam de muito mais luz para enxergar (p. ex., pessoas de 55 anos precisam de 2 vezes mais luz do que as de 20 anos). As alterações sofridas no processo de envelhecimento, como a redução da acuidade visual, do campo visual, da velocidade de adaptação de ambiente iluminado para o ambiente escuro ou vice-versa (ofuscamento), alteração da marcha ao andar e da postura corporal exigem uma transformação na maneira de inter-relação da pessoa com o ambiente.

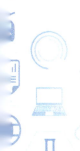

Segundo dados obtidos pelo Instituto Nacional de Traumatologia e Ortopedia do Ministério da Saúde, para cada três indivíduos com mais de 65 anos, um sofre uma queda anualmente, e para cada 20 idosos que caíram, ao menos 1 tem alguma fratura ou necessita de internação. Entre os idosos com 80 anos ou mais, 40% caem anualmente. A Universidade de São Paulo (USP) coletou dados que mostraram que 13% das pessoas com mais de 60 anos caem de maneira recorrente. Durante a pandemia, esse número chegou a 30%, mais que o dobro de quedas em períodos anteriores, e estima-se que mais de 70% desses acidentes aconteceram dentro das próprias casas. Essas quedas são relacionadas com diversos motivos: organização e distribuição dos móveis, que podem dificultar a locomoção em um cômodo ou pelo ambiente; desníveis no piso; uso de materiais escorregadios; tropeços em objetos soltos no chão; iluminação inadequada; mobiliários e/ou objetos que causem confusão ou ilusão de ótica; entre outros. Esses tipos de acidentes podem ser evitados ao se identificarem os potenciais riscos e adotarem medidas preventivas adequadas, de modo a adaptar o cômodo e mudar hábitos dos idosos e familiares. Por isso, é importante que, ao se planejar um espaço, sejam levados em consideração os tipos de materiais, a finalidade de seu uso, a superfície de aplicação, bem como cores, texturas, estampas, tipo de iluminação e sua intensidade, temperatura de cor, contraste, uniformidade da luz etc., para que as necessidades e limitações pessoais de seus usuários, de caráter físico ou cognitivo, sejam atendidas (Figuras 13.1 e 13.2).

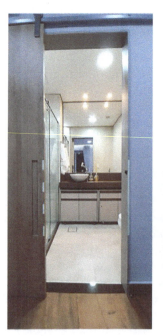 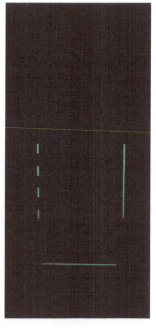

Figura 13.1 Segurança contra acidente à noite – sinalizador vertical com fita fosforescente.

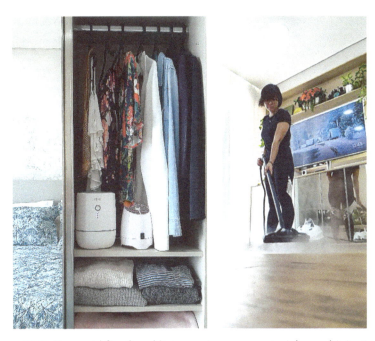

Figura 13.2 Desumidificador elétrico – piso com material para higienização por vapor.

As consequências causadas pelas quedas causam danos, que, em algumas situações, chegam a ser irreversíveis, como perda significativa de autonomia e qualidade de vida dos idosos, além de consequências para os cuidadores profissionais e familiares, que têm de se mobilizar em torno de cuidados especiais e adaptação de rotina em função da recuperação pós-queda.

Estudos mostraram que, quando uma pessoa idosa sofre uma queda em sua residência, a maior dificuldade é pedir socorro para outras pessoas, pois no momento do acidente, em geral, elas estão longe de seus celulares. Nessas situações, o uso de um assistente virtual que possa ser acionado por comando de voz seria muito benéfico, considerando que dispensaria a necessidade de estar próximo do celular para dar o comando de ligar para alguém. Vários dispositivos podem ser utilizados nas casas para monitoramento de acidentes, como sensores de quedas (*fall-detection*) e sistema de detecção de padrão comportamental que identifica a queda de uma pessoa e toma a medida automática de ligar para emergência ou para um familiar. Assim, o socorro consegue chegar com mais agilidade.

A iluminação é um fator de extrema importância em uma moradia, pois seu principal objetivo é a otimização do desempenho de atividades da vida diária, de modo a criar ambientes agradáveis esteticamente, eficientes e saudáveis, além de desempenhar influência positiva sobre a saúde, o bem-estar, o estado de alerta e a qualidade do sono. O funcionamento do corpo humano se dá pelo relógio biológico, ou ciclo circadiano (ciclo sono-vigília), que tem duração de aproximadamente 25 horas; a luz, em seu espectro, intensidade e duração (período e padrão temporal), atua como agente regulador.

Os diferentes comprimentos de onda têm distintos efeitos no corpo humano. A luz solar apresenta um conjunto de espectros de cores equilibradas, variando das avermelhadas e amareladas, que são mais aconchegantes, às porções azul e verde do espectro visível, que representam seu pico de energia, deixando o corpo em alerta máximo. Estudos mostraram que, ao expor os olhos a fontes com espectro de luz azul (como as lâmpadas LED artificiais ou as telas de celulares) no período noturno, há um bloqueio na produção de melatonina (hormônio do sono) pelo organismo, desregulando o ritmo biológico. Por isso, para facilitar o sono, é recomendado que o ambiente esteja calmo, com temperatura agradável, boa ventilação, poucos ruídos e iluminação adequada, preferencialmente de espectro na faixa amarela. Diversos estudos sobre cromoterapia abordam a influência de diferentes espectros de luz no sistema circadiano, e aplicar essas técnicas nas residências resulta em um tratamento complementar aos medicamentos. A "síndrome da iluminação doente" se dá em ambientes com pouca luz, o que resulta em cansaço, distúrbio de humor e falta de concentração.

O projeto luminotécnico não se limita apenas nas escolhas das lâmpadas e luminárias, mas também na avaliação e no entendimento das necessidades funcionais, tanto nos fatores biológicos quanto nos psicológicos e sociais, e das capacidades daqueles que irão utilizar o espaço. Condições de iluminação desfavoráveis podem dificultar a visão residual e diminuir a independência, a mobilidade, o equilíbrio e a percepção visual. Para aquelas com visão subnormal, a iluminação natural é preferível, porém é de difícil controle na questão de intensidade e uniformidade, por isso o uso de luz artificial é mais popular. No caso de fontes de luz artificial, as lâmpadas LED são as mais utilizadas nas residências, em virtude de seu baixo gasto energético.

Além da iluminação, o uso de cores e contrastes em um ambiente é capaz de induzir comportamentos. A falta de contraste reduz a percepção de informações do ambiente. Por exemplo, um ambiente monocromático dificulta a distinção entre a parede e o sofá, e pessoas com visão subnormal têm dificuldade de utilizar e se deslocar por esse ambiente, o que resulta em desconforto e eventuais acidentes.

Sinalizadores

Na medida em que ocorre diminuição dos aspectos cognitivos, ou em caso de interesse de implementar ambientes mais amigáveis, pode-se fazer o uso de recursos como os sinalizadores verticais (ícones) e horizontais, para facilitar a identificação e localização de itens nas residências.

O uso de sinalizadores verticais e horizontais possibilita melhor percepção do ambiente e localização de itens guardados, principalmente para pessoas que estejam em gradativa redução da capacidade cognitiva. Para isso, esses sinalizadores precisam ser concebidos como ícones, levando em consideração cor, contraste

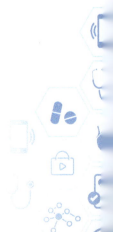

entre forma e fundo, condições de legibilidade e escolhas tipográficas, para que sejam eficazes em sua legibilidade e percepção. Ao envelhecer, a capacidade de distinguir contrastes diminui, assim como a percepção de profundidade. Para quem tem visão diminuída, imagens com alto contraste, tamanho adequado e forma geométrica são aspectos importantes.

Telecuidado domiciliar

As moradias inteligentes devem oferecer a seus moradores soluções aos aspectos negligenciados em relação a riscos de acidentes e doenças (p. ex., mofos). Nos próximos 8 anos, com a melhoria das conectividades, os lares inteligentes também deverão ter a possibilidade de realizar telecuidados domiciliares com telemonitoramento e cuidados supervisionados. Assim, a arquitetura deverá levar em consideração pequenos espaços privativos com iluminação adequada para a realização de teleatendimento médico, inserção de câmeras ambientais para atividades físicas supervisionadas e armário de saúde para acondicionar documentos clínicos e resultados de exames, aparelhos de medicação e medicamentos, aparelhos de atividade física, dispositivos vestíveis e demais soluções para a promoção de saúde e bem-estar.

REFERÊNCIAS BIBLIOGRÁFICAS

Age Scotland. Early stage dementia: a carers guide to creating a dementia friendly home. Disponível em: https://www.housinglin.org.uk/_assets/Resources/Housing/OtherOrganisation/Early-Stage-Dementia-A-carers-guide-to-creating-a-dementia-friendly-home.pdf.
Brasil. Ministério da Saúde. Agência Nacional de Saúde Suplementar. [Internet] ANS reforça a importância da promoção da saúde do idoso. Disponível em: https://www.gov.br/ans/pt-br/assuntos/noticias/periodo-eleitoral/ans-reforca-a-importancia-da-promocao-da-saude-do-idoso. Acesso em: 10 fev 2023.
Brasil. Ministério da Saúde. Envelhecimento e saúde da pessoa idosa. Brasília: Ministério da Saúde; 2007.
Brasil. Instituto Brasileiro de Geografia e Estatística (IBGE). [Internet] Participação relativa dos grupos etários na população total (2010/2060). Tabela 2010-2060 – Projeção da População (revisão 2018). Disponível em: https://agenciadenoticias.ibge.gov.br/agencia-detalhe-demidia.html?view=mediaibge&catid=2103&id=2188. Acesso em: 03 nov. 2022.
Brasil. Ministério da Saúde. Secretaria de Atenção à Saúde. Departamento de Atenção Básica. Envelhecimento e saúde da pessoa idosa. Brasília: Ministério da Saúde; 2007.
Cezar ERS. A domótica criando conforto e segurança. Rev Ubiquidade. 2020;3(2):20-9.
Chamusca A. Domótica e segurança electrónica: a inteligência que se instala. Portugal: Ingênium Edições; 2006.
Daré ACL. Lighting design: uma abordagem sobre a visão e a percepção do design dos ambientes pelos idosos através da iluminação. Convergências Rev Investig Ensino Artes. 2012;10.

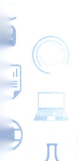

Departamento Intersindical de Estatística e Estudos Socioeconômicos (Dieese) [Internet]. Perfil das pessoas com 60 anos ou mais – fevereiro/2021. Disponível em: https://www.dieese.org.br/outraspublicacoes/2021/graficoPerfil60AnosMais.html. Acesso em: 18 nov. 2022.

Fisk M, Raynham P. Good housing design – lighting. A practical guide to improving lighting in existing homes. Good practice guide 5. 2nd ed. London: Pocklington for Professionals; 2015. Disponível em: https://www.housinglin.org.uk/_assets/Resources/Housing/Other-Organisation/A-practical-guide-to-improving-lighting-in-existing-homes.pdf.

Greasley-Adams C, Bowes A, Dawson A et al. Good practice in the design of homes and living spaces for people with dementia and sight loss. Stirling, UK: University of Stirling. Disponível em: https://edisciplinas.usp.br/pluginfile.php/5525745/mod_resource/content/1/good_practice_in_the_design_of_homes_and_living_spaces_for_people_living_with_dementia_and_sight_loss_final.pdf.

Hodgson P, Hodgson P, Raynham P. Lighting in and around the home: a guide to better lighting for blind and partially sighted people. London: Thomas Pocklington Trust; 2021. Disponível em: https://www.pocklington.org.uk/resources/useful-guides/a-guide-to-better-lighting-for-people-with-visual-impairment/.

Howdon D, Rice N. Health care expenditures, age, proximity to death and morbidity: Implications for an ageing population. Journal of Health Economics. 2018;57:60-74. Disponível em: https://www.sciencedirect.com/science/article/abs/pii/S0167629617310020.

Ito MAK. Inclusão e acessibilidade na arquitetura: revisão sistemática sobre iluminação e baixa visão. Mestrado em Psicologia Experimental. São Paulo: Universidade de São Paulo; 2021. Disponível em: https://www.teses.usp.br/teses/disponiveis/47/47132/tde-03122021-164147/. Acesso em: 23 fev 2022.

Lewis A. Daylighting in older people's housing. A guide for housing providers, architects and associated professionals involved in housing design and development. Pocklington for Professionals. 2015;3.

Nolasco J. Qual o impacto da luz azul nociva? Existem soluções para proteção? In: Vaz FT (coord.). Perguntas e respostas em ergoftalmologia. Lisboa: Sociedade Portuguesa de Oftalmologia; 2018. p. 52-5.

Oliveira JAD, Ribeiro JM, Emmerick ICM et al. Longevidade e custo da assistência: o desafio de um plano de saúde de autogestão. Ciência & Saúde Coletiva. 2020;25(10):4045-54. Disponível em: https://doi.org/10.1590/1413-812320202510.15562018.

Organização Mundial da Saúde (OMS). Relatório mundial de envelhecimento e saúde. Genebra: OMS; 2015. Disponível em: https://www.who.int/es/initiatives/decade-of-healthy-ageing. Acesso em: 20 set. 2022.

Organização Mundial da Saúde (OMS) [Internet]. Em primeiro relatório global sobre cegueira, OMS diz que mundo poderia evitar metade dos casos. ONU News. 2019. Disponível em: https://news.un.org/pt/story/2019/10/1690122. Acesso em: 07 mar. 2022.

Pinheiro C, Moreira da Silva F. Comunicação visual e design inclusivo, cor, legibilidade e visão envelhecida. In: Silva JCP, Paschoarelli LC, Moreira da Silva F (Orgs.). Design ergonômico – estudos e aplicações. Bauru: Unesp; 2010. p. 62-74.

Pinho de Almeida L. A importância de políticas públicas voltadas para a população da terceira idade no Brasil: discutindo as tensões e potencialidades do século XXI. Trayectorias Humanas Trascontinentales. 2021;10. Disponível em: https://doi.org/10.25965/trahs.3771.

Royal College of Occupational Therapists. Adaptations without delay. A guide to planning and delivering home adaptations differently. London: Royal College of Occupational Therapists; 2019.

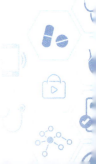

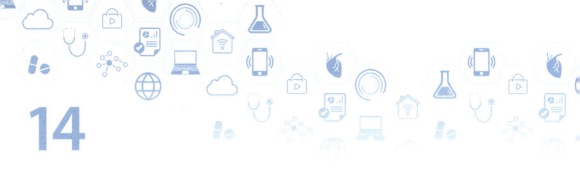

14

Evolução da Saúde Digital Acadêmica Universitária: FMUSP e HC

Chao Lung Wen, Maíra Lie Chao

Para entender alguns acontecimentos na Telemedicina (Tm) brasileira, é importante resgatar marcos históricos da Telemedicina na Faculdade de Medicina da Universidade de São Paulo (FMUSP) e no Complexo Hospital das Clínicas da FMUSP, associando-os à evolução da Tm e da Telessaúde (Ts) no Brasil por meio de articulações em projetos e fomentos de pesquisa.

A disciplina de Tm do Departamento de Patologia da FMUSP (DTM-FMUSP) foi criada em outubro de 1997 para graduação e pós-graduação *stricto sensu*, sendo a primeira na história do Brasil. Desde a sua criação, vem desenvolvendo atividades de ensino, assistência, pesquisa e extensão universitária. Um dos destaques do DTM-FMUSP ocorreu em outubro de 2003, quando foi defendida a primeira tese de livre-docência em Tm no Brasil, intitulada: *Modelo de ambulatório virtual (cyber ambulatório) e tutor eletrônico (cyber tutor) para aplicação na interconsulta médica, e educação a distância mediada por tecnologia*. Foi a primeira vez que foi apresentado o conceito de integração entre uma plataforma educacional e um ambulatório digital didático, ambos baseados em internet, incorporando abordagem clínica prática e formação profissional. Essa tese, de certa maneira, pode ser considerada a precursora dos conceitos de teleassistência didática (assistência integrada com formação), telepropedêutica, segunda opinião formativa e Homem Virtual. Ela foi a base conceitual para a elaboração do projeto de Tm Estação Digital Médica (EDM) – Estratégia de Implementação e Ampliação da Telemedicina no Brasil –, para o Programa Institutos do Milênio, do Conselho Nacional de Desenvolvimento Científico e Tecnológico (Ministério da Ciência, Tecnologia, Inovações e Comunicações), e para o projeto Telemática em Apoio à Atenção Primária, da Secretaria de Gestão do Trabalho e da Educação na Saúde, do Ministério da Saúde (SGTES-MS; 2007 – Programa Nacional Telessaúde).

No período de 2002/2003, as videoconferências somente podiam ser realizadas por meio de equipamentos específicos e de alto custo para padrões, e necessitavam de bandas de comunicações rápidas e dedicadas (na ocasião eram as linhas digitais – rede digital com serviços integrados [ISDN, do inglês *integrated services digital network*] e fibras ópticas, muito caras e raras), uma vez que a internet não tinha desempenho suficiente. Em 2004, a FMUSP e o Hospital das Clínicas (HC) começaram a criar uma rede para ensino e pesquisa, 2 anos antes do início da iniciativa da Rede Universitária de Telemedicina da Rede Nacional de Ensino e Pesquisa (RUTE-RNP). Foi uma rede de fibra óptica dedicada exclusivamente para a Tm, que interligou a FMUSP, o Complexo HC (todos os 17 institutos), a Secretaria de Estado da Saúde de São Paulo, a Faculdade de Saúde Pública da USP, o Centro de Saúde Paula Souza, a Escola de Enfermagem da USP, o Instituto Médico Legal e o Centro de Convenções Rebouças. A conexão era feita por meio da rede USP-net e CCE USP com as demais unidades da área da Saúde da USP (Hospital Universitário [HU-USP], Centro de Saúde Butantã, Faculdade de Odontologia da USP, Faculdade de Odontologia da USP de Bauru, Hospital de Reabilitação de Anomalias Craniofaciais em Bauru e *Campus* Ribeirão Preto). A partir de 2008, após a estruturação da RUTE, era feita a conexão com outras instituições do país por meio da RNP (Figura 14.1).

MODERNIZAÇÃO DA INFRAESTRUTURA DE EQUIPAMENTOS DE VIDEOCONFERÊNCIAS, TELEFONIA VOIP, SERVIDORES DE DADOS E VÍDEOS

Foram adquiridos inúmeros equipamentos dedicados de videoconferências para a realização de atividades envolvendo transmissão de sessões de telepatologia (discussão anatomopatológica com base em autopsia), teletraumatologia, telegeriatria, entre outras especialidades, com a criação de diversas salas de Centros de Tecnologia (Cetec).

Centro de Tecnologia da Faculdade de Medicina da Universidade de São Paulo

A primeira unidade foi inaugurada em outubro de 2002 e representou um marco na expansão tecnológica em Tm na FMUSP. Também designado Cetec Teleporto-Estúdio, apresentava modernos equipamentos de videoconferência, microcomputadores, câmera de documentos, câmeras PTZ, estrutura específica para transmissão de *videostreaming* e webconferência, câmera de 360°, entre outros dispositivos, além de integrado com o Anfiteatro de Parasitologia, ao lado. Nele, foram realizadas diversas atividades educacionais da FMUSP, do HC-FMUSP e de outras instituições.

Por intermédio do Cetec-Teleporto, o DTM-FMUSP promoveu atividades educacionais para fins internos da FMUSP e do Complexo HC, para outras unidades da USP, bem como para outras entidades nacionais e internacionais.

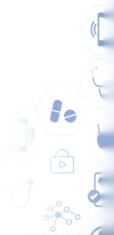

Capítulo 14 · Evolução da Saúde Digital Acadêmica Universitária: FMUSP e HC

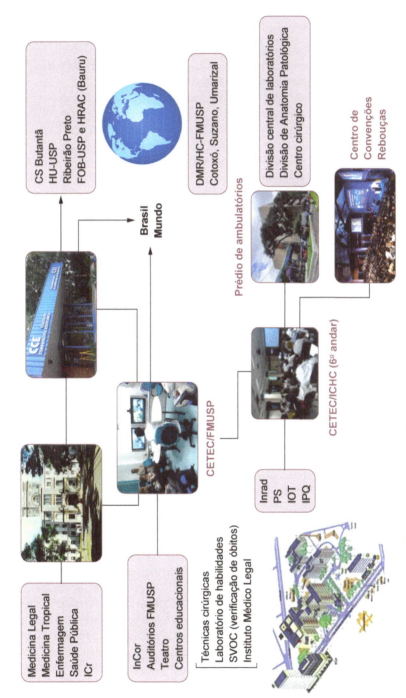

Figura 14.1 Rede de Educação e Pesquisa no período de 2004 a 2012.

Algumas atividades de capacitação por meio de educação conectada e plataformas educacionais foram:

- Primeira transmissão por videoconferência para a região amazônica, em julho de 2003, da Faculdade de Medicina de Rio Branco (AC). Foi 1 semana de atividades, inclusive com transmissão de autopsia
- Em 20 de setembro de 2006, foi implantada uma unidade de Tm com conexão permanente, por videoconferência, na cidade de Parintins, no estado do Amazonas, resultante da parceria com a Universidade do Estado do Amazonas (UEA) e a Intel (programa World Ahead)
- Telepatologia com desenvolvimento de raciocínio investigativo. Desde 2002, foram feitas, de forma ininterrupta, discussões anatomopatológicas baseadas em necropsias, por videoconferência. Essa tarefa só pôde ser realizada porque a FMUSP tem o maior serviço de verificação de óbitos do país. As discussões anatomopatológicas baseadas em necropsias são as mais completas para formação do raciocínio investigativo médico, sendo adotadas como método diferencial de formação da graduação da FMUSP até hoje
- Teletraumatologia: desde 2004 com transmissão de demonstração cirúrgica em trauma a partir do Serviço de Verificação de Óbitos da Capital (SVOC) USP, para o Brasil e para eventos internacionais
- TeleGero (reunião clínica multicêntrica de geriatria): desde 2005. Atualmente, conta com 10 instituições, incluindo em Portugal.

MODERNIZAÇÃO DA EDUCAÇÃO E EDUCAÇÃO DIGITAL INTERATIVA

A educação é um processo complexo e multifatorial, e o uso de tecnologias interativas pode potencializar o processo de ensino-aprendizagem. Em países com grandes extensões territoriais como o Brasil, o emprego das tecnologias educacionais interativas é o melhor meio para prover educação de qualidade e atualizações profissionais, com formação de uma rede colaborativa de instituições para a elaboração de conteúdos de qualidade (fábricas de conhecimento) e a disponibilização deles em forma de nuvem (Nuvem da Saúde).

Embora seja comum a divisão entre educação a distância (EaD) e educação convencional, o DTM-FMUSP sempre trabalhou na vertente de educação apoiada em tecnologia. No lugar da divisão, ele reuniu os melhores recursos e métodos das duas modalidades para potencializar a aprendizagem, com a integração de tecnologias e estratégias de comunicação (*design* de comunicação educacional, atualmente conhecido como educomunicação) e recursos educacionais digitais (objetos de aprendizagem, unidades de conhecimento, mapas mentais, infográficos interativos, *podcasts microlearning*, impressão 3D, realidade imersiva, vídeos 360°, entre outros) para estruturar uma educação interativa.

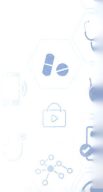

PLATAFORMA AMBULATÓRIO DIGITAL DIDÁTICO

É um ambulatório didático que foi desenvolvido para reunir atividades de teleassistência com educação, televigilância epidemiológica, relatórios de gestão de saúde, módulo de interação medicamentosa e aula didática dirigida. Por suas características, o conceito foi incorporado no projeto de Tm do Programa Institutos do Milênio e, posteriormente, incluído no Programa Telessaúde Brasil Redes, do Ministério da Saúde, com o termo de Segunda Opinião Formativa (Figura 14.2).

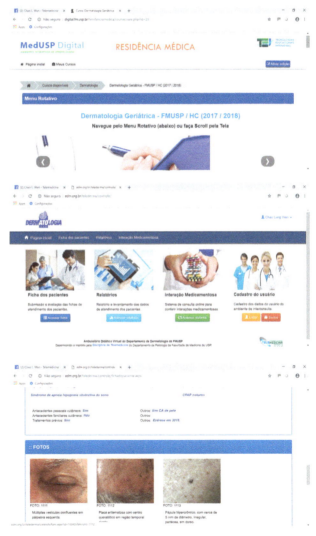

Figura 14.2 Telederma – utilizado para médicos residentes de dermatologia do HC-FMUSP. (Capturas de tela originais, sem edições.) (*Continua*)

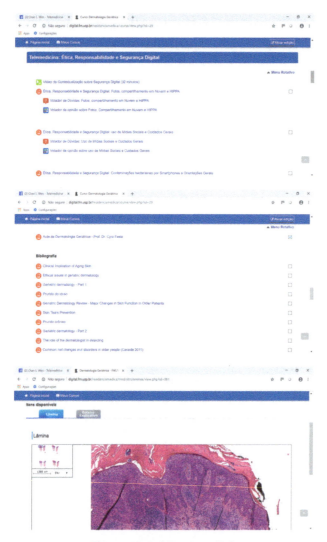

Figura 14.2 (*Continuação*)

ESTRATÉGIA DE SAÚDE DIGITAL HC-FMUSP

Desde setembro de 2020, o HC-FMUSP, com base em toda a *expertise* anterior com relação a Tm e Ts acadêmica, estabeleceu uma ação estratégica com a Embaixada do Reino Unido no Brasil para implementar o *Better Health Program Brazil* (BHP-B). Trata-se de uma ação integrada para realizar prospecção (matriciar e identificar situações), projetar soluções e aplicar os recursos de teletecnologias assistenciais a fim de melhorar a qualidade dos atendimentos no sistema de Saúde, seja em nível primário, secundário ou terciário.

Entre as diversas ações assistenciais, foi criado um núcleo para promover desenvolvimento organizacional, matriciamento de boas práticas e organização da sistemática de acreditação institucional. Trata-se de uma das primeiras iniciativas no Brasil que implementa os fundamentos de Tm acadêmica para fomentar a organização de serviços de Tm e Ts responsáveis.

MÉTODOS DE APRENDIZAGEM COM BASE EM PROJETOS DE SOLUÇÕES DE PROBLEMAS

O DTM-FMUSP criou e aplicou um novo método em 2017, o qual estimula aprendizagem significativa com participação ativa, reflexão e análise crítica dos alunos para resolver problemas usando a plataforma educacional EDM. Foram reunidas as características de cinco modelos educacionais (aprendizagem estruturada, aprendizagem baseada em problemas [PBL, do inglês *problem based learning*], aprendizagem baseada em equipes [TBL, do inglês *team based learning*], aprendizagem significativa e aprendizagem baseada em projetos) para criar um modelo que fomentasse a interação e a reflexão (educação interativa) dos alunos, além de pesquisas para formular soluções de problemas (contextualização prática), por meio da integração de diferentes conhecimentos (metacognição) e do trabalho em equipe (TBL).

PROJETO HOMEM VIRTUAL E OBJETOS DE APRENDIZAGEM

Uma das áreas que merece atenção entre as tecnologias educacionais é o uso de objetos de aprendizagem para ajudar os professores no processo educativo e os alunos no aprendizado. Pode ser citado como exemplo o Projeto Homem Virtual (http://homemvirtual.org.br), que usa os recursos da comunicação visual – por meio da computação gráfica 3D – para transmitir conhecimentos de forma visual e dinâmica. Por serem unidades flexíveis e utilizáveis de diferentes maneiras pelos educadores, as sequências do Homem Virtual também são designadas como objetos de aprendizagem.

A construção do Homem Virtual é resultado da integração de especialistas científicos em determinados assuntos com especialistas de Tm/teleducação e *digital designers*. O projeto especifica cada aspecto científico e pode ser disponibilizado em escolas, bibliotecas e espaços culturais em todo o país, para que os professores utilizem como instrumento educacional, otimizando o tempo das aulas e facilitando a comunicação professor-aluno. Os próprios alunos podem consultar o material nas bibliotecas para complementar os conhecimentos adquiridos nas aulas. Com a popularização das impressoras 3D, podem-se produzir objetos físicos com grande detalhamento. Esse recurso abriu diversas perspectivas para os estudantes, pois, uma vez com acesso a equipamentos de computação gráfica com as bibliotecas anatômicas em 3D do projeto Homem Virtual, eles podem estudar, analisar, aprimorar, personalizar e alterar objetos anatômicos e, a partir desse trabalho, produzir objetos físicos de peças anatômicas em 3D.

Diferentemente do que se supõe – que os títulos do Homem Virtual são utilizados apenas para aprendizagem de anatomia –, seu acervo é destinado ao entendimento global e integrado morfofuncional de temas envolvendo anatomia, fisiologia e fisiopatologia e/ou mecanismo de ação microscópico ou biomolecular (Figura 14.3).

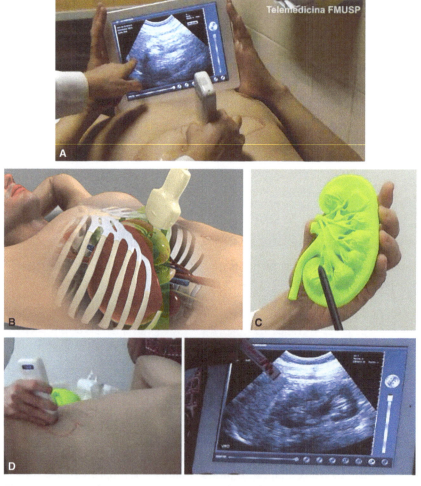

Figura 14.3 Uso do projeto Homem Virtual (**A** e **B**) e estruturas produzidas por impressora 3D (**C**) para aprendizado de propedêutica clínica morfofuncional usando ultrassom portátil (**D**).

REFERÊNCIAS BIBLIOGRÁFICAS

Chao LW. Homem Virtual. Clínica Médica – Medicina USP/HC-FMUSP. v. 1. São Paulo: Manole; 2009. p. 988-91.

Chao LW. Modelo de ambulatório virtual (cyber ambulatório) e tutor eletrônico (cyber tutor) para aplicação na interconsulta médica, e educação a distância mediada por tecnologia. [tese] apresentada à Faculdade de Medicina, Universidade de São Paulo. São Paulo; 2003.

Chao LW. Segunda opinião especializada educacional. Clínica Médica – Medicina USP/HC-FMUSP. v. 6. São Paulo: Manole; 2009. p. 777-9.

Chao LW. Tele-educação em saúde. Tecnologia da informação e da comunicação em enfermagem. São Paulo: Atheneu; 2011. p. 127-37.

Chao LW. Telemedicina e telessaúde no SUS. Ser Médico – CREMESP, São Paulo. 2014; 67:13-15.

Chao LW. Telemedicine and telehealth: innovation and sustainability. telemedicine discipline experiences (TMD) at Medicine Faculty of São Paulo. In: Mathias I, Monteiro A (orgs.). Gold book: inovação tecnológica em educação e saúde. Rio de Janeiro: EdUERJ; 2012.

Chao LW, Haddad AE. eHealth: telessaúde e seus núcleos técnicos científicos ajudam a levar saúde a diversos cantos do país. Revista Hospitais Brasil, São Paulo. 2013;52-9.

Chao LW, Onoda MM. Teleducação interativa. Clínica Médica – Medicina USP/HC-FMUSP. v. 4. São Paulo: Manole; 2009. p. 679-81.

Chao WL. Homem Virtual (Ser Humano Virtual 3D): a integração da computação gráfica, impressão 3D e realidade virtual para aprendizado de anatomia, fisiologia e fisiopatologia. Revista de Graduação USP. 2016;1:7-15.

Comparin C, Günter HF, Chao LW et al. The Virtual Human in team-based learning: assessing students' perceptions. Medical Education (Oxford Print). 2015; 49:531-2.

Garcia MLB, Silva LFF, Chao LW et al. Telepatologia: raciocínio de investigação diagnóstica baseada em autópsia. Clínica Médica – Medicina USP/HC-FMUSP. v. 3. São Paulo: Manole; 2009. p. 885-7.

Malmström MFV, Marta SN, Böhm GM et al. Homem Virtual: modelo anatômico 3D dinâmico aplicado para educação em odontologia. Revista da ABENO (Associação Brasileira de Ensino Odontológico), Belo Horizonte. 2004;4(1):87.

Organização das Nações Unidas para a Educação, Ciência e Cultura. Declaração mundial sobre educação superior no século XXI: visão e ação. [internet]. Paris; 1988. Disponível em: http://www.interlegis.gov.br/processo_legislativo/copy_of_20020319150524/20030 620161930/20030623111830/.

Soirefmann M, Boza JC, Comparin C et al. Cybertutor: a teaching tool in dermatology. An Bras Dermatol. 2010;85(3):400-2.

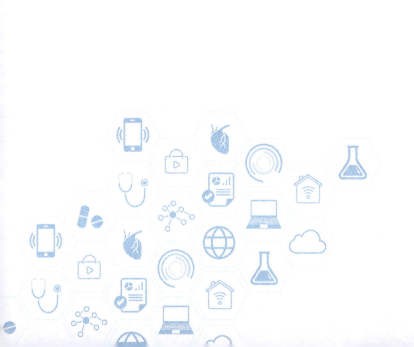

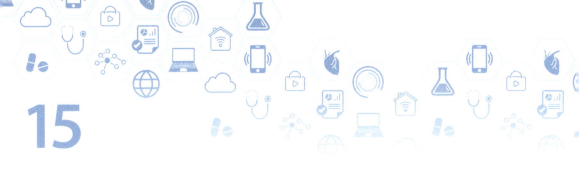

15

Homem Virtual | Computação Gráfica e Impressão 3D

Chao Lung Wen, Gustavo Zagatto

Em países que contam com universidades com as melhores posições no *ranking* mundial, têm sido desenvolvidos projetos e estudos voltados a reorganização de currículos, capacitação do corpo docente e reestruturação de laboratórios, com aplicação de tecnologias interativas e criação de centros de mídias interativas educacionais. Esses projetos têm como objetivo comum tornar o professor mais hábil no uso de diferentes tecnologias, a fim de melhorar o processo de aprendizagem do aluno e o seu desempenho acadêmico. Muitos pesquisadores acreditam que a utilização da informática possibilitará ao aluno ser criativo em diversas situações, como na solução de problemas, na tomada de decisões, na seleção de informações sobre uma variedade de fontes, na maturidade crítica e na comunicação de modo geral.

O projeto Homem Virtual, ou Ser Humano Virtual, foi criado em 2003 pelos professores György Miklós Böhm e Chao Lung Wen, da disciplina de Telemedicina (Tm) da Faculdade de Medicina da Universidade de São Paulo (FMUSP). Eles buscavam um novo método para transmitir conhecimentos sobre saúde naquele ano: o uso de comunicação gráfica 3D associado a recursos dinâmicos para criar produções intelectuais específicas baseadas em literaturas científicas e experiências profissionais (comunicação dinâmica e dirigida [CDD]).

Uma das principais características do Homem Virtual é a possibilidade de concentrar uma grande quantidade de informações científicas (entre 30 e 100 páginas de textos científicos descritivos) em uma sequência de vídeo de 1 a 3 minutos, com capacidade de transmitir as informações temáticas de forma organizada e fluida segundo um roteiro pedagógico predefinido. As sequências podem ser denominadas objetos educacionais de aprendizagem e têm a potencialidade de economizar até 70% do tempo do professor durante o processo de ensino-aprendizagem em anatomia, biomecânica, mecanismo biomolecular, fisiologia, fisiopatologia e habilidades/procedimentos. Essa economia de tempo permite ao professor ter mais tempo para interagir com seus alunos para desenvolver capacidade de observação, análise crítica e raciocínio, bem como promover a contextualização prática dos assuntos em discussão.

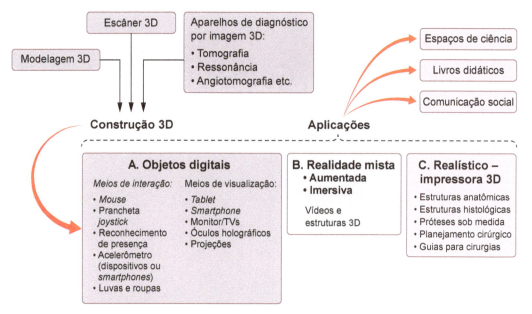

Figura 15.1 Ecossistema do Projeto Homem Virtual: do modo de construção às aplicações.

Por ser totalmente em formato digital, o acervo produzido pode ser disponibilizado pela internet e distribuído para qualquer ponto do país ou do mundo. Com pequenas adequações, todas as estruturas modeladas em 3D (anatômicas, histológicas ou biomoleculares) podem ser convertidas para a produção de estruturas físicas usando impressoras 3D e transformadas em objetos digitais para serem instalados em *smartphones* e *tablets*, com recursos de interação. Podem, também, ser utilizadas para produzir aplicativos em realidade virtual ou realidade aumentada (Figura 15.1).

Os conteúdos do Homem Virtual, por serem objetos educacionais de aprendizagem, seguem uma sistemática padronizada, visando garantir a qualidade da produção. Uma sequência temática (Figura 15.2) pode levar de 2 a 8 meses para ser produzida integralmente, dependendo do nível de detalhamento das estruturas anatômicas, da complexidade das animações de fisiologia ou dos mecanismos de ação, e da necessidade de materiais de apoio (literatura científica, imagens, vídeos e imagens de exames, modelos, fotos de lâminas, entre outros).

O projeto Homem Virtual é um método de CDD. Consiste na representação gráfica de grande quantidade de informações especializadas de modo agradável, interativo, dinâmico e objetivo. Os objetos de aprendizagem criados facilitam a compreensão de assuntos complexos com a ajuda da comunicação roteirizada. São uma tradução precisa do conhecimento científico, integrando a estratégia de comunicação adequada ao público-alvo com a computação 3D. Mais do que anatomia em 3D, o Homem Virtual é uma ferramenta morfofuncional que possibilita a

Capítulo 15 · Homem Virtual | Computação Gráfica e Impressão 3D **181**

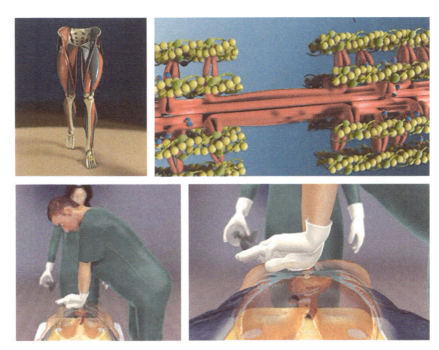

Figura 15.2 Exemplo de sequência temática do projeto Homem Virtual.

visualização detalhada dos processos fisiológicos, das causas e dos efeitos das doenças, da ação dos medicamentos e dos procedimentos cirúrgicos. Além disso, auxilia na capacitação de profissionais da Saúde, no ensino dos estudantes da área, na orientação de pacientes e na promoção da saúde do público em geral.

A produção de cada tema é resultado da integração de especialistas científicos em determinados assuntos com especialistas de Tm e *digital designers*. Essa ferramenta pode ser disponibilizada em escolas, bibliotecas e espaços culturais em todo o país, para que professores a utilizem como instrumento educacional, otimizando o tempo das aulas e facilitando a comunicação professor-aluno. Além disso, os próprios alunos podem consultar o material nas bibliotecas para complementar os conhecimentos adquiridos nas aulas.

SEQUÊNCIAS TEMÁTICAS DO PROJETO HOMEM VIRTUAL

Os vídeos, entre 1 e 3 minutos, facilitam a exposição e o aprendizado dos pontos mais relevantes de assuntos complexos de maneira rápida e simples, integrando anatomia, fisiologia, fisiopatologia, histologia e, se necessário, mecanismo de ação biomolecular (Figura 15.3).

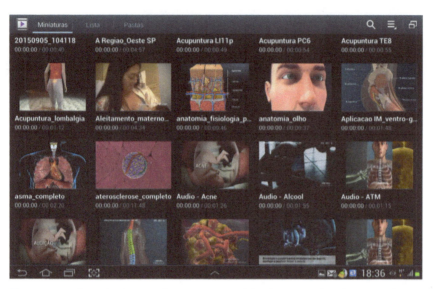

Figura 15.3 Sequências temáticas em um *tablet*. (Captura de tela original, sem edições.)

ESTRUTURAS DIGITAIS PARA IMPRESSORA 3D

Trata-se de arquivos digitais gerados a partir dos modelos do Homem Virtual para produção de estruturas físicas educacionais, com detalhamento realístico (Figura 15.4). As estruturas, além de servirem como primeiro passo para o aprendizado de anatomia (descritiva, topográfica e espacial), apresentam como destaque a possibilidade de uso para o aprendizado em correlações entre anatomia e métodos de diagnóstico

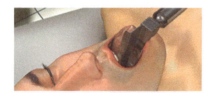

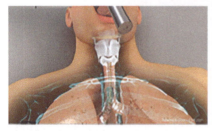
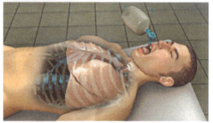

Figura 15.4 Arquivos digitais para ensino das observações, antes de o aluno treinar em laboratório de habilidades.

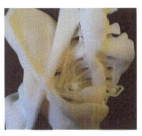 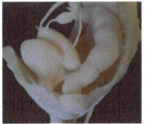 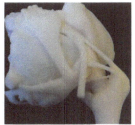

Figura 15.5 Produção da estrutura da pelve feminina.

por imagem (radiografia, ultrassonografia, tomografia computadorizada, ressonância magnética etc.), bem como para facilitar o entendimento e o estabelecimento de correlações da anatomia com a propedêutica clínica e o raciocínio investigativo.

O barateamento das impressoras 3D e dos seus materiais de consumo, associado à melhora de sua qualidade, abriu a possibilidade para distribuição de produtos educacionais de alta qualidade pela internet. Pelo fato de as estruturas serem produzidas em plástico, gesso ou resinas, possibilita o uso fora do ambiente dos laboratórios de anatomia, como, por exemplo, em bibliotecas, casas, ambulatórios e hospitais. Os arquivos digitais para produção das estruturas podem ser enviados pela internet, o que viabiliza a confecção dos modelos físicos nas instituições que têm impressoras 3D, além de poderem ser personalizados de acordo com as necessidades didáticas (Figura 15.5).

OBJETOS DIGITAIS INTERATIVOS

São estruturas equivalentes aos arquivos utilizados para produção por impressora 3D, mas que são disponibilizadas como aplicativos para serem instalados em computadores e dispositivos móveis (*smartphones* e *tablets*), com recursos de adição e subtração de estruturas, aplicação de transparência, possibilidade de ampliação e, algumas vezes, recursos dinâmicos. Esses objetos, quando associados a sequências do Homem Virtual e a estruturas produzidas por impressora 3D, possibilitam formar uma cadeia que facilita a aprendizagem, unindo a interatividade com a dinâmica e o manejo de estruturas físicas (Figura 15.6).

ESTRUTURAS ASSISTENCIAIS

Além de produções para propósitos educacionais, a equipe de *designers* de computação gráfica 3D é capaz de criar próteses sob medida e estruturas anatômicas de pacientes, para o planejamento antes de cirurgias complexas, com base em imagens de tomografias computadorizadas, ou para fins de estudo de órgãos patológicos a partir de imagens obtidas da autopsia virtual da FMUSP (aparelho de ressonância magnética 7 teslas) (Figuras 15.7 e 15.8).

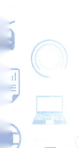

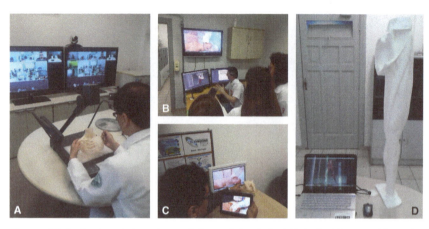

Figura 15.6 Centros interativos – laboratório de habilidade, Homem Virtual e técnica cirúrgica. **A** a **C.** Prática com interação por videoconferência e uso de estrutura produzida pela mesma matriz 3D do Homem Virtual. **D.** Impressão 3D em isopor e em tamanho real.

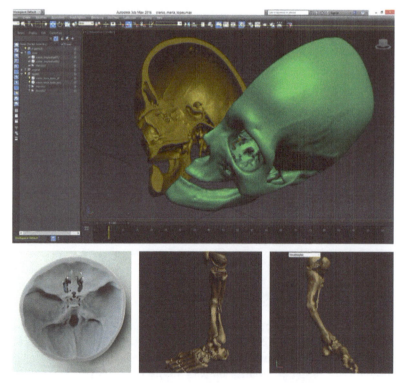

Figura 15.7 Reconstrução a partir de imagens de cortes seriados de tomografia computadorizada. (Capturas de tela originais, sem edições.)

Capítulo 15 · Homem Virtual | Computação Gráfica e Impressão 3D

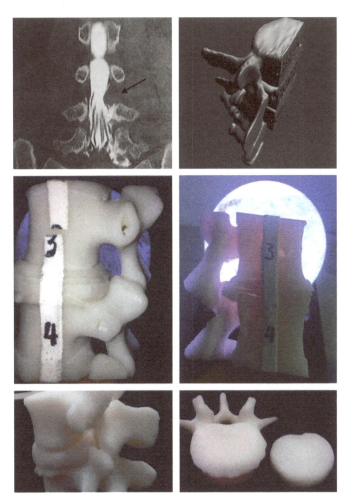

Figura 15.8 Reconstrução 3D a partir de cortes de tomografia computadorizada e impressão em 3D para planejamento de intervenção cirúrgica para hérnia de disco na coluna vertebral lombar.

SISTEMÁTICA PARA A PRODUÇÃO DOS TEMAS DO HOMEM VIRTUAL

Para a produção dos temas do projeto Homem Virtual, alguns passos compõem uma sistemática, conforme listado a seguir (Figura 15.9).

1. Definição da temática e dos objetivos educacionais.
2. Planejamento da abrangência e do público-alvo primário e secundário.
3. Levantamento de literatura científica.

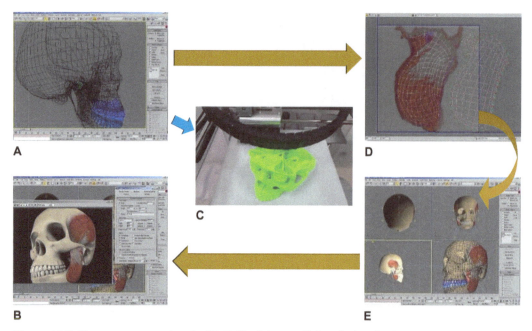

Figura 15.9 Etapas para a construção 3D. **A.** Modelagem. **B.** Renderização. **C.** Impressão 3D. **D.** Texturização. **E.** Definição dinâmica. (As imagens A, B, D e E são capturas de tela originais, sem edições.)

4. Elaboração de estratégia para roteiro educacional.
5. Modelagem gráfica computacional (estática).
6. Modelagem gráfica dinâmica (animação).
7. Geração da pré-visualização.
8. Avalição e revisão científica.
9. Implementação de legendas e geração do formato texturizado e renderizado.
10. Acompanhamento do impacto educacional.

O Homem Virtual é uma inovação de recursos educacionais para formação e atualização profissionais. No projeto, há: mais de 500 sequências temáticas para áreas de medicina, enfermagem, fonoaudiologia e odontologia; 300 estruturas digitais para produção por impressora 3D; 10 objetos digitais interativos para uso em *tablets* e *smartphones*; e estruturas assistenciais produzidas por reconstrução 3D a partir de imagens de tomografia computadorizada e ressonância magnética.

O Homem Virtual também pode ser aplicado em espaços culturais digitais, locais onde o público pode vivenciar o aprendizado por meio de vídeos, painéis e modelos das partes do corpo humano. Os visitantes desses espaços podem continuar construindo o conhecimento por meio das plataformas educacionais que apresentam conteúdos complementares (Figura 15.10).

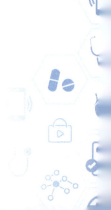

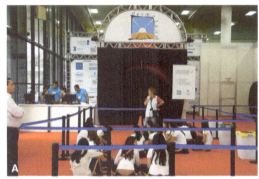
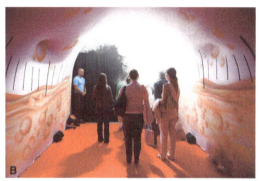
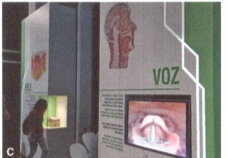
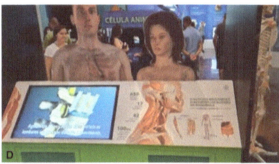
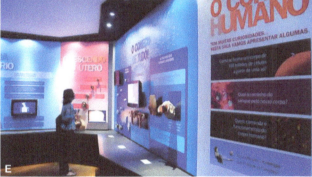

Figura 15.10 **A e B.** Dermatúnel, exposição na Bienal do Ibirapuera (2007), Congresso de Dermatologia. **C a E.** Sala Corpo Humano – Museu Catavento Cultural. (Fonte: https://museucatavento.org.br/vida.)

REFERÊNCIAS BIBLIOGRÁFICAS

Camargo LB, Aldrigui JM, Imparato JCP et al. E-learning used in a training course on atraumatic restorative treatment (ART) for Brazilian dentists. J Dent Educ. 2011; 75:1396-401.

Chao LW. Homem Virtual. Clínica Médica – Medicina USP/HCFMUSP. v. 1. São Paulo: Manole; 2009. p. 988-91.

Chao LW. Homem Virtual (Ser Humano Virtual 3D): a integração da computação gráfica, impressão 3D e realidade virtual para aprendizado de anatomia, fisiologia e fisiopatologia. Rev Grad USP. 2016;1(1):7-16.

Chao LW. Projeto de tecnologias educacionais interativas para potencialização da educação em Saúde – CAPES. São Paulo; 2010.

Chao LW. Teleducação em saúde. Tecnologia da Informação e da comunicação em enfermagem. São Paulo: Atheneu; 2011. p. 127-37.

Chao LW. Telemedicina e telessaúde: a experiência da Universidade de São Paulo. Sistemas e Tecnologias de Informação na Saúde. Porto, Portugal: Editora da Universidade Fernando Pessoa. 2010. p. 197-210.

Malmström MFV, Marta SN, Böhm GM et al. Homem Virtual: modelo anatômico 3D dinâmico aplicado para educação em odontologia. Revista da ABENO (Associação Brasileira de Ensino Odontológico), Belo Horizonte. 2004;4(1):87.

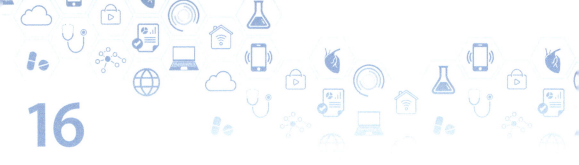

16

Educação Digital Interativa, Metodologia Ativa Digital e Segunda Opinião Formativa

Chao Lung Wen, Maíra Lie Chao

A tecnologia tem avançado exponencialmente nos últimos anos, em particular as tecnologias da informação e comunicação. Com a popularização dos dispositivos móveis, como *smartphones*, *tablets* e computadores portáteis, e de serviços de processamento em nuvem e redes sociais digitais, o modo como as pessoas passaram a socializar, interagir e buscar por conhecimento mudou significativamente. A cultura digital, proveniente do uso dessas novas tecnologias, aumentou o ritmo de produção, distribuição e consumo de conteúdos e informações digitais, o que resultou em uma nova relação de lazer e de estudos.

Nessa realidade, o modelo tradicional de ensino, exclusivamente baseado na figura do docente como agente de transferência de informações de forma expositiva, em que o estudante assume uma postura passiva de recepção desse conhecimento, tem sido cada vez mais confrontado com a nova realidade, em que o estudante tem acesso a muitas informações, vídeos interativos oferecidos por canais do YouTube, recursos educacionais interativos usando computação 3D dinâmica, materiais compartilhados em redes sociais, entre outros. Além do acelerado aumento diário de informações (de qualidade e sem qualidade), devemos destacar que a meia-vida do conhecimento tem ficado cada vez menor (obsolescência científica das informações). O estudante atual precisa ter mais autonomia sobre seus estudos, ao passo que o professor deverá desempenhar cada vez mais o papel de orientador, fomentador de método de pesquisa acadêmica, de maturidade crítica, trabalho em equipe, referência profissional (experiência prática profissional), habilidades socioemocionais, entre outros.

Além da qualidade da informação e da aplicação de modelos pedagógicos, pode-se facilitar o aprendizado quando os materiais educacionais são disponibilizados aplicando-se estratégias de comunicação, com a utilização de recursos de multimeios (mídia escrita, comunicação visual, vídeo e áudio) de comunicação para facilitar a transmissão do conhecimento e estimular a motivação. A construção de bons programas educacionais não pode ser vista exclusivamente pelo ponto de vista de seu conteúdo científico. Os bons programas devem sempre procurar abordar as experiências práticas e valorizar os aspectos que facilitam o aprendizado, como o estilo da linguagem, a "fluidez" da transmissão das informações e a diagramação. Com frequência, os profissionais da área da Saúde não dispõem de equipe de apoio nem de profissionais especializados para a orientação e o desenvolvimento de estratégias de comunicação para o aprimoramento dos materiais educacionais. A adequação da comunicação de acordo com o público-alvo e o uso de expressões características de regiões, por exemplo, podem ser fatores determinantes para a aceitação de um material educacional pelos públicos-alvo.

Um artigo publicado na revista *Lancet*, em 2010, coordenado por Frenk, Chen et al., intitulado "Profissionais da saúde para um novo século: transformando a educação para fortalecer os sistemas de saúde em um mundo interdependente", apresenta os desafios do sistema de saúde no atual século. Entre eles, destacam-se: a transição epidemiológica e demográfica, as demandas da população, a diferenciação profissional e a inovação tecnológica. Para enfrentar esses desafios, os autores sugerem que "todos os profissionais de saúde em todos os países deverão ser educados para mobilizar conhecimento e se envolver em raciocínio crítico e conduta ética, para que sejam competentes para participar de sistemas de saúde centrados no paciente e na população como membros de equipes localmente ágeis e globalmente conectados". Para isso, eles propõem reformas instrucionais e institucionais que promovam uma aprendizagem transformadora e uma educação interdependente. Os autores mencionam, ainda, que a aprendizagem deve ser formativa, pela aquisição de conhecimentos e habilidades; com a socialização dos estudantes em torno de valores; e transformadora, para que sejam desenvolvidos atributos de liderança, com o propósito de produzir agentes de mudança.

A aprendizagem integrada sempre foi uma das questões debatidas ao longo do tempo no contexto da formação dos estudantes. A distribuição das matérias na grade curricular, com subdivisões temáticas, é uma das dificuldades para a integração dos conhecimentos em sua formação. Os alunos são submetidos a uma dinâmica de ensino compartimentada por assuntos, em forma de cursos separados, com poucos momentos para realizar a integração dos conhecimentos e com períodos limitados de trabalhos que envolvam a realização de atividades conjuntas. Além disso, devido ao grande número de alunos, muitas aulas que deveriam ser práticas, por insuficiência de recursos, tornam-se teóricas ou momentos de demonstrações clínicas ou cirúrgicas, mesmo nos laboratórios de habilidades de alto custo que usam robôs realísticos.

A incorporação das tecnologias interativas no aprendizado é uma realidade obrigatória. Muitas instituições de ensino vêm se esforçando para incorporar novos recursos interativos, incluindo plataformas educacionais baseadas em multimeios, e implementar novas sistemáticas. Contudo, vale destacar que não basta apenas incluir novas tecnologias; para que elas sejam, de fato, eficazes, é preciso que estejam aliadas a métodos educacionais adequados, desenvolvimento de novos materiais interativos e adaptação dos recursos educacionais a um formato fluido e compatível com o público-alvo (Quadro 16.1).

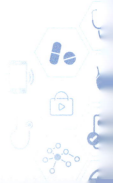

Quadro 16.1 Características das modalidades presenciais e interativas digitais.

Educação presencial	Educação digital metacognitiva (EDM)
As aulas ocorrem em um local físico, com a presença do professor	Estudantes e professores estão separados fisicamente
As aulas ocorrem em datas e horários predefinidos na grade curricular	Maior flexibilidade em relação ao horário de estudos, pois o aluno pode estudar de acordo com sua disponibilidade de tempo
As atividades dependem do sistema adotado pela instituição de ensino	O aluno é responsável pelo plano de estudos. É necessário desenvolver autodisciplina
As aulas são transmitidas presencialmente pelos professores, que podem ou não adotar instrumentos tecnológicos e audiovisuais	As aulas são pré-produzidas (gravadas), com roteiros objetivos que oferecem ao aluno autonomia posterior para aprofundamento temático. As palestras ficam disponíveis no ambiente educacional, podendo ser revisadas sempre que o participante achar necessário
As interações estudante-professor são síncronas, durante os horários das aulas. Assim, nem todos os estudantes conseguem interagir com os professores e, muitas vezes, não há tempo de interagir entre si no espaço da aula	A interação poderá ser síncrona, durante os eventos ao vivo via *web*. A plataforma educacional deve contar com recursos que permitem que todos os estudantes interajam e possibilitar ao docente determinar as interações mais relevantes sobre o assunto
O acesso aos materiais e às aulas é limitado ao local físico	Os conteúdos são disponibilizados via internet e ficam disponíveis por períodos mais amplos para que o estudante possa voltar e revisar
	A aprendizagem pode ser baseada em metas semanais de atividades
	Os participantes podem identificar os aspectos mais significativos dos temas, em grupo, antes dos debates práticos nos *webinars* síncronos

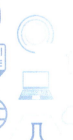

Em uma visão macro, a habilidade de discernir aspectos relevantes é essencial para a atual realidade, visto que a produção de informação tem crescido em ritmo exponencial. O primeiro a descrever esse fenômeno foi Fuller (1982), com a "curva de duplicação do conhecimento", em que previa que, em 1900, o conhecimento adquirido pela humanidade dobraria de tamanho a cada 100 anos; em 1945, a cada 25 anos; e, em 1982, a cada ano. Em uma projeção feita pela IBM, estima-se que, hoje, o ritmo de produção de informação chegue a dobrar a cada 12 horas. Inclusive, podemos dizer que nos encontramos em um paradigma em que o conhecimento cresce rapidamente e, ao mesmo tempo, sua meia-vida tem diminuído, o que significa que temos a necessidade de renovar o conhecimento cada vez mais rápido. Logo, é preciso incentivar, nos estudantes, o comportamento de aprendizado ao longo da vida, ou *lifelong learning*. Assim, apenas a memorização de novas informações não é mais suficiente na sociedade contemporânea. É preciso desenvolver o pensamento crítico e a habilidade de identificar os conhecimentos relevantes, pois a combinação desses dois se mostra essencial para gerar *insights* para uma aprendizagem significativa. Desse modo, é importante desenvolver habilidades e métodos para analisar, sintetizar e aplicar esse conhecimento relevante em uma realidade que se transforma rapidamente.

Educação a distância (EaD) pode ser definida como a educação na qual aluno e professor estão separados pela distância ou pelo tempo, ou por ambos, e o formato pode ser um simples curso impresso ou uma sofisticada sala de aula virtual (Collins e Halverson, 2009). É um termo que tem sido utilizado amplamente para designar o processo de ensino-aprendizagem realizado a uma distância física, utilizando a internet como principal meio de conexão.

Do ponto de vista histórico, a EaD foi documentada ainda em 1873, nos EUA, quando cursos impressos via correspondência foram produzidos por uma sociedade que encorajava os estudos em casa, em Boston. Com o advento do rádio, no início de 1900, permitiu-se um acesso mais extenso do público à educação a distância. Depois, surgiu o telefone, e, entre 1960 e 1980, a televisão aumentou as capacidades da educação a distância. Os sinais de vídeo e áudio continuaram a evoluir com cabos e transmissão via satélite. Mais recentemente, o computador pessoal tem provido meios de interação no aprendizado, com a chegada da EaD síncrona e assíncrona. Por fim, a aceitação da internet permite extenso acesso a recursos e especialistas instrucionais (Collins e Halverson, 2009).

Essa modalidade de ensino tem se popularizado em virtude da facilidade de entrega de conteúdo, possibilitando que pessoas que vivem em estados diferentes, e até em países diferentes, tenham acesso ao mesmo conteúdo. Contudo, é preciso lembrar que o termo EaD é utilizado desde a época dos cursos por correspondência, cujo primeiro marco registrado data de 1728. Daqueles tempos para cá, a velocidade de interatividade e os recursos disponíveis para melhorar o aprendizado a distância mudaram, incluindo até o uso de inteligência artificial (IA) para promover a educação adaptativa. Assim, faz-se necessário atualizar o termo para educação digital interativa, teleducação interativa ou até mesmo EaD interativa.

EDUCAÇÃO DIGITAL INTERATIVA E AMBIENTE DE TELEDUCAÇÃO INTERATIVA

Desde que Alexander Graham Bell inventou o telefone, a ciência tem nos permitido usar a comunicação eletrônica para dividir informações e buscar conselhos especializados e opiniões através das distâncias (Jarvis e Stanberry, 2005).

A construção do conhecimento, na sociedade atual, constitui-se em um processo histórico que envolve diferentes gerações, mídias e representações da informação.

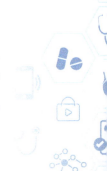

A educação digital interativa seria a combinação da tecnologia com a estratégia educacional para estruturar o conteúdo de modo a possibilitar o aprendizado de forma mais fluida, reforçando a interatividade para o aprendizado do aluno. Uma das técnicas utilizadas é a roteirização dos conteúdos, reduzindo o tempo de aula, tornando-a mais objetiva e contextualizando os temas do conteúdo programático na prática cotidiana (conteúdos para *insight*). É uma expansão do contexto da educação a distância, ou educação *online*, e representa uma forma de educar por meio da criação de uma rede de colaboração associada a processos que usam materiais educacionais baseados em interatividade e multimeios. Na educação digital interativa, o educador define o conteúdo educacional a ser ministrado, de forma presencial ou não presencial. É uma forma educacional que se potencializa com o uso da tecnologia, da internet e da implementação de novos recursos, tais como simuladores e jogos, realidade virtual e aumentada, entre outros. Diversos são os benefícios trazidos pela educação apoiada por tecnologia, tais como: facilidade de acesso às informações, rapidez de atualização de conteúdo, aprendizagem colaborativa e supervisionada, facilidade de distribuição e flexibilidade na busca da informação (Chao e Onoda, 2009).

A educação digital interativa tem características próprias que pressupõem autodisciplina e autoaprendizado. O estudante ultrapassa o papel de um agente passivo, repetidor exclusivo dos ensinamentos do professor, e torna-se criativo, crítico, pesquisador e atuante, produzindo conhecimento e transformando a realidade.

TECNOLOGIAS EDUCACIONAIS INTERATIVAS

Referem-se ao uso dos modernos recursos computacionais de interatividade que implementam novas formas de transmissão e difusão de conhecimentos. A palavra "tecnologias" diz respeito ao uso de modernos recursos eletrônicos e computacionais para desenvolver e disponibilizar os materiais educacionais digitais. A palavra "educacionais" está relacionada ao fato de os materiais digitais desenvolvidos estarem focados na integração entre as informações e as técnicas de comunicação para facilitar o aprendizado profissional. Os diferentes meios e estratégias de comunicação podem ajudar os estudantes a compreenderem os diversos assuntos. Entre eles, estão infográficos, guias estruturados, fluxogramas, vídeos, áudios, mapas conceituais, realidade virtual e computação gráfica 3D (Homem Virtual). Essa integração entre conhecimento e comunicação torna os materiais educacionais mais fáceis de serem inseridos em programas de ensino e aprendizagem.

A palavra "interativa" refere-se aos recursos que possibilitam ao estudante interagir com o material educacional (como em um programa, simulador ou jogo), com o professor/tutor ou com os colegas, facilitando a formação de uma rede de colaboração. As interações podem ser síncronas (em tempo real, ao vivo) ou assíncronas (votação de dúvidas, fóruns de contribuições etc.).

A disciplina de Telemedicina do Departamento de Patologia da Faculdade de Medicina da Universidade de São Paulo (DTM-FMUSP) sempre trabalhou na

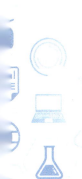

vertente da educação apoiada em tecnologia, ou seja, conduziu pesquisas, análises e desenvolvimento de metodologias e recursos educacionais tecnológicos com o intuito de melhorar a educação nas modalidades presencial, híbrida e Educação Digital Metacognitiva (EDM). Ao longo dos anos, foram desenvolvidos objetos educacionais de aprendizagem, unidades de conhecimentos, simuladores clínicos, *e-books* interativos, realidade imersiva, realidade aumentada, salas de microscopia digital (lâminas escaneadas e disponibilizadas em plataforma educacional), computação gráfica com *design* científico de anatomia, fisiologia e patologia e impressão 3D. Além disso, também focou no desenvolvimento de plataformas, métodos educacionais e recursos interativos que pudessem proporcionar o aprimoramento do aprendizado aos estudantes, melhorar a comunicação entre alunos e professores e ampliar a capacidade dos docentes, no sentido de administrar os ambientes de estudos sem que houvesse a perda da qualidade do ensino.

A aplicação das modernas tecnologias interativas em associação com estratégias de comunicação (áudios, vídeos e computação gráfica 3D) e o conceito de estudo colaborativo (redes sociais e centros de convenções digitais interativos) são partes integrantes dos conceitos de educação digital interativa.

Apesar de ser possível aprender por diversos meios, determinados fatores propiciam maiores aprendizagem e retenção do conhecimento. Aprendemos mais em função do que vemos e menos por meio dos outros sentidos; consequentemente, retemos maior conhecimento quando produzimos algo, em decorrência à ação. Os ambientes virtuais de aprendizagem são ferramentas potenciais para promover a aprendizagem, pois, ao navegar no ambiente, o aluno estará visualizando e construindo o conhecimento, bem como interagindo e cooperando com ele (Mehlecke e Tarouco, 2003). Entre as vantagens comumente relatadas ao se usar uma plataforma educacional, podemos destacar: facilidade de atualização do material, acesso ao material a partir de locais diferentes, restrição de acesso somente a alunos inscritos, possibilidade de pesquisar e acessar outros *sites* de informações na internet, incorporação de material multimídia, possibilidade de participar do curso por menor custo (evitou-se deslocamento físico desnecessário), possibilidade de utilizar simultaneamente os diversos recursos educacionais e aumento das possibilidades de interação dos participantes com o professor. Além da facilidade de acesso ao professor, as ferramentas de educação a distância podem reduzir as inibições de alunos em relação às participações presenciais, considerando-se a privacidade e a possibilidade de formulação de perguntas após a reflexão.

PLATAFORMA EDUCACIONAL EDUCAÇÃO DIGITAL METACOGNITIVA – METODOLOGIA ATIVA DIGITAL

Em suma, é o aprimoramento da plataforma Open Source Moodle. Diferentemente dos ambientes virtuais de aprendizagens (AVAs) comuns, a plataforma

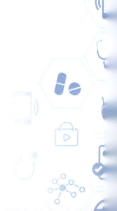

EDM recebeu diversos aprimoramentos, como melhoria de interface com o usuário, módulos gerenciais adicionais, *plugins* e aplicativos para melhorar a interatividade e a flexibilização da aprendizagem. É utilizada para os cursos de graduação, pós-graduação, extensão, residência médica, entre outros, e foi compartilhada com algumas outras universidades por meio de convênio de cooperação acadêmico-científica. Foram incorporados diversos recursos para viabilizar o método ativo de aprendizagem, aumentar a interatividade, incorporar recurso de *design thinking*, entre outros. Alguns deles são apresentados a seguir.

Votador de dúvidas recorrentes para utilização em aulas presenciais ou mistas (presenciais e conectadas a distância). Com a finalidade de melhorar a interatividade entre os alunos e professores.

Votador de opinião com agrupamento por categoria. Recurso que possibilita atividade em equipe para identificação dos aspectos mais significativos de assuntos e promoção da reflexão. Exemplo de aplicação: após as aulas, os alunos precisam fazer uma postagem do aspecto que consideraram mais importante, que não deveriam esquecer e que tem maior relevância prática. Em seguida, devem ler as postagens dos outros alunos e escolher duas com as quais concordam. O maior benefício desse recurso é estimular a revisão e a identificação dos objetivos educacionais pelos alunos e proporcionar um trabalho em equipe de forma assíncrona.

Sala de microscopia digital (histopato digital). É utilizada para gerenciar a biblioteca de lâminas digitalizadas a partir de escâner de lâminas, oferecendo aos estudantes uma vivência da microscopia a partir da plataforma, mesmo usando baixa banda de acesso, como 3G ou 4G. Isso expande o período de aprendizagem para além dos limites dos laboratórios de microscopia das faculdades. A sala de microscopia digital contém diversos recursos, como aplicação de filtros, indicação de comentários em áreas específicas, vinculação de roteiro de estudo, vídeos instrucionais dirigidos (2 a 3 minutos) e avaliação de reforço para cada lâmina (Figura 16.1). As vantagens do uso do histopato digital são: eliminação dos custos com manutenção de microscópios, evitação de perda de acervo de lâminas e padronização da mesma lâmina para uso pelos alunos de forma simultânea.

Vídeos gravados em 360°. Utilizados para promover a familiarização dos estudantes com diversos ambientes, como sala de exames, salas cirúrgicas e unidade de terapia intensiva (UTI), antes de realizar atividades práticas nos locais (Figura 16.2).

Prova informatizada com correção e relatórios automatizados. É uma forma eficiente para transformar o momento da avaliação em um momento de aprendizagem, por oferecer aos docentes o recurso de debate com os estudantes imediatamente após cada prova (*feedback* imediato), por meio de estatísticas das perguntas que mais erraram e das alternativas mais assinaladas. No exemplo da Figura 16.3, foi criada uma prova a partir da imagem do Homem Virtual.

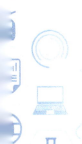

196 Telemedicina de Logística e Telessaúde Integrada

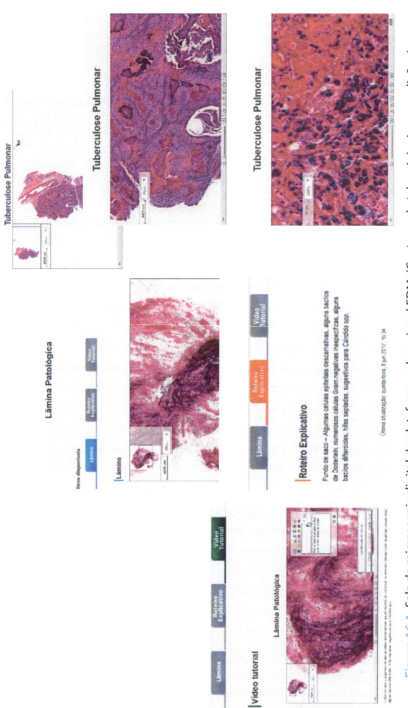

Figura 16.1 Sala de microscopia digital da plataforma educacional EDM. (Capturas de tela originais, sem edições.)

Capítulo 16 · Educação Digital Interativa, Metodologia Ativa Digital e Segunda Opinião Formativa **197**

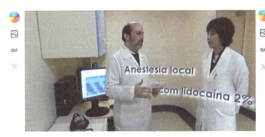
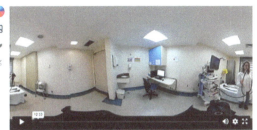

Sala de Manometria e pHmetria (Vídeo 360° - Profa. Suzane Kioko Ono)

02 - Exame de Endoscopia: Sala Pós Exame (Vídeo 360° - Profa. Suzane Kioko Ono)

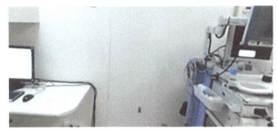
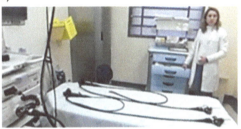

Figura 16.2 Exemplos de vídeo em 360° de uma sala de endoscopia. (Capturas de tela originais, sem edições.)

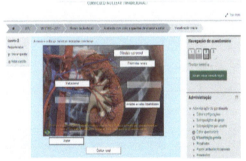

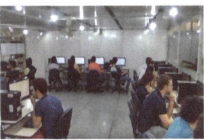
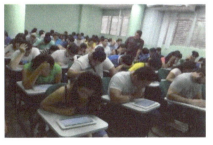

Figura 16.3 Avaliação de rendimento educacional com gestão *online*. (Captura de tela original, sem edições.)

Novas forma de avaliação. É o uso de outras formas para avaliação de conhecimentos, como o recurso de "arrastar palavras" para verificar a capacidade dos estudantes de observarem e identificarem estruturas anatômicas ou de associarem estruturas com exames de imagens (radiografias, tomografias, ressonâncias, ultrassons) (Figura 16.4), lâminas histológicas, entre outros.

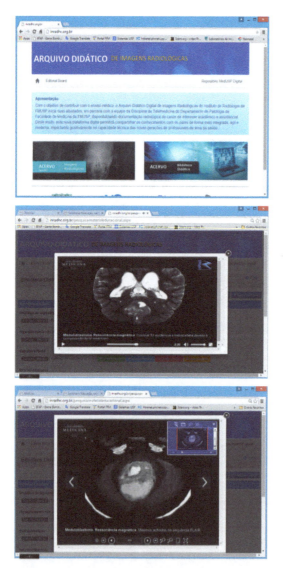

Figura 16.4 Biblioteca de imagens radiológicas e tutoriais em apoio à aprendizagem dos alunos e à preparação de aulas pelos docentes. (Capturas de tela originais, sem edições.)

Biblioteca do projeto Homem Virtual. Conta com mais de 400 vídeos com temas de computação gráfica 3D como recurso para ensino dirigido de assuntos específicos. Os vídeos são objetos de aprendizagem cuidadosamente produzidos, com tempo médio entre 1 e 4 minutos, que, em geral, reúnem conhecimentos equivalentes a 50 páginas de texto escrito. Além de facilitar a transmissão de conhecimento pelos professores, são ferramentas importantes para os estudantes utilizarem como roteiros de estudo.

OBJETOS DE APRENDIZAGEM

Diante da atual revolução tecnológica, em que as informações são processadas de maneira rápida, as tecnologias interativas aplicadas na educação permitem ampliar a pluralidade de abordagens, atender a diferentes estilos de aprendizagem e, dessa forma, favorecer a aquisição de conhecimentos, competências e habilidades. Entre as possibilidades, destaca-se o uso de objetos de aprendizagem. Esses objetos servem para apoiar a aprendizagem e são geralmente aplicados a materiais educacionais projetados e construídos em pequenos componentes de informações (Beck, 2002; Willey, 2000). Podem ser utilizados tanto no ambiente de aula presencial quanto no ambiente virtual como ferramenta de agilização de ensino, revisão ou reforço de conteúdos.

Os objetos de aprendizagem podem ser variados, desde mapas e gráficos, passando por *podcasts* até demonstrações em vídeos e simulações interativas que são disponibilizadas para auxiliar a aprendizagem.

Pode-se produzir uma série de objetos educacionais para além da computação 3D e dos *games*. São exemplos:

- Vídeos de como lidar com "diferentes olhares": sequências interativas de 15 a 20 minutos, em que um mesmo assunto é discutido por especialistas com outros profissionais da área da Saúde e/ou familiares, gerando, assim, um conhecimento sob o ponto de vista de múltiplas profissões. Essa abordagem oferece uma unidade de conhecimento que explica de forma objetiva como lidar com situações práticas, por meio das interações com diversos profissionais
- Vídeos de educação aplicada: unidades educacionais com duração máxima de 15 minutos, em que a estruturação de conteúdo é baseada em competências e evidências científicas. A sua estruturação facilita o rápido entendimento do assunto e orienta a como se aprimorar no tema
- Vídeos clínicos aplicados: unidades educacionais baseadas em problemas clínicos. São gerados a partir dos casos e/ou das situações clínicas mais significativas da teleassistência que tenham perspectiva educacional, ou de casos selecionados pela FMUSP ou pelo HC-FMUSP, com significância formativa. Nesse tipo de unidade de conhecimento, associa-se a estratégia de treino de raciocínio investigativo, integrada a fluxograma e referências bibliográficas.

Os casos podem ser complementarmente discutidos em reuniões clínicas gerais baseadas em webconferência ou por meio de fórum de discussão
- Mapas de raciocínio e/ou mapas mentais: infográficos baseados em fluxograma de decisão, associados a recomendações de leitura complementar, áudios educacionais e objetos de aprendizagem
- Vídeos mosaicos: unidades de conhecimento que utilizam conjuntos de ilustrações significativas associadas a debates para explicar informações complexas. Esse formato está sendo utilizado para criar unidades de conhecimentos sobre saúde mental, como para explicar sobre ansiedade, depressão, agressividade, depressão pós-parto, entre outros
- Infoáudios: infográficos especialmente desenvolvidos para abordar um tema específico para comunicação rápida. Os complementos de informação são baseados em áudios educacionais
- Áudios educacionais: *podcasts* desenvolvidos para abordar um tema específico e promover uma revisão rápida e significativa. Podem ser áudios sínteses e áudios de contexto.

MODELOS EDUCACIONAIS

A educação é um processo complexo. Atualmente, com a facilidade de acesso às tecnologias, ela pode ganhar reforços para potencializar os métodos clássicos. Quando a educação envolve aspectos relacionados com qualificação profissional, ela também deve ser analisada e planejada sob vários aspectos, entre eles a motivação, a disponibilização de acesso a materiais educacionais de qualidade, a interação com centros de excelência e a avaliação de competências profissionais. Mais do que a disponibilização de cursos, a construção de ambientes para avaliar competências (conhecimento cognitivo, raciocínio, capacidade de decisão, comportamento etc.) deve receber atenção especial.

A eficiência da educação pode ser maior quando, além dos aspectos tecnológicos e de desenvolvimento de conteúdo, existe um planejamento do uso dos diversos meios de comunicação, com a adequação dos materiais educacionais a um formato e a uma linguagem de fácil entendimento, considerando o público-alvo. Esse planejamento de estilo ajuda na compreensão das informações e, consequentemente, na melhora do processo de aprendizagem.

Em decorrência da rápida expansão dos conhecimentos científicos, é importante promover a educação permanente para todos os profissionais da Saúde, visando à qualificação profissional. As tecnologias educacionais interativas podem ser importantes recursos para disponibilizar materiais e unidades educacionais a esses profissionais. Para obter a efetiva qualificação profissional, é importante estruturar programas educacionais que estejam de acordo com as realidades e necessidades sociais da região em que o público-alvo está inserido e desenvolver cuidadosamente um conjunto de ferramentas de avaliação de conhecimentos e capacidades profissionais.

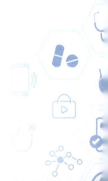

A formação nas profissões da Saúde vem passando por mudanças, direcionando-se no sentido de formar profissionais capazes de resolver problemas, atuar em equipes multiprofissionais e reconhecer as necessidades sociais, subjetivas e biológicas do processo saúde/doença. Mais especificamente, os profissionais precisam estar aptos a elaborar estratégias de tratamentos sob abordagem integrada, construir vínculos e assumir responsabilidade em lidar com a cura, a reabilitação e a reintegração dos seus pacientes. Para isso, serão necessárias mudanças nos métodos de formação para proporcionar maior articulação das dimensões biológica, psicológica e social, a integração teórico-prática e a qualidade da avaliação orientada à aprendizagem.

A educação digital interativa pode utilizar métodos exclusivamente para atividades não presenciais ou mistas (parcialmente a distância e parcialmente presencial), de acordo com o público-alvo, o assunto e a capacitação a ser desenvolvida. Ao pensar e planejar o uso de recursos educacionais, o docente deve analisar a inter-relação de tecnologia e ensino e, nessa dinâmica, explorar recursos que facilitem a interação, promovendo um processo dinâmico e cooperativo de aprendizagem.

Atualmente, existem diversos modelos educacionais, cada um com suas características específicas, com pontos fortes e fracos. Vale reforçar que nenhum modelo, por si só, tem conseguido cobrir todos os aspectos envolvidos na formação superior em Saúde. Com a finalidade de ampliar mais as possibilidades da educação digital interativa, criamos e aplicamos um novo método em 2017, que estimula a aprendizagem significativa com participação ativa, a reflexão e a análise crítica dos alunos para resolver problemas, usando a plataforma educacional EDM. Foram reunidas as características de cinco modelos educacionais (aprendizagem estruturada, aprendizado baseado em problemas [PBL], aprendizado baseado em equipes [TBL], aprendizagem significativa e aprendizagem baseada em projetos) para criar um modelo que fomenta a interação e a reflexão (educação interativa) dos alunos e pesquisas para a formulação de soluções de problemas (contextualização prática), por meio da integração de diferentes conhecimentos (metacognição) e do trabalho em equipe (TBL).

MODELO DE APRENDIZAGEM BASEADO EM PROJETO DE SOLUÇÕES DE PROBLEMAS

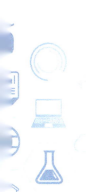

A educação mediada por tecnologia é uma sistemática educacional que pode potencializar a educação presencial e, em algumas circunstâncias, suprir a carência do encontro presencial, ou pode ser um modelo educacional independente. Dotados de ferramentas facilitadoras da cognição e da interação, os ambientes de teleducação interativa podem transformar o aprendizado quando utilizados com uma metodologia alinhada aos recursos tecnológicos, principalmente a metodologia ativa digital. O método de aprendizado baseado em projeto de soluções de problemas (ABPSP) foi idealizado por Chao Lung Wen e aplicado em 2017 para desenvolver novas habilidades nos estudantes (Figura 16.5).

Características essenciais para os profissionais da terceira década do século 21

1. Saber observar e associar ideias.
2. Saber formular boas perguntas (curiosidade).
3. Ter opiniões relevantes.
4. Saber sintetizar e reconhecer aspectos significativos.
5. Saber pesquisar e avaliar informações.
6. Saber trabalhar em equipe.
7. Identificar problemas e elaborar soluções.
8. Ter habilidade de se comunicar.
9. Ter iniciativa e empreendedorismo.

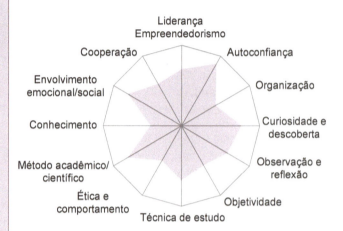

Figura 16.5 Doze áreas de domínio para formação multicomportamento.

Com esse modelo, foi possível promover a aprendizagem orientada para elaboração de projeto para solução de problemas (Figura 16.6) em pequena equipe (TBL). Entre as suas características, destaca-se o ensino multiprofissional, interdisciplinar, articulado e instigador para os estudantes vivenciarem situações-problema advindas da realidade e altamente mobilizadoras, procurando desenvolver as habilidades importantes para os profissionais da 3ª e 4ª décadas do século 21.

O curso se inicia com uma atividade presencial, e são estabelecidas as regras de participação em votadores de dúvidas, votadores de opinião por categoria e fórum de contribuição com votação. Os conteúdos são agrupados em blocos temáticos, e os materiais são disponibilizados em forma estruturada, em quantidades compatíveis para aprendizagem em 2 semanas, com cada bloco complementado por duas reuniões *online* síncronas.

Para a realização das atividades do grupo (TBL), é definido que cada grupo indique três responsáveis (redator, relator e debatedor) para a coordenação da elaboração das apresentações dos conteúdos significativos dos respectivos blocos (e-Síntese) e de soluções para o problema mais votado (e-Solução). Todas as atividades foram feitas pelos grupos originais dos blocos.

As eSoluções elaboradas por cada grupo são disponibilizadas para avaliação individual, realizada por todos os alunos, por meio de formulário específico, avaliando clareza na exposição do problema, relevância, originalidade da solução, coerência da exposição da solução e exequibilidade. Na última fase do curso, foi realizada uma atividade presencial de encerramento, com debate e elaboração de consenso.

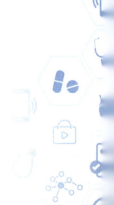

Capítulo 16 · Educação Digital Interativa, Metodologia Ativa Digital e Segunda Opinião Formativa

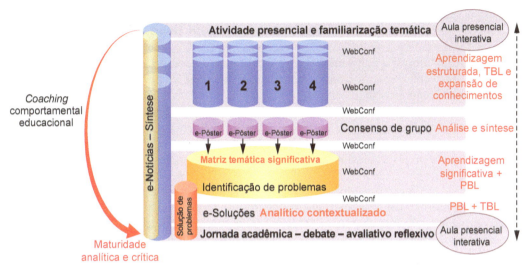

Figura 16.6 Educação digital metacognitiva. Aprendizado baseado em projeto de soluções de problemas. PBL: aprendizado baseado em problemas; TBL: aprendizado baseado em equipes.

DESIGN DE COMUNICAÇÃO EDUCACIONAL E EDUCAÇÃO

A construção de programas educacionais não deve ser vista exclusivamente pelo ponto de vista de seu conteúdo científico (Miranda e Chao, 2016). Os bons programas devem sempre procurar abordar as experiências práticas e valorizar os aspectos que facilitam o aprendizado, como o estilo da linguagem, a fluidez na transmissão das informações, entre outros (Miranda e Chao, 2016). A adequação da comunicação de acordo com o público-alvo e o uso de expressões características de cada região, por exemplo, podem ser fatores determinantes para a aceitação do material educacional (Miranda e Chao, 2016). Além da qualidade da informação e da aplicação de modelos pedagógicos, pode-se facilitar o aprendizado quando os materiais educacionais são disponibilizados e são aplicadas estratégias de comunicação, com a utilização de recursos de multimeios de comunicação (mídia escrita, vídeo e áudio), para facilitar a transmissão do conhecimento e estimular a motivação (Miranda e Chao, 2016). No entanto, para atingir diferentes grupos de pessoas com a mesma qualidade e resultado, é preciso identificar os arquétipos culturais para adequar a comunicação das evidências científicas que irão compor o núcleo central dos materiais educacionais (Miranda e Chao, 2016).

A teleducação ganha eficiência e qualidade quando integra modelos pedagógicos e conteúdos de excelência aos meios de comunicação, planejados de forma estratégica. Na área de recursos didáticos interativos, pode-se citar como exemplo o projeto Homem Virtual, que usa os recursos de comunicação visual por meio da computação gráfica 3D para transmitir conhecimentos de forma dinâmica (objetos de aprendizagem). A esses objetos, podem ser agregados recursos como roteirização de assuntos, com inclusão de mensagens significativas, sonoplastia e narração, para reforçar a transmissão de conhecimentos (unidades de conhecimento) e complementar o processo de aprendizado. Essa seria uma das ações de um grupo de comunicação.

Uma equipe de *design* de comunicação educacional poderia ser formada por profissionais de comunicação (jornalistas, especialistas em recursos audiovisuais, em *marketing* institucional e em relações públicas) e teria como linha de ação o desenvolvimento e o planejamento de estratégias para melhorar a transmissão de informações de acordo com as particularidades do público-alvo, aplicando os multimeios de comunicação e utilizando técnicas de roteirização para aprimorar as formas de transmissão de conhecimento (fluidez). Aplicar-se-iam a roteirização de conteúdos, técnica comum na indústria cinematográfica e na televisão, e a elaboração de pautas, método comum no meio jornalístico, que, quando utilizadas na construção de materiais educacionais, tornariam mais "fluidas" as informações, facilitando a transmissão dos conhecimentos a partir da identificação dos aspectos mais relevantes de cada tema abordado. Essas técnicas poderiam ser aplicadas para a construção de materiais educacionais, combinando os diversos meios de comunicação para diversos propósitos.

SEGUNDA OPINIÃO ESPECIALIZADA FORMATIVA

Embora grande parte dos desenvolvimentos educacionais seja focada em cursos, a integração com a prática profissional é fundamental para a motivação dos profissionais. Nesse contexto, a utilização de métodos de segunda opinião formativa especializada pode ser importante, pois permite desenvolver uma estratégia educacional que enfoque o aprendizado com base na problemática real. A integração dos ambientes educacionais e assistenciais para promover qualificação profissional na prática clínica diária, sob supervisão, pode ser uma das estratégias mais importantes para a área da Saúde (Figura 16.7).

A segunda opinião especializada formativa é um processo interativo que foca na transmissão de um conhecimento de forma dirigida, com a construção de raciocínio suportado por medicina baseada em evidências. Está centrada na formação do profissional que solicitou o apoio (consultante). Quando aplicada em todas as situações em que exista um profissional a distância que necessite do apoio de outro profissional, ela transforma a experiência especializada em conhecimento aplicável para a resolução do problema. Trata-se, em síntese, da integração dos conceitos educacionais, como o aprendizado baseado em problemas, a saúde baseada em evidências, a tutoração prática a distância e o suporte assistencial prático. Os resultados da discussão, quando trabalhados por um *design* de comunicação educacional, permitem gerar sínteses, denominadas unidades de conhecimento, que facilitam a orientação contextualizada para a tomada de decisão.

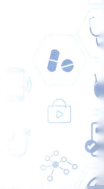

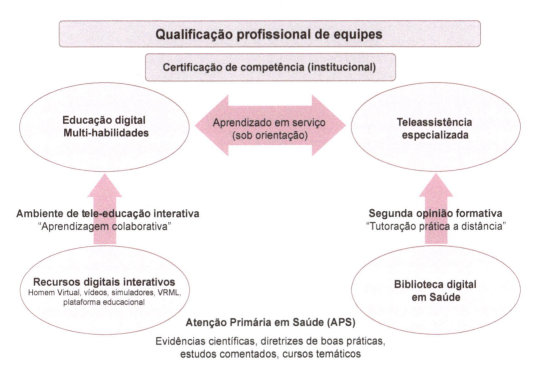

Figura 16.7 Modelo para qualificação profissional em atenção primária, fundamentada em aprendizagem colaborativa e segunda opinião formativa (tutoração prática a distância), que, em conjunto, possibilitam a contextualização da educação segundo as necessidades de cada local. VRML: linguagem de modelagem de realidade virtual (do inglês *virtual reality modeling language*).

Esse modelo permite que o educador identifique as necessidades de um profissional distante, transformando-se em educação contextualizada baseada nas necessidades regionais, que é uma das grandes lacunas do Brasil, de dimensões continentais. É aplicável nas profissões da Saúde (medicina, odontologia, enfermagem, fonoaudiologia, fisioterapia, saúde mental, assistência social etc.) e nas profissões relacionadas, como comunicação, administração/gestão, Telemedicina e informática, pedagogia e tecnologia.

Sistemática para sessões de segunda opinião especializada formativa

1. Duração média de 30 minutos para a discussão de cada problema.
2. Sessões com duração máxima de 90 minutos, o que permite abordar até três casos.
3. Os problemas deverão ser encaminhados com pelo menos 1 semana de antecedência, para que haja um planejamento educacional, permitindo aos professores e especialistas aprimorarem os materiais educacionais.

4. As dúvidas deverão ser adequadamente descritas.
5. Os casos discutidos deverão ser gravados, editados e indexados, para a formação de uma biblioteca de *star cases*.
6. Deverá servir de base para uma grade formativa e multiprofissional.

Benefícios

- Contextualização do conhecimento sob o foco da aplicação prática
- Aprendizado baseado em problemas (PBL)
- Saúde baseada em evidências
- Readequação de grades educacionais, segundo as necessidades da prática clínica
- Atividade multiprofissional, ultrapassando o aspecto assistencial
- Identificação de problemas regionais de infraestrutura em saúde
- Estabelecimento de uma vigilância epidemiológica das endemias, epidemias e doenças estratégicas do Ministério da Saúde.

REFERÊNCIAS BIBLIOGRÁFICAS

Ausubel D, Novack JD, Hanesian H. Psicologia educacional. Rio de Janeiro: Interamericana; 1980.

Barrows HS, Tamblyn RM. Problem-based learning: an approach to medical education. New York: Springer; 1986.

Beck RJ. Learning objects: What? Center for Internation Education. University of Wisconsin. Milwaukee; 2002.

Chao LW, Chao ML. Digital interactive education and educational resources for enhancing the training of health professional: 20 years of experience in the discipline of telemedicine in the Pathology Department at the University of São Paulo Medical School (1997-2017). In: Neto AP, Flynn M (editors). The internet and health in Brazil – Challenges and trends. Springer Nature Switzerland AG. 2019. p. 313-29.

Chao LW, Onoda MM. Teleducação interativa. Clínica Médica – Medicina USP/HC-FMUSP. V. 4. Manole; 2009. P. 679-81.

Chaves E. Conceitos básicos: educação a distância. EdutecNet: Rede de Tecnologia na Educação. Disponível em: http://www.edutecnet.com.br. Acesso em: 26 jan. 2024.

Collins A, Halverson R. Rethinking education in the age of technology: the digital revolution and schooling in America. Teachers College Press; 2009.

Diesel A, Santos Baldez AL, Neumann Martins S. Os princípios das metodologias ativas de ensino: uma abordagem teórica. Revista Thema. 2017;14(1):268-88.

Frenk J, Chen L, Butta ZA et al. Health professionals for a new century: transforming education to strengthen health system in an interdependent world. Lancet. 2010;376(9756):1923-58.

Fuller RB. A Ciência do Design. Disponível em: https://www.maxwell.vrac.puc-rio.br/12258/12258_4.PDF.

Fuller RB. Critical path. New York: St. Martin's Griffin; 1982. Disponível em: https://www.amazon.com.br/Critical-Path-R-Buckminster-Fuller/dp/0312174918.

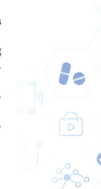

Garcia MLB et al. Telepatologia: raciocínio de investigação diagnóstica baseada em autópsia e necropsia. In: Martins MA (org.). Clínica médica. V. 3. São Paulo: Manole; 2009. p. 885-7.

Gazzoni M. A corrida das empresas pela sala de aula do futuro. Estadão [internet]. 2016 Jan 24 Economia: [about 3 screens]. Disponível em: https://economia.estadao.com.br/noticias/geral,a-corrida-das-empresas-pela-sala-de-aula-do-futuro-,1825044. Acesso em: 19 out. 2021.

Jarvis L, Stanberry B. Teleradiology: threat or opportunity? Clin Radiol. 2005;60(8):840-5.

Mehlecke QTC, Tarouco LMR. Ambientes de suporte para educação a distância. Revista Novas Tecnologias na Educação. CINTED-UFRGS. 2003;1(1):1-13.

Miranda D, Chao LW. Virtual Man, computer graphics and 3D printers: technologies in telemedicine at University of São Paulo. Latin American Journal of Telehealth. 2016;3(2):150-4.

Molina N, Victorino F. Lifelong learning: aprender sempre é chave para o profissional do futuro. Estadão [internet]. 2020 Nov 21 [cited 2021 Out 10]. Economia e Negócios: [about 5 screens]. Disponível em: https://www.estadao.com.br/infograficos/economia,lifelong-learning-aprender-sempre-e-chave-para-o-profissional-do-futuro,1132808. Acesso em: 19 out. 2021.

Seemiller C, Grace M. Generation Z: educating and engaging the next generation of students. About Campus. 2017;22(3):21-6.

Selwyn N. Education and technology: key issues and debates. London: Bloomsbury Publishing; 2016.

Willey DA. Connecting learning objects to instructional design theory: a definition, a metaphor, and a taxonomy. Learning Technology. 2000;2830:1-35.

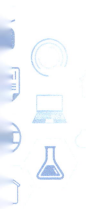

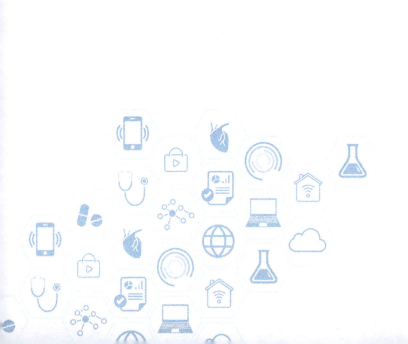

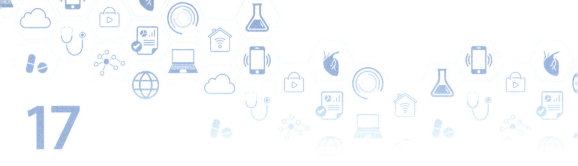

17

Programa Jovem Doutor: Lei nº 14.681/23 (Bem-Estar e Saúde nas Escolas) e FUST (Lei nº 9.998/2000)

Chao Lung Wen, Maíra Lie Chao, Rosângela Suetugo Chao, Mariana Mie Chao, Cleinaldo de Almeida Costa

Durante o século 19, os esforços para melhorar a saúde pública (conter e prevenir doenças) estavam relacionados com questões do meio em que a pessoa estava inserida, ou seja, ambiente de trabalho e domiciliar. Foi no século 20 que ocorreram marcos para a Educação em Saúde. A partir de meados dos anos 1960, percebeu-se que apenas a intervenção ambiental não era eficaz e suficiente, visto que a atitude deveria partir da população. Assim, as políticas públicas em países desenvolvidos passaram a valorizar e a investir em ações educativas e comunicacionais a fim de mudar o comportamento individual. Nessa época, foram promovidas campanhas educacionais para a prevenção de doenças; no entanto, mesmo com esses esforços, a estratégia se mostrou pouco eficaz para a mudança comportamental necessária.

Para que a transferência do conhecimento especializado alcance a sociedade, são necessárias estratégias de comunicação com linguagem precisa, simplificada e personalizada de acordo com o público-alvo, múltiplos recursos de comunicação, tecnologias digitais interativas, incluindo as tecnologias móveis (*mobile Health*), além da articulação com parcerias governamentais. Além disso, o processo de difusão do conhecimento pode ser mais efetivo com a criação de um portal de serviços unificado, de modo a facilitar a localização de informações pelos usuários.

USO DE TECNOLOGIAS NA EDUCAÇÃO EM SAÚDE

O público adolescente do século 21 já cresce familiarizado com as tecnologias interativas. Contudo, em geral, ele desconhece uma série de situações sobre saúde do dia a dia, em decorrência da falta de discernimento e da dificuldade de obter orientações adequadas. No Brasil, essa é uma situação recorrente, pois as grandes distâncias geográficas, as separações dentro das comunidades e a dificuldade dos professores em abordar determinados assuntos sobre saúde são fatores que mantêm ou aumentam o desconhecimento, principalmente no grupo etário de adolescentes.

A popularização das tecnologias interativas e o aumento do acesso aos recursos da telecomunicação causaram significativa mudança no modo de acesso às informações. As crianças convivem com a cultura da informação, que tem como grande disseminadora os meios de comunicação de massa. A comunicação eletrônica privilegia a imagem e "(...) os meios audiovisuais nos bombardeiam o tempo todo com figuras atraentes e fragmentárias", conforme escreve Adriana Mortara Almeida, em seu artigo "O contexto do visitante na experiência a museu: semelhanças e diferenças entre museus de ciência e de arte". O aspecto interessante da interatividade é possibilitar ao usuário e/ou participante aplicar seu conhecimento recém-aprendido. A interatividade utilizada para transmissão de informações facilita o processo de aprendizagem, tornando-o divertido e prazeroso. Esse é o principal ponto positivo da interatividade na educação dentro da sistemática do Jovem Doutor: fazer com que o sujeito aprendiz se divirta e aprenda ao mesmo tempo.

A construção do conhecimento na sociedade atual é um processo que envolve diferentes gerações, mídias e representações da informação. A criação de novos signos, bem como a recriação e ressignificação de conceitos, é um fenômeno recorrente em uma sociedade cujas pessoas, a todo momento, estão aprendendo a viver em um mundo caracterizado pela necessidade crescente do uso de diversas tecnologias e conectividade (França et al., 2012).

Nesse contexto, programas de Educação em Saúde dentro das instituições de ensino podem contar com a teleducação interativa, a qual usa recursos tecnológicos que possibilitam o despertar de interesse e a facilidade no aprendizado, pois podem ser usados pelo educador da maneira mais conveniente, presencialmente ou a distância, promovendo dinamismo na aquisição do conhecimento de diversos temas em saúde.

Os objetos de aprendizagem (OA) são peças importantes nesse contexto de ensino, tecnologia, interatividade e difusão de conhecimentos. Os OA são recursos digitais modulares, usados para apoiar a aprendizagem presencial e a distância. Qualquer recurso digital que possa ser reutilizado e auxilie na aprendizagem pode ser considerado um OA. No Jovem Doutor, os principais componentes do OA são os módulos de computação gráfica 3D do Projeto Homem Virtual da Faculdade de Medicina da Universidade de São Paulo (FMUSP) e os arquivos para produção de estruturas em impressora 3D.

EDUCAÇÃO EM SAÚDE

A educação é uma das formas mais eficientes de se promover a saúde em uma comunidade, por induzir a formação de bons hábitos e consciência desde a infância; contudo, para se alcançarem esses resultados, diversos aspectos são fundamentais, como professores adequadamente formados, recursos didáticos modernos, estratégia

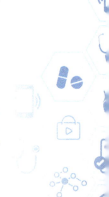

educacional compatível com o contexto, envolvimento dos alunos em ações em suas respectivas comunidades, entre outros. Desenvolver um meio de comunicação, isto é, uma estratégia para se conectar com o público-alvo, é fundamental para o sucesso da educação. O uso de novas tecnologias, como iconografias baseadas em computação gráfica e impressão 3D, histórias de contextualização de temas (*storytelling*) e plataforma interativa, de onde o aprendiz se comunica com o especialista, são formas eficientes de se conquistar a atenção e a motivação dos estudantes.

A Educação em Saúde, como processo isolado, não garante as mudanças estruturais que a sociedade necessita para manter e melhorar a qualidade de vida e a saúde da população, mas pode otimizar e cooperar para que esses objetivos sejam alcançados (Czeresnia e Freitas, 2003). É preciso identificar o que estudantes sabem sobre saúde e o que eles podem fazer, contemplando as individualidades e desenvolvendo capacidades de atuar sobre os processos de saúde-doença, atrelado ao exercício de cidadania (Demarzo e Aquilante, 2008).

Programas educacionais para adolescentes requerem ações condizentes com a realidade sociocultural e, por isso, demandam correlações entre métodos de ensino e usos das tecnologias de inovação (Perrenoud, 2000). Por meio da transdisciplinaridade, é possível pensar em programas que envolvam e sensibilizem os adolescentes de modo a capacitá-los a serem protagonistas de seu próprio aprendizado, transformando-os em coautores dos conteúdos a que terão acesso por meio da manipulação das tecnologias da informação (Freire, 1996). Para Galvis (1992), "um ambiente de aprendizagem poderá ser muito rico, porém, se o aluno não desenvolver atividades para o aproveitamento de seu potencial, nada acontecerá".

O ambiente de aprendizagem é um sistema que fornece suporte a qualquer tipo de atividade realizada pelo aluno, isto é, um conjunto de ferramentas usadas em diferentes situações do processo de aprendizagem (Martins e Campestrini, 2004). A Educação em Saúde é responsabilidade de diferentes segmentos da sociedade, e a escola é um espaço de promoção de programas de Educação em Saúde direcionados a crianças e jovens (Brasil, 2011). O professor, então, pode colaborar de maneira significativa para o processo de Educação em Saúde estimulando o desenvolvimento do pensamento crítico que favoreça a aquisição desses cuidados (Focesi, 1992). Faz-se necessária uma estratégia educacional que abranja a conexão entre o estudante e o professor (educação) e especialistas (profissionais da Saúde). A fim de garantir esse acesso, programas e projetos que promovam a saúde nas escolas se enquadram em uma necessária adaptação dos serviços públicos de saúde a novos tipos de comportamentos, principalmente entre os jovens (Brasil, 2011).

JOVEM EDUCADOR EM SAÚDE E TELESSAÚDE NAS ESCOLAS

O Programa Jovem Doutor foi idealizado em 2007 por Chao Lung Wen, chefe da Disciplina de Telemedicina do Departamento de Patologia da FMUSP, que criou uma metodologia, aperfeiçoada ao longo do tempo, com o intuito de proporcionar aos estudantes do Ensino Básico a oportunidade de aprendizado sobre temas da área da Saúde e dando-lhes a possibilidade de estender e disseminar esse conhecimento para a melhoria da qualidade de vida de suas respectivas comunidades. O Programa Jovem Doutor caracteriza-se por utilizar estratégias de teleducação e por elaborar OA em temas relacionados à Saúde (Chao, 2013).

No primeiro ano do Projeto Jovem Doutor foram realizadas atividades em diversas cidades, por meio de parcerias, como Tatuí/SP (Secretaria de Saúde), Bauru/SP (FOB-USP/Dep. de Fonoaudiologia) e Manaus e Parintins (Universidade do Estado do Amazonas) (Figura 17.1).

É uma atividade que promove a cidadania por meio da extensão universitária e da iniciação científica, sob orientação dos professores, com aplicação de conhecimentos obtidos em sala de aula (Silva et al., 2017). O projeto proporciona aos alunos do Ensino Superior a compreensão das características da atenção básica em saúde e das necessidades das comunidades. A partir da interação com estudantes de outras áreas, é possível promover a saúde global das comunidades selecionadas.

O projeto está em concordância com as Diretrizes Curriculares Nacionais do Curso de Graduação em Medicina, Resolução nº 3, de 2 de junho de 2014, do Conselho Nacional de Educação (CNE), da Câmara de Educação Superior (CES) e do Ministério da Educação (MEC), que estimula os estudantes de Medicina a: (1) aprender a aprender, como parte do processo de ensino-aprendizagem, identificando conhecimentos prévios, desenvolvendo a curiosidade e formulando questões para a busca de respostas cientificamente consolidadas; (2) aprender com autonomia e com a percepção da necessidade da educação continuada; comprometer-se com seu processo de formação, envolvendo-se em ensino, pesquisa e extensão, e observando o dinamismo das mudanças sociais e científicas; (3) promoção da saúde como estratégia de produção de saúde, articulada às demais políticas e tecnologias desenvolvidas no sistema de Saúde brasileiro; (4) comunicação por meio de linguagem verbal e não verbal, com usuários, familiares, comunidades e membros das equipes profissionais; e (5) comunicação incorporando, sempre que possível, as novas tecnologias da informação e comunicação (TIC), para interação a distância e acesso a bases remotas de dados, entre outros. O Jovem Doutor segue, ainda, a Diretriz de Curricularização da extensão para tornar as atividades de extensão parte obrigatória da carga horária dos cursos de graduação, definida pela Resolução nº 7, de 18 de dezembro de 2018, do MEC, do CNE e da CES.

O Jovem Doutor estabelece um processo de compromisso social em diversas regiões e segmentos profissionais. Para que as metas sejam alcançadas, é importante ter o envolvimento das secretarias de Educação e de Saúde dos municípios, pois o projeto tem a potencialidade de formar um mecanismo importante de promoção de saúde e bem-estar nas escolas (conforme previsto na Lei Federal nº 14.681, de 18 de setembro de 2023), implementar teletriagem e acompanhamento de condições crônicas (Telessaúde, conforme a Lei nº 14.510, de 27 de dezembro de 2022), implementar ações de urgência e emergência (conforme a Lei Lucas (nº 13.722/18, sancionada em 04 de outubro de 2018, que obriga as

Capítulo 17 · Programa Jovem Doutor: Lei nº 14.681/23 (Bem-Estar e Saúde nas Escolas) e FUST... **213**

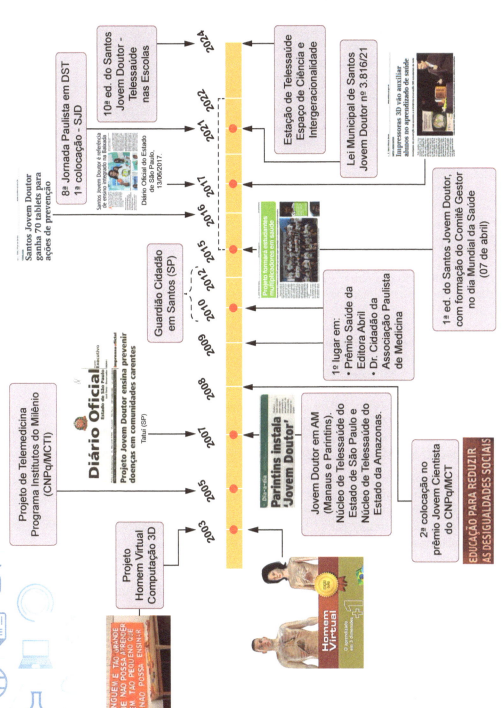

Figura 17.1 Linha do tempo do Jovem Doutor.

escolas públicas e privadas e os espaços de recreação infantil a se prepararem para atendimentos de primeiros socorros) e fomento do comprometimento das pessoas da própria comunidade em difundir o conhecimento.

Pela qualidade de suas ações, o projeto Jovem Doutor recebeu seis premiações, três moções de aplausos, incluso em Decreto Municipal de Telessaúde Integrada de Santos (nº 10.235, de 01/11/23) e Lei Municipal Santos Jovem Doutor da cidade de Santos (nº 3.816, de 13/01/21). O projeto resultou em trabalhos acadêmicos que foram apresentados em congressos nacionais e internacionais, artigos para publicação em revistas científicas, tema de dissertação de mestrado, fomentou iniciação científica, foi credenciado em cursos de difusão pela Pró-reitoria de Cultura e Extensão da USP e gerou diversas reportagens. Além disso, foi tema de programa de 40 minutos produzido e transmitido pela TV Assembleia Legislativa de São Paulo, em 2019.

Os prêmios do Projeto Jovem Doutor foram:

- **Segunda colocação** no 23º Prêmio Jovem Cientista CNPq/Ministério da Ciência e Tecnologia – 2008
- **Primeira colocação** no Prêmio Saúde Editora Abril – 2009
- **Primeira colocação** no Prêmio Dr. Cidadão: Associação Paulista de Medicina – 2010
- **Menção honrosa** (Colgate) no Prêmio Saúde Editora Abril – 2010
- Troféu nas comemorações do **Centenário da Imigração Japonesa** – 2010
- **Menção honrosa** no 4º Simpósio Aprender com Cultura e Extensão da Pró-Reitoria de Cultura e Extensão Universitária da Universidade de São Paulo (PRCEU-USP) – 2014
- **Primeira colocação** na 8ª Jornada Paulista em Doenças Sexualmente Transmissíveis (DST) – 2017 (Projeto Santos Jovem Doutor)
- **Medalha de Honra ao Mérito Braz Cubas:** Câmara Municipal de Santos – 2017
- **Três moções de aplausos** pela Câmara Municipal de Tatuí – 2007 a 2009.

Um dos aspectos importantes do projeto é a aplicação de novos modelos educacionais para aproximar estudantes do Ensino Básico de temas sobre corpo humano, saúde e doenças, por meio de uma linguagem simples e acessível, usando recursos de comunicação visual, computação gráfica em 3D e dinâmicas vivenciais com situações do cotidiano a fim de facilitar o entendimento dos assuntos abordados e motivar a difusão desses conhecimentos pelos alunos nas escolas ou em suas comunidades. Assim, implementam-se recursos combinados (tecnológicos e convencionais) para promover a aprendizagem vivencial em Saúde. É uma forma de educação não formal, lúdica, que oferece ao aluno/aprendiz a possibilidade de passar por situações que ajudem a fixar o conhecimento já aprendido na educação formal. A chave da aprendizagem por experiência é a experimentação de novas situações, por meio de atividades e dinâmicas direcionadas e com exposições a situação práticas do cotidiano. A aprendizagem em saúde ocorre por meio de oficinas e atividades lúdicas (idealização de teatralização, produção de vídeos, dinâmicas práticas etc.) que promovem reflexão (construção de mapas mentais e *design thinking*) e mudança de atitudes dos jovens.

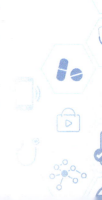

Além da difusão de materiais educacionais de qualidade, os alunos aprendem a aprender, a ter opinião crítica, a pesquisar e a explorar suas múltiplas funcionalidades. Levar as novas tecnologias para a formação dos jovens e utilizá-las como aliadas no processo de ensino/aprendizagem é essencial como atividade educacional no cenário social atual.

Ao contrário do que possa sugerir, Jovem Doutor não é sinônimo de jovem médico. O termo se refere aos jovens que apresentam um conhecimento específico e que podem colaborar para o desenvolvimento de uma comunidade. O programa é uma atividade multiprofissional, que utiliza recursos de Telemedicina, educação interativa e a ferramenta Homem Virtual, com o propósito de incentivar os estudantes dos ensinos básicos, monitores de telecentros, profissionais das Unidades Básicas de Saúde (UBS) e estudantes das universidades a realizarem trabalhos de maneira colaborativa com o objetivo de promover a saúde e a melhor qualidade de vida de comunidades em situação de vulnerabilidade (Silva et al., 2017). A Educação em Saúde baseada em TIC pode motivar a mudança de comportamento para hábitos mais adequados e possibilitar o envolvimento de maior número de pessoas (Costa et al., 2012).

Método educacional

O método de aprendizagem vivencial e criativo do Jovem Doutor procura estimular a curiosidade e o conhecimento, seguindo a linha *Phenomenal Learning*, bem como promove o desenvolvimento de atitudes cidadãs (formação socioemocional). Por meio de cooperações, foram realizadas atividades em várias cidades do Brasil, desde 2007, como Tatuí, Manaus, Parintins, Bauru, São Paulo, Vitória, Maringá, Maceió, entre outras (Silva et al., 2017). A partir de 2015, houve grande destaque para a cidade de Santos, com o programa Santos Jovem Doutor, que teve abrangência em todo o município, incluindo aprovação de lei. O programa também está presente em outras cidades, como Balneário de Camboriú e Itabuna.

A capacitação é realizada de modo flexível, com base em atividades práticas e com conteúdos disponibilizados em Plataforma Educacional (http://jovemdoutor.org.br).

Estudos mostram que aprendemos mais em função do que vemos, em relação aos demais sentidos. Podemos afirmar, então, que as plataformas de ambientes virtuais de aprendizagem são ferramentas potenciais para a aprendizagem, pois, ao navegar no ambiente, o aluno não vai apenas visualizar, mas participar, interagir, cooperar e construir o conhecimento (Mehlecke e Tarouco, 2003). As plataformas de teleducação interativa também fornecem recursos para que os estudantes esclareçam dúvidas, tenham a oportunidade de expor suas ideias e pesquisas, de modo que isso também contribui para a melhor retenção de determinado assunto.

A metodologia do Jovem Doutor tem como base a construção do conhecimento a partir do interesse e curiosidade dos alunos (aprendizado com base em projetos) e do vínculo emocional em relação à sua respectiva turma, à sua comunidade e ao conteúdo (Figura 17.2). Para responder às dúvidas que surgem, é

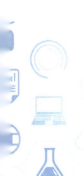

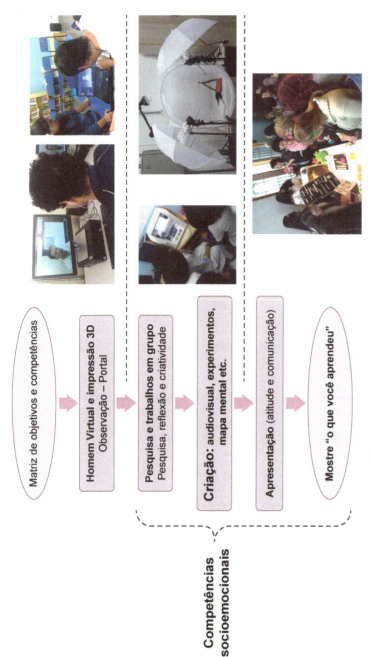

Figura 17.2 Etapas da sistemática do Programa Jovem Doutor.

utilizada a pesquisa de informações científicas de qualidade sobre os temas apresentados, além da plataforma digital com os vídeos do Homem Virtual (http://homemvirtual.org.br), Geração Saúde e recursos de *brainstorm* de dúvidas para estabelecer um diálogo com a equipe de especialistas. A fixação dos conteúdos se estabelece a partir da construção de sínteses, mapas mentais, nuvens de palavras desenvolvidos individual ou coletivamente e rodas de conversa. Os recursos oferecidos pelas novas tecnologias e incorporados às plataformas educacionais favorecem a aprendizagem independente, trazendo motivação, compensando inibições e criando responsabilidade por meio de recursos de interação pessoal e impessoal.

Além da aprendizagem por experiência, foram incorporados aspectos de aprendizagem baseada em problemas (PBL, do inglês *problem based learning*) vinculada à aprendizagem baseada em projetos (PBL, do inglês *project based learning*). Embora a primeira priorize o problema e a segunda, o projeto ou produto, ambas têm vários pontos comuns, dentre os quais se destacam o ensino centrado no aluno, o professor mediador e a construção do conhecimento de maneira colaborativa e participativa a partir de solução de problemas vivenciados pelos aprendizes, alinhando a prática e a teoria (Braida, 2014). A aprendizagem baseada em projetos (PBL) é eficaz modelo de ensino disponível para envolver os alunos no processo de aprendizagem e, por isso, é recomendada por muitos líderes educacionais como uma das melhores práticas educacionais existentes (Barell, 2007; Barell et al., 2010).

A metodologia da aprendizagem baseada em problemas (PBL) é um formato de ensino empolgante e inovador. Nela, os alunos são motivados por problemas do mundo real, sobre os quais aprofundam os conhecimentos na busca por soluções que possam contribuir para a melhoria de sua comunidade (Bender, 2014). Está associada às teorias construtivistas, em que o conhecimento não é absoluto, mas construído pelo estudante por meio de associações entre seus conhecimentos prévios, vivências e conhecimentos teóricos adquiridos ao longo do processo de aprendizagem, dimensionando a necessidade de aprofundar, amplificar e integrar os conhecimentos (Brandão et al., 1998). Segundo *site* do Buck Institute for Education (BIE), a aprendizagem baseada em problemas (PBL) é definida como um método de ensino pelo qual os alunos adquirem conhecimentos e habilidades cognitivas e socioemocionais, trabalhando por um longo período a fim de investigar e responder uma questão, um problema ou um desafio autêntico, envolvente e complexo. Os elementos essenciais de *design* de projetos são:

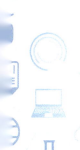

- Problema ou pergunta desafiadora: o projeto é norteado por um problema significativo a ser resolvido ou uma pergunta a ser respondida
- Investigação sustentável: os alunos se envolvem em um processo rigoroso e longo de fazer perguntas, buscar recursos e aplicar os conhecimentos
- Autenticidade: o projeto apresenta contexto, tarefas e ferramentas, com impactos reais que atendam às preocupações, aos interesses e às questões pessoais dos alunos

- Autonomia de escolha: os alunos tomam algumas decisões sobre os projetos, incluindo como funcionam e o que poderão criar a partir deles
- Reflexão: os alunos e os professores refletem sobre a aprendizagem, a eficácia de suas atividades de investigação e seus projetos, a qualidade do trabalho dos alunos, os obstáculos e como superá-los
- Crítica e revisão: os alunos dão e recebem *feedback* com o objetivo de melhorar seus processos e produtos
- Produto público: os alunos tornam públicos os resultados de seus projetos, explicando, exibindo e/ou apresentando-os a pessoas de fora da sala de aula (Larmer e Mergendoller, 2010).

Na metodologia Jovem Doutor, também foi incluída a aprendizagem baseada em equipe (TBL, do inglês *team based learning*), que consiste em uma sistemática com base no trabalho em equipe, no raciocínio aprofundado e no pensamento crítico (Bollela et al., 2014). Desenvolvida nos anos 1970 por Larry Michaelsen, a TBL foi direcionada para grandes classes de estudantes com o objetivo de melhorar a aprendizagem e desenvolver habilidades de trabalho colaborativo. Esse processo foi feito mediante estratégias como o gerenciamento de equipes de aprendizagem, com *feedback* constante e diferentes métodos de avaliação (Bollela et al., 2014). Em pequenos grupos de aprendizagem, com equipes de cinco a sete estudantes, o método permite que os alunos sejam estimulados a desenvolver, processar, discutir e, como resultado, aumentar sua capacidade intelectual sobre determinado assunto (Bollela et al., 2014; Burguess et al., 2014).

A TBL pode substituir ou complementar um curso desenhado a partir de aulas expositivas, ou mesmo aplicando outras metodologias (Parmelee et al., 2012). O pesquisador norte-americano David Paul Ausubel dizia que, quanto mais sabemos, mais aprendemos. O processo ideal ocorre quando uma nova ideia se relaciona aos conhecimentos prévios do indivíduo. Motivado por uma situação/problema que faça sentido, proposta pelo professor, o aluno amplia, avalia, atualiza e reconfigura a informação anterior, transformando-a em nova e dando significância à mesma (Moreira, 2006).

Ao pensar e traçar a estratégia para uso de recursos de teleducação interativa, o professor deve analisar a inter-relação de tecnologia e ensino, explorando a dinâmica e as vantagens que os recursos trazem ao facilitar o intercâmbio de informações e a interação aluno-aluno (incentivando o modo cooperativo de aprendizagem) e aluno-professor. A teleducação interativa, portanto, não deve ser entendida como o sinônimo de "educação a distância", e sim como um processo que associa a otimização da aprendizagem em um ambiente completo que reúne tecnologias com o intuito de aumentar a capacidade educacional (Chao, 2013). Salienta-se que a teleducação interativa conta com diversas metodologias e estratégias pertinentes aos objetivos e competências educacionais desejadas, bem como público-alvo, assunto e capacitação a ser desenvolvida.

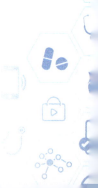

Os três grandes pilares que sustentam o Jovem Doutor são:

- A formação em autocuidados dos futuros cidadãos adultos (*self healthcare*), a fim de melhorar as estratégias para a atenção primária em Saúde
- Fortalecimento do método educacional que promove atitude ao associar o conhecimento aprendido com o cotidiano e comprometimento social
- A promoção dos trabalhos em equipe e uma integração das universidades e Ensino Superior com a sociedade, promovendo a efetiva transferência de conhecimento para a sociedade e o empreendedorismo social dos universitários.

Atualmente, diferentes pesquisas estão voltadas para o desenvolvimento de novas estratégias de ensino que visam atender às demandas de melhoria nas condições de saúde e de qualidade de vida (Gomide e Blasca, 2019). O ensino de saúde na escola, em uma perspectiva de formação cidadã e crítica, que favoreça a conquista de autonomia dos estudantes e um conhecimento da saúde em seu conceito mais amplo, é uma potente ferramenta de promoção e prevenção em saúde, consolidando-se como espaço fértil para questionamentos, pesquisas, criações e inovações (Sousa e Guimarães, 2017). Envolvem-se professores do Ensino Básico das mais variadas áreas, profissionais da Saúde, de tecnologias educacionais e de comunicação (universidade), além da equipe das secretarias municipais da educação e da saúde.

Neste modelo, os professores passam por uma formação em educação criativa e têm acesso a uma rede de docentes para esclarecimento de dúvidas (junto ao corpo científico da universidade) e suporte a recursos tecnológicos (Figura 17.3). Para os alunos do Ensino Básico, o projeto representa uma chance de inclusão digital e de aprendizado sobre saúde por meio de cursos de extensão universitária, além de possibilitar a integração com as UBS de sua região e promover o conhecimento da infraestrutura de saúde da cidade (Silva et al., 2017).

A sociedade contemporânea impõe um olhar inovador e inclusivo a questões centrais do processo educativo: o que aprender, para que aprender, como ensinar, como promover redes de aprendizagem colaborativa e como avaliar o aprendizado (Base Nacional Comum Curricular, 2017). A dinâmica do Jovem Doutor vem sendo implantada nos municípios de Santos, Balneário Camboriú, Bauru e em Itabuna (pela Universidade Federal do Sul da Bahia, envolvendo participantes de estudantes de comunidades indígenas e quilombolas). Jovens em situação de vulnerabilidade social enfrentam dificuldades de acesso às informações e orientações sobre saúde. O Jovem Doutor forma um mecanismo importante de promoção de saúde, no qual há o comprometimento das pessoas da própria comunidade em difundir o conhecimento. Por incorporar recursos de Telemedicina e Telessaúde em seu método, reúne aspectos de universalização da telecomunicação e educação digital interativa em prol da Educação e da Saúde, dois pilares de aplicação dos recursos do Fundo de Universalização da Saúde (FUST – Lei nº 9.998/2000).

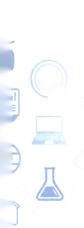

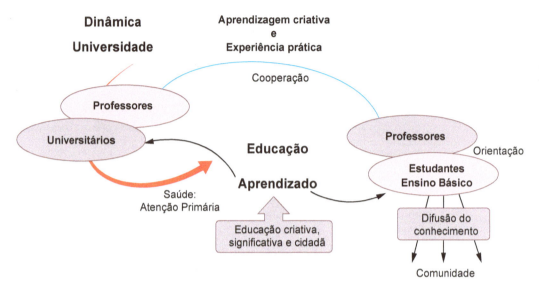

Figura 17.3 Integração da universidade com o Ensino Básico (curricularização da extensão e Atenção Primária).

SANTOS JOVEM DOUTOR

O Programa Santos Jovem Doutor contou com a participação efetiva da Secretaria Municipal de Educação (SEDUC) e Secretaria Municipal da Saúde (SMS) de Santos, desde 2015, quando se iniciou como projeto. O município de Santos é, por enquanto, a única cidade do país a ter uma Lei Municipal específica para Jovem Doutor e uma Portaria conjunta entre SEDUC e SMS – Santos, transformando-o de um projeto em um Programa.

> 13 de janeiro de 2021
> Diário Oficial de Santos
> **Lei nº 3.816, de 12 janeiro de 2021**
> (Projeto de Lei nº 311/2019 – Autora: vereadora Audrey Kleys Cabral de Oliveira Dinau)
> Autoriza o poder executivo a criar o programa "Santos Jovem Doutor" e dá outras providências.
> **Rogério Santos**, Prefeito Municipal de Santos, faço saber que a Câmara Municipal aprovou em sessão realizada em 03 de dezembro de 2020 e eu sanciono e promulgo a seguinte:
>
> **Lei nº 3.816**
> **Art. 1º** Fica o Poder Executivo autorizado a instituir no âmbito do município de Santos o Programa "Santos Jovem Doutor", com o propósito de estimular as atividades de prevenção e promoção da saúde com estudantes do ensino fundamental II.

Art. 2º O Programa funcionará através de uma parceria entre as secretarias de Saúde e de Educação do município e a Faculdade de Medicina da Universidade de São Paulo (FMUSP), por meio da disciplina de Telemedicina.
Art. 3º A presente lei será regulamentada por ato do Poder Executivo.
Art. 4º Esta lei entre em vigor na data de sua publicação.
Registre-se e publique-se.

Palácio "José Bonifácio", em 12 de janeiro de 2021.
Rogério Santos
Prefeito Municipal

Registrada no livro competente.
Departamento de Registro de Atos Oficiais do Gabinete do Prefeito Municipal, em 12 de janeiro de 2021.
Thalita Fernandes Ventura
Chefe do departamento
20 de abril de 2023
Diário oficial de Santos
Secretaria de Saúde
Atos do secretário

Portaria conjunta nº 20/2023 – SEDUC/SMS de 20 de janeiro de 2023
Regulamenta e redefine as regras do programa "Santos Jovem Doutor" no âmbito da Secretaria Municipal de Educação e Secretaria Municipal de Saúde e dispõe sobre a cooperação da disciplina de telemedicina da Faculdade de Medicina da USP.
A Secretaria Municipal de Educação e o Secretário Municipal da Saúde, no uso das atribuições que lhes são conferidas por lei, considerando:
A Lei 14.533, de 11 de janeiro de 2023, que institui a Política Nacional de Educação Digital e altera as Leis nºs 9.394, de 20 de dezembro de 1996 (…)
(…) sustentáveis através da cooperação entre a Secretaria de Educação, Secretaria de Saúde e a DTM-FMUSP;
Art. 2º Ficam regulamentadas as regras e os critérios para normatizar o Programa Santos Jovem Doutor e ficam dispostas as diretrizes para regulamentar a cooperação acadêmica e científica da DTM-FMUSP e CCEx-FMUSP.

Capítulo II – Dos objetivos do Programa Santos Jovem Doutor
Art. 3º São objetivos do Programa Santos Jovem Doutor:
I – Fortalecer o enfrentamento das vulnerabilidades, no campo da saúde, que possam comprometer o pleno desenvolvimento escolar;
II – Promover a saúde e bem-estar, reforçando a prevenção de agravos à saúde, bem como fortalecer a relação entre órgãos públicos de saúde e de educação;
III – Contribuir para a constituição de condições para a formação integral de educandos;
IV – Valorizar as habilidades de cada estudante, promover o autocuidado, o cuidado com a coletividade, o protagonismo e exercício da cidadania (…)

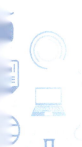

Na edição do projeto, em 2023, foi mantida a continuidade das atividades do Projeto Santos Jovem Doutor, que está na sua 9ª edição, com 550 alunos (do 7º ao 9º anos do Ensino Fundamental) e 16 escolas, com temas sobre puberdade, métodos contraceptivos e infecções sexualmente transmissíveis (IST), com perspectivas de expansão de temas. São eles:

- Primeiros socorros e cuidados nas escolas (Lei nº 13.722, de 4 de outubro de 2018, que torna obrigatória a capacitação em noções básicas de primeiros socorros de professores e funcionários de estabelecimentos de ensino públicos e privados de educação básica e de estabelecimentos de recreação infantil)
- Saúde mental e emocional/*bullying* e *cyberbullying*, cuidados com vícios
- Doenças transmissíveis como dengue, febre amarela, hanseníase, tuberculose
- Etiqueta respiratória, lavagem de mãos e vacinação
- Desenvolvimento de Projeto de Espaço de Ciência em Saúde (à semelhança do Catavento Cultural, em São Paulo).

Com a incorporação da Estação de Telessaúde Integrada de Bem-Estar no Programa Santos Jovem Doutor, fortaleceu-se o processo de integração das escolas com a Atenção Primária e na promoção de bem-estar nas escolas, em cumprimento à Lei nº 14.681, de 18 de setembro de 2023, que "Institui a Política de Bem-Estar, Saúde e Qualidade de Vida no Trabalho e Valorização dos Profissionais da Educação e foi referendada pelos Ministérios da Educação (MEC); Justiça e Segurança Pública (MJSP); Saúde (MS); Trabalho e Emprego (MTE)", Atenção Psicossocial (Portaria do MS nº 1.604, de 18 de outubro de 2023) e Telessaúde (Lei Federal nº 14.510, de 27 de 12 de 2022, e Portaria do MS nº 1.348, de 02 de junho de 2022 para o monitoramento de condições crônicas).

Em 1º de novembro de 2023 foi publicado o Decreto-lei de Telessaúde (nº 10.235/23) do Município de Santos, que estabeleceu a relação entre o Jovem Doutor e a Telessaúde Integrada, a Estação de Telessaúde e o Espaço de Cultural em Saúde; quando integrado com os 17 anos de experiência do Projeto Jovem Doutor, poderá implementar soluções exponenciais em escolas do Ensino Básico (público ou privado) no país.

> **Lei nº 4.204**
> **de 29 de maio de 2023**
> **(Projeto de Lei nº 177/2021 – Autor: Vereadora Audrey Kleys Cabral de Oliveira Dinau)**
> **Institui a Telessaúde Integrada no município de Santos, e dá outras providências**
> **Renato Bravo**, Prefeito Municipal de Santos em exercício, faço saber que a Câmara Municipal aprovou em sessão realizada em 02 de maio de 2023 e eu sanciono e promulgo a seguinte:
>
> **Lei nº 4.204**
> **Art. 1º** Fica instituída a Telessaúde Integrada, nos termos da Lei nº 14.510, de 27 de dezembro de 2022, com o objetivo de promover a integração entre os diferentes níveis de cuidados em saúde por meio do uso de tecnologias interativas.

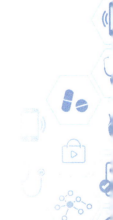

Decreto nº 10.235
De 01 de novembro de 2023
Regulamenta as ações e serviços de Telessaúde no Município de Santos, e dá outras providências.
Rogério Santos, Prefeito Municipal de Santos, usando das atribuições que lhe são conferidas por lei,

Decreta:
Art. 1º Este decreto regulamenta a Lei nº 4.204/2023, que dispõe sobre a prática de telessaúde, definida como a prestação remota de serviços relacionados a todas as profissões da área da saúde no âmbito da Prefeitura Municipal de Santos.
Art. 2º A telessaúde abrangerá as seguintes ações:
I – Teleconsulta: consulta realizada remotamente por profissional habilitado, em modalidades síncronas (por meio de videoconferência) ou assíncrona, possibilitando o diagnóstico, orientação, prescrição de medicamentos, solicitação de exames e o encaminhamento para profissionais de saúde, quando necessário;
II – Telemonitoramento: acompanhamento não presencial de pacientes, com ou sem uso de dispositivos conectados, visando ao acompanhamento ou monitoramento contínuo de sinais vitais, dados clínicos e o suporte à tomada de decisão clínica;
III – Telediagnóstico: análise e interpretação de exames e imagens realizadas não presencialmente, com a emissão de laudos à distância por profissionais devidamente habilitados;
IV – Interconsulta Remota: suporte especializado oferecido por profissionais de saúde, que tem como objetivo a assistência e a ação pedagógica entre serviços de saúde, equipes-profissionais e usuários;
V – Teletriagem em saúde: realizada por profissional de saúde, dentro da sua área legal de atuação, para pré-avaliação dos sintomas do paciente, a distância, para regularização ambulatorial ou hospitalar, com definição e direcionamento do paciente ao tipo adequado de assistência que necessita ou a um especialista.
Art. 3º Os profissionais de saúde envolvidos nas ações de telessaúde deverão atuar em conformidade com as normas e diretrizes estabelecidas pelos conselhos profissionais correspondentes às suas áreas de atuação.
Art. 4º Para a implementação das ações de telessaúde, o Município de Santos promoverá a aquisição de equipamentos adequados e a estruturação de uma plataforma tecnológica segura e acessível.
Art. 5º Caberá à Secretaria Municipal de Saúde disponibilizar espaço físico adequado com privacidade, banda de comunicação e infraestrutura tecnológica para exercício profissional, visando a cumprir as diretrizes da Lei Geral de Proteção de Dados e Marco Civil de Internet.
Parágrafo único. A Secretaria Municipal de Saúde deverá instituir grupo de controladoria interna para auditar a qualidade dos serviços prestados em telessaúde.
Art. 6º A telessaúde no âmbito assistencial, deve ser aplicada para proporcionar linha de cuidados integrados aos pacientes, visando a segurança e a qualidade da assistência, prevenção de doenças e agravos, promoção de saúde e acompanhamento domiciliar contínuo.
§1º As ações e serviços de telessaúde poderão ser realizadas nas Unidades Escolares, respeitando as regras de atuação estabelecidas pelo Programa Saúde

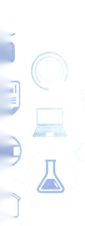

na Escola (PSE) e conforme a Lei Municipal de Santos, 3.816 de 12 de janeiro de 2021, que instituiu o Programa Santos Jovem Doutor.

§2º As ações de promoção de saúde para a comunidade poderão ser complementadas com a implantação de Espaços de Ciência de Saúde no Município, incluindo promoção de saúde para idosos.

§3º Para melhorar a qualidade dos atendimentos remotos, poderão ser utilizadas estações parametrizadas de telessaúde (fixas e móveis).

§4º As ações de telessaúde poderão ser áreas para estágio de estudantes da área de saúde, residência médica e residência multiprofissional, das instituições de ensino de Santos.

ESPAÇOS CULTURAIS DE SAÚDE

Levar o estudante a ter uma experiência vivencial ou imersiva é uma das melhores maneiras de estimular o aprendizado. A experiência vivencial possibilita a associação de conhecimento teórico com o dia a dia, facilitando muitas vezes a memorização por bloco de assunto (Beck, 2016). A aprendizagem vivencial é uma educação não formal, lúdica, que oferece ao aluno/aprendiz a possibilidade de passar por situações que ajudem a fixar o conhecimento já aprendido na educação formal. Esse modelo também é um apoio para a construção do conhecimento – que pode até ser anterior à educação convencional (Beck, 2016). A chave da aprendizagem vivencial é a experimentação de novas situações por meio de atividades direcionadas e exposições temáticas; a continuidade da aprendizagem por meio da interação digital é essencial (Kenski, 2003). Algumas destas situações ou vivências propiciam a melhoria da qualidade de vida do público-alvo, como é o caso de oficinas e outras atividades lúdicas que envolvam o tema Saúde (Pfeiffer e Jones, 1980) e ao mesmo tempo proporcionem algum benefício direto.

Em *Schools, Achievement, and Inequality: A Seasonal Perspective*, os autores, que são da Johns Hopkins University, questionam se debruçar-se sobre modelos pedagógicos seria mais interessante do que oferecer um complemento de aprendizado no período extra educação formal, no formato de atividades culturais, pois a cultura é um elemento importante na construção do conhecimento de um cidadão e o meio ideal de proporcionar a experimentação.

Com essa ação, forma-se um mecanismo importante de promoção de saúde. Além de informações, haveria o comprometimento das pessoas da própria comunidade em difundir o conhecimento, com interação por educação a distância. Assim, esse método reúne aspectos de inclusão digital com a universalização da telecomunicação e educação a distância em prol da saúde.

Entre as ferramentas tecnológicas que podem ser empregadas no projeto estão: Homem Virtual, vídeos educacionais, educação digital multi-habilidades, webconferência, miniestúdio audiovisual, inteligências artificiais domiciliares, *kit* de robótica, Teleambulatório Digital, Estação de Telessaúde de Bem-Estar e Espaços de ciência em saúde (Figura 17.4).

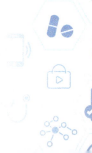

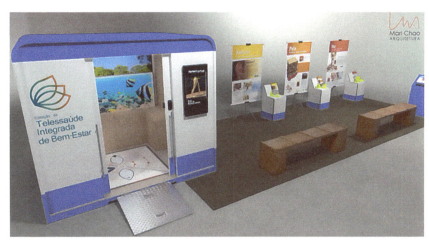
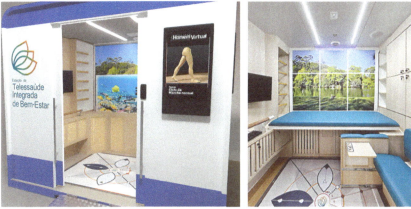

Figura 17.4 Espaço de ciência em saúde. Telessaúde mental: telemonitoramento, teleorientação e teletriagem.

Há muitos estudos com o objetivo de aprofundar o conhecimento sobre a influência das mídias interativas no desenvolvimento de museus de ciência para jovens. Em agosto de 2009, o Ford Education Center publicou um relatório para avaliar a efetividade do Smithsonian Institution National Postal Museum, relacionando os temas desenvolvidos ao *website*, de modo a possibilitar o aprofundamento das informações apreendidas durante a visita e facilitar o envolvimento do visitante nas atividades do museu. Os dados encontrados sugerem que o uso da interatividade aumenta a participação dos jovens no museu, provavelmente em virtude do interesse que essa faixa etária demonstra em relação ao uso da tecnologia. O fato de o museu associar as informações expostas presencialmente ao *website* promove o aprofundamento dos jovens nas temáticas abordadas, segundo o artigo.

REFERÊNCIAS BIBLIOGRÁFICAS

Assembleia Legislativa do Estado de São Paulo (ALESP). Nossa Entidade: Projeto Santos Jovem Doutor. Disponível em: https://www.youtube.com/embed/pm8I7lhDrXU. Acesso em: 1º dez. 2021.

Ausubel DP, Novak JD, Hanesian H. Psicologia educacional. Rio de Janeiro: Interamericana; 1980.

Barell J. Problem based learning an inquiry approach. Thousand Oaks: Corwin, CA; 2007.

Barell J, Darling-Hammond L, Dede D et al. 21st century skills: rethinking how students learn (S.I.). Learning Edge series. 2010.

BBC News [Internet]. Por que a Finlândia está mudando "um dos melhores sistemas de educação do mundo"? BBC (Publicado em 6 dez. 2015). Disponível em: https://www.bbc.com/portuguese/noticias/2015/12/151206_finlandia_educacao_muda_fn. Acesso em: 12 mar. 2022.

Beck C. Aprendizagem vivencial (CAV): andragogia Brasil. Disponível em: https://andragogiabrasil.com.br/aprendizagem-vivencial2016/. Acesso em: 20 jun. 2019.

Bender WN. Aprendizagem baseada em projetos: educação diferenciada para o século XXI. Porto Alegre: PENSO; 2014.

Bollela VR, Senger MH, Tourinho FSV et al. Aprendizagem baseada em equipes: da teoria à prática. Medicina (Online). 2014;47(3):293-300. Disponível em: https://www.revistas.usp.br/rmrp/article/view/86618. Acesso em: 12 mar. 2022.

Borun M. The exhibit as educator: assessing the impact. J Museum Educ. 1992;17:13-4.

Braida F. Da aprendizagem baseada em problemas à aprendizagem baseada em projetos: estratégias metodológicas para o ensino de projeto nos cursos de design. Actas de Diseño. 2014;17:142-6.

Brandão CR, Lessadrini CD, Lima EP. Criatividade e novas metodologias. v. 4. 2. ed. São Paulo: Fundação Petrópolis; 1998.

Brasil. Ministério da Saúde. Secretaria de Atenção à Saúde. Departamento de Atenção Básica. Passo a passo PSE: tecendo caminhos da intersetorialidade. Brasília: MS; 2011.

Brasil. Ministério da Educação. Programa Saúde nas Escolas. Disponível em: http://portal.mec.gov.br/expansao-da-rede-federal/194-secretarias-112877938/secad-educacao-continuada-223369541/14578-programa-saude-nas-escolas. Acesso em: 2 nov. 2016.

Buck Institute for Education. Aprendizagem baseada em projetos: guia para professores de ensino fundamental e médio. 2. ed. Porto Alegre. Artmed; 2008.

Burguess AW, Mcgregor DM, Mellis CM. Applying established guidelines to team-based learning programs in medical schools: a systematic review. Academic Medicine. 2014;89:678-88.

Chao LW. Teleducação em saúde. Tecnologia da informação e da comunicação em enfermagem. São Paulo: Atheneu; 2011. p. 127-37.

Chen S, Michael D. Serious games: games that educate, train and inform. USA: Thomson Course Technology; 2005.

Costa M, Rocha L, Oliveira S. Educação em saúde: estratégia de promoção da qualidade de vida na terceira idade. Revista Lusófona de Educação online. 2012;22(1):123-40.

Czeresnia D, Freitas CMD. Promoção da saúde: conceitos, reflexões, tendências. Rio de Janeiro: FioCruz; 2003. p. 39-53.

Demarzo MMP, Aquilante AG. Saúde escolar e escolas promotoras de saúde. In: Sociedade Brasileira de Medicina Família e Comunidade, Sassi AP, Fiuza TM et al. (orgs.). Programa de Atualização em Medicina de Família e Comunidade. Porto Alegre: Artmed Pan-Americana; 2008. p. 49-76.

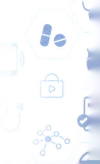

Diesel A, Baldes ALS, Martins SN. Os princípios das metodologias ativas de ensino: uma abordagem teórica. Revista Thema. 2017;14:268-88.

Falk JH, Storksdieck M. Using the contextual model of learning to understand visitor learning from a science center exhibition. Sci Educ. 2005;89:744-78.

Ferreira LF. Ambiente de aprendizagem construtivista. Disponível em: http://www.penta.ufrgs.br/~luis/Ativ1/Construt.html. Acesso em: 22 fev. 2016.

Flavell JH. Speculations about the nature and development of metacognition. In: Weinert FE, Kluwe R (eds.). Metacognition, motivation and understanding. Hillsdale, NJ: Lawrence Erlbaum Associates; 1987. p. 21-9.

Focesi E. Uma nova visão de saúde escolar e educação em saúde na escola. Rev Bras Saúde Esc. 1992; 19-21.

França CL, Matta KW da, Alves ED. Psicologia e educação a distância: uma revisão bibliográfica. Psicol Cienc Prof [Internet]. 2012;32(1):4-15. Disponível em: https://doi.org/10.1590/S1414-98932012000100002.

Freire P. Pedagogia da autonomia: saberes necessários à prática educativa. 19. ed. São Paulo: Paz e Terra; 1996.

Gomide DD, Blasca WQ. Educação em saúde: a produção de um documentário transmídia por e para adolescente para a promoção da saúde auditiva. Anais do 9º Congresso Brasileiro de Telemedicina e Telessaúde (CBTms), 2019. Disponível em: http://dx.doi.org/10.29327/cbtms9.144976.

Kenski VM. Aprendizagem mediada pela tecnologia. Revista Diálogo Educacional. 2003;4(10):47-56.

Larmer J, Mergendoller JR. Seven essentials for project-based learning. Educational Leadership. 2010;68:34-7.

Lima Filho JE. Esclarecimento e educação em Kant: a autonomia como projeto de melhoramento humano. Trans/Form/Ação. 2019;42:59-84.

Luckesi CC. Avaliação da aprendizagem na escola: reelaborando conceitos e recriando a prática. 2. ed. Salvador. Malabares Comunicação e Eventos; 2005.

Martins JG, Campestrini BB. Ambiente virtual de aprendizagem favorecendo o processo ensino-aprendizagem em disciplinas na modalidade de educação a distância no ensino superior. Universidade do Vale do Itajaí; 2004. Disponível em: http://www.abed.org.br/congresso2004/por/htm/072-TC-C2.htm. Acesso em: 20 mar. 2017.

Mehlecke QTC, Tarouco LMR. Ambientes de suporte para educação a distância. Revista Novas Tecnologias na Educação. CINTED-UFRGS. 2003;1(1):1-13.

Michaelsen L, Peterson TO, Sweet M. Building learning teams: the key to harnessing the power of small groups in management education. In: The SAGE Handbook of Management Learning, Education and Development. SAGE Publications Ltd.; 2009. p. 325-53. Disponível em: http://dx.doi.org/10.4135/9780857021038.n17.

Miranda D, Wen CL. Virtual Man, computer graphics and 3D printers: technologies in telemedicine at University of São Paulo. Latin Am J Telehealth. 2016;3:150-4.

Moran J. Educação híbrida: um conceito-chave para a educação, hoje. In: Bacich L, Tanzi Neto A, Trevisani FM (orgs.). Ensino híbrido: personalização e tecnologia na educação. Porto Alegre: Penso; 2015.

Moreira MAG. Aprendizagem significativa: da visão clássica à visão crítica. 2006. Disponível em: http://www.if.ufrgs.br/~moreira/visaoclasicavisaocritica.pdf. Acesso em: 01 set. 2020.

Nelson T, Narens L. Why investigate Metacognition? In: Metcalfe J, Shimamura AP (eds.). Metacognition. Knowing about knowing. Cambridge: MIT Press; 1996. p.1-27.

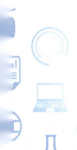

Organization for Economic Co-operation and Development (OECD). Global competency for an inclusive world. Paris; 2016. Disponível em: https://www.oecd.org/education/Global-competency-for-an-inclusive-world.pdf.

Parmelee DX, Michaelsen LK, Cook S et al. Team-based learning: a practical guide AMEE guide no. 65. Medical Teacher. 2012;34:275-87.

Perrenoud P. Construir competências é virar as costas aos saberes? Revista Pátio. 2000;3:15-9.

Pfeiffer JW, Jones JE. O modelo do ciclo da aprendizagem vivencial (CAV). Annual Handbook for group facilitators, 1980.

Silva DR, Lima LRA, Cara LM et al. Projeto Jovem Doutor: o aprendizado prático de estudantes de medicina por meio de atividade socioeducativa. Rev Med. 2017;96:73-80.

Sinlander P. Phenomenal education. Disponível em: http://www.phenomenaleducation.info/phenomenon-based-learning.html. Acesso em: 22 ago. 2019.

Sousa MC, Guimarães APM. O ensino da saúde na educação básica: desafios e possibilidades. Anais do XI Encontro Nacional de Pesquisa em Educação em Ciências (ENPEC), 2017.

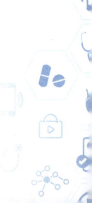

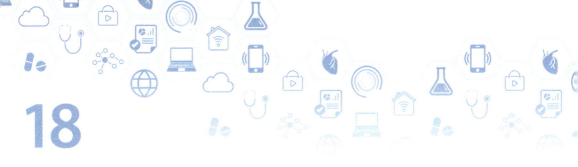

18

Logística e Otimização do Sistema de Saúde, Estação de Telessaúde Integrada e Hospitais Híbridos Conectados

Chao Lung Wen, Mariana Mie Chao,
Carlos Vinicius Nascimento de Araujo

Pensar em melhorar a qualidade na assistência à saúde, dando subsídios à rede de prestadores de serviços, agregaria uma entrega com melhor valor integrado em Saúde. Pensando nisso, é necessário desenvolver estratégias para eliminar os desperdícios; afinal, de acordo com a Agência Brasil, 30% dos gastos em saúde privada no Brasil são desperdiçados.

Um estudo realizado no Brasil com o objetivo de definir qual é o potencial econômico do controle de desperdício no sistema de Saúde brasileiro apontou que 53% das despesas hospitalares no país são desperdícios possíveis de se controlar. No entanto, combatê-los passa também por analisar as internações. Do total de desperdício registrado, 56,12% são devidos à ineficiência no uso do leito hospitalar e 17,94% são devidos a internações por condições que poderiam ser evitadas por ações no nível da atenção primária. As reinternações hospitalares precoces potencialmente preveníveis representam 13,5% do desperdício e provavelmente decorrem da inadequada transição do cuidado hospitalar para o nível ambulatorial ou de complicações da internação anterior que se manifestam ou se agravam após a alta. No contexto, reduzir as despesas com internações desnecessárias, aquelas que duram mais tempo do que deveriam, deve estar entre as prioridades. Uma alternativa para reduzir o tempo de internação de muitos pacientes é investir em uma boa equipe de atendimento, otimizar os processos intra-hospitalares e de acesso a informações e os exames de apoio a diagnóstico e formar uma equipe multiprofissional para cuidados pré-admissional e pós-alta.

A abordagem segmentada e fragmentada da saúde resulta em ações isoladas que têm baixa relação com uma abordagem sistêmica dos problemas. É necessário organizar uma central de estratégia e planejamento para a análise e a estruturação de cadeia produtiva de serviços hospitalares, com a formação de redes hospitalares envolvendo aplicação da Telemedicina (Tm) e da Telessaúde (Ts).

Embora a expressão "cadeia produtiva" seja comumente utilizada em setores industriais, ela é pouco compreendida pelos gestores de saúde. Muitos administradores, visando atender às necessidades imediatas, tomam decisões para "solucionar" paliativamente os problemas. Eles não dedicam a devida atenção para a estruturação de conjuntos de ações que possam resolvê-los nas suas causas, ou para a formação de uma rede de manutenção com boa relação custo-benefício a fim de garantir a qualidade de saúde. Alguns argumentam que não se pode fazer mais pela saúde por falta de recursos. Talvez estejam errados. Apenas não estão dando o devido enfoque aos planejamentos estratégicos envolvendo o uso de novos métodos baseados em teletecnologias assistenciais, busca de alianças com setores complementares e na criação de oportunidades e novos segmentos de mercado.

A palavra "logística" é um termo originalmente militar, empregado para designar estratégias de abastecimento de seus exércitos nos *fronts* de guerra, com o intuito de que nada lhes falte. Somente nos últimos 30 anos é que a logística começou a ser compreendida como um fator relevante nos processos produtivos, sendo utilizada hoje em todas as empresas que operam em cadeias de produção e distribuição de serviços (Figura 18.1).

No Brasil, a incorporação da logística no vocabulário empresarial ainda é um fenômeno comum, e tem-se observado um avanço muito grande no uso da logística nos últimos anos. Anteriormente restrita apenas às empresas que operavam no comércio exterior, hoje não é concebível a ausência de logística em qualquer operação empresarial. O mercado globalizado torna-se viável por meio da tecnologia da informação, disseminada em todo o planeta, possibilitando o uso de comunicação para a ligação simultânea de toda a cadeia de comércio internacional. As estratégias logísticas influenciam o projeto do produto e do serviço, as parcerias, as alianças e a seleção de fornecedores e outros processos vitais de empreendimento.

Já a função da estratégia é diferente: criar uma posição exclusiva e valiosa, envolvendo um variado conjunto de atividades. Não se trata de resolver problemas, mas sim de estruturar uma situação por meio da qual seja possível solucionar rapidamente os contratempos. Nessa condição, a estratégia tem de ser antecipada em relação ao ambiente e à situação. Deve haver o reconhecimento de que a estratégia influencia e é influenciada pela ação de outros fatores ao longo do tempo.

De certa forma, o termo "cadeia produtiva em saúde" pode ser ampliado um pouco mais. Ele pode ser entendido como um ecossistema, por meio do qual o processo de relacionamento e alianças entre setores de atividades diferentes forma uma convergência de resultados em uma cadeia global, gerando ciclos positivos na promoção da saúde e do bem-estar da comunidade.

Devido à sua extensão territorial, o Brasil teria dificuldades em implementar o conceito de cadeia produtiva em saúde pelos métodos convencionais e exclusivamente presenciais. Nesse aspecto, emergem a Tm e Ts como opções de

Capítulo 18 · Logística e Otimização do Sistema de Saúde, Estação de Telessaúde... **231**

Organização do sistema de serviços distribuídos pelos bancos

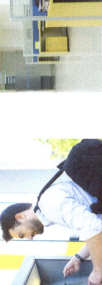
Agência física

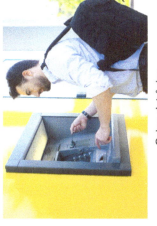
Caixa eletrônico

Internet banking

O que poderemos fazer pela Saúde com Telessaúde? = Saúde Conectada?

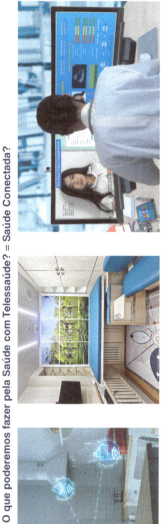
Hospital híbrido conectado

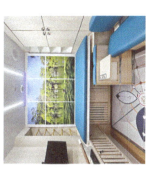
Estação de Telessaúde Integrada

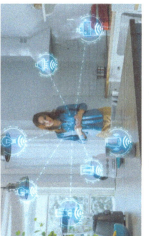
Casas conectadas

Figura 18.1 Exemplo de uma cadeia de otimização: serviços distribuídos.

estratégia de logística para a Saúde brasileira, pois, pela aplicação dos modernos recursos tecnológicos, elas permitem criar uma inovação de processos. Para a otimização do sistema de Saúde, precisa-se de uma abordagem que vai além da medicina, que envolva o cuidado integral de pacientes no diagnóstico, no tratamento e na recuperação de doenças (com a integração dos serviços em níveis de atenção primária, secundária e terciária), promoção de saúde com mudança de hábitos, prevenção de doenças e acompanhamento contínuo de condições crônicas, representado por uma ação conjunta de profissionais de diferentes áreas da Saúde. Os melhores conceitos a serem implementados para uma estratégia de saúde seriam a Telemedicina de logística para aceleração da solução de problemas e a Telessaúde de Cuidados Integrados (simplificada como Telessaúde Integrada), caracterizada pela ação articulada multiprofissional, convergindo para uma abordagem biopsicossocial dos indivíduos, incluindo a educação em saúde (*health literacy*, como proposto pela Carta de Ottawa da OMS, em 1986).

A ideia de cadeia produtiva em saúde pode ser ampliada um pouco mais, expandida para ecossistema, por meio do qual o processo de relacionamento e alianças entre setores de atividades diferentes forma uma convergência de resultados em uma cadeia global, gerando ciclos positivos na promoção da saúde e do bem-estar da comunidade.

Em uma revisão de literatura setorial, foi identificado que as redes de atenção poderiam ser a base para promover a integração do cuidado, a partir da combinação entre flexibilidade de alocação de práticas e tecnologias e a coordenação dos cuidados para estruturar a longitudinalidade do cuidado. Segundo Shortell (1996), as redes de atenção são organizações que proveem atenção coordenada de um conjunto de serviços de saúde para determinada população, responsável pelos custos e resultados de saúde dessa população, cujos objetivos são melhorar a continuidade do cuidado por meio da coordenação e dos ganhos na eficiência global da provisão. Uma vez instituída, uma rede de atenção apresenta-se como um conjunto articulado e interdependente de unidades de saúde, com o objetivo de prover atenção integral e contínua de acordo com as necessidades de cada cidadão, a partir de uma combinação custo-efetiva de alocação de recursos. Em grande parte da literatura, o conceito de redes está estreitamente relacionado com o de cuidados integrados, sendo quase sinônimo deste.

Embora a Tm e a Ts sejam recursos com grande potencial para criar novas soluções em saúde e muitos dos procedimentos e atendimentos presenciais possam ser substituídos ou melhorados por interações a distância, não é possível esperar que se tornem um remédio para todos os problemas de assistência à saúde. A Tm e a Ts poderão ser soluções para a aceleração dos processos, desde que sejam aplicadas de forma organizada para integrar os diversos serviços de saúde, aumentar a agilidade na resolução de problemas e na redução de conflitos e implementar serviços de bem-estar e qualidade de vida. Como exemplo de situações, a aplicação da Tm e da Ts possibilita a verificação pontual da resposta do paciente a determinado tratamento, possibilitando ao médico adequar o tratamento, intervir em tempo hábil e reduzir o número de visitas de

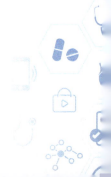

acompanhamentos desnecessários. Além disso, o monitoramento constante reduz a frequência de admissões relacionadas com o início de situações críticas de pacientes, aumenta o relacionamento médico-paciente e promove a humanização dos cuidados. A Tm e a Ts não obrigatoriamente precisam estar dentro da casa das pessoas; em diversas situações, pode-se utilizar estações de Telessaúde Integrada ou ambulatórios conectados modernizados para realizar avaliações mais específicas. Elas podem estar localizadas em diversos espaços, como unidades básicas de saúde (UBS), fábricas, condomínios residenciais, escolas e prédios comerciais.

PROBLEMÁTICAS DA SAÚDE CONTEMPORÂNEA

Entre diversas questões relacionadas com a situação da saúde, podem-se destacar:

- Necessidade de combater o desperdício e os gastos com cuidados de doenças ineficazes. Estima-se que o denominado financiamento da cobertura universal, da Organização Mundial da Saúde (OMS), tem desperdício em decorrência da ineficiência de 20 a 40% de todos os gastos em Saúde
- Segundo o Núcleo de Estudos e Análises da Associação Nacional de Hospitais Privados (Anahp), o percentual das despesas com Saúde aumentou de cerca de 8% do produto interno bruto (PIB), em 2013, para mais de 9%, em 2015, e estima-se que tenha alcançado 9,5%, em 2016, e 9,7%, em 2017
- Os problemas relacionados com o tratamento de doenças ficam cada vez mais evidentes. O custo médio dos planos de saúde registrou um aumento de 22,6% em 2017
- Vem ocorrendo o aumento da participação da população de 30 a 44 anos, bem como dos idosos, e uma queda de beneficiários jovens (até 29 anos), perspectiva compatível com as projeções para a saúde da Sociedade 5.0
- O tempo de permanência é maior para pacientes com mais de 60 anos.

A implementação da Tm e da Ts poderá viabilizar os telecuidados em domicílio com a perspectiva da integração entre os hospitais e o serviço de atenção domiciliar como forma de proporcionar a continuidade e a qualidade do cuidado. O atendimento do paciente no seu domicílio pode reduzir o tempo de permanência no hospital, os riscos de infecção hospitalar e as depressões e ansiedades e aumentar a humanização, bem como melhorar a reabilitação dos pacientes e dos tratamentos de doenças que necessitam de cuidados contínuos.

A Tm, em essência, é um método desafiador, em virtude de introduzir um elemento ainda estranho na cristalizada e tradicional situação presencial entre o médico e o paciente. Isso, por si só, gera uma série de resistências (implícitas ou explícitas), que se tornam barreiras para o seu desenvolvimento pleno. De fato, a forma de emprego da Tm parece ser menos harmônica do que situações comuns de utilização do mundo digital, como, por exemplo, o envio simples de dados ou mesmo as tão populares redes sociais. Em um estudo espanhol, os autores

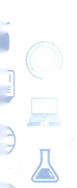

apontaram cinco linhas mestras como determinantes para o sucesso da ferramenta digital médica: a tecnologia em si (suporte, treinamento, facilidade de uso e qualidade técnica); a aceitação, tanto por parte dos pacientes como dos profissionais; o custeio; questões organizacionais (instituição de protocolos adequados, harmonização com as estruturas de saúde previamente existentes); e os quesitos de política de saúde e legais (incluindo regulação, normas de segurança para o paciente, metas de uniformização de atendimento e regras de conformidade institucional). Percebe-se que esses requisitos, com diversas complexidades para a sua implementação, se não cumpridos, podem gerar insucesso da Tm. Nesse estudo, foram identificados quatro âmbitos de entraves para o pleno uso da Tm: tecnológico, organizativo, humano e econômico.

O tecnológico refere-se às dificuldades de cobertura de banda larga e à falta de conexão entre sistemas de informação diferentes. A questão organizacional envolve falta de motivação profissional para aprender novas tecnologias; falta de alinhamento entre os participantes nos projetos; redefinição dos perfis profissionais que existiam antes da Tm; e a necessidade da alta modificação evolutiva. No âmbito humano, há falta de vínculo dos profissionais com os projetos, dando-lhes uma percepção de não protagonismo, resistência à modificação de rotinas e o temor do aumento de carga de trabalho.

Por fim, no quesito econômico, destacam-se o problema do aporte econômico inicial e a sustentabilidade financeira dos projetos, ainda sem clareza em relação às formas de retorno do investimento e ao custo-benefício.

A Tm e a Ts precisam ser entendidas como recursos de aplicação de logística e cuidados integrados no sistema de saúde, visando criar um ecossistema funcional de saúde conectada. Deve-se levar em consideração os potenciais de geração de benefícios diretos e as vantagens diferenciais ao aplicar as teletecnologias assistenciais no processo de cuidados. São eles: melhoria da eficiência da cadeia de processo (atenção integrada em saúde); otimização dos serviços e regulamentação, de modo que se garanta a qualidade por meio de auditoria técnica periódica (controle de qualidade); ampliação do acesso aos usuários ou à população; e estruturação de trabalho em rede. Pode-se apoiar isso em quatro pilares:

- Educação profissional apoiada em tecnologias interativas e integração da assistência com formação em serviço (educação digital interativa), promovendo a atualização continuada (*lifelong learning*)
- Rede assistencial interconectada com organização de cadeia de cuidados em saúde
- Promoção de saúde com fortalecimento de saúde nas escolas (p. ex., modelo do Programa Jovem Doutor, nas redes da Faculdade de Medicina da Universidade de São Paulo [FMUSP])
- Telecuidadados e multicuidados domiciliares (saúde distribuída).

A Portaria de Política da Atenção Especializada nº 1.604/23 do Ministério da Saúde define a atenção domiciliar, psicossocial e reabilitação como cuidados especializados.

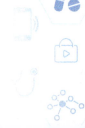

Portaria GM/MS nº 1.604, de 18 de outubro de 2023
Institui a Política Nacional de Atenção Especializada em Saúde (PNAES), no âmbito do Sistema Único de Saúde.

A MINISTRA DE ESTADO DA SAÚDE, no uso das atribuições que lhe conferem os incisos I e II do parágrafo único do art. 87 da Constituição, e Considerando a Lei Complementar nº 141, de 13 de janeiro de 2012 que regulamenta o § 3º do art. 198 da Constituição Federal para dispor sobre os valores mínimos a serem aplicados anualmente pela União, Estados, Distrito Federal e Municípios em ações e serviços públicos de saúde; estabelece os critérios de rateio dos recursos de transferências para a saúde e as normas de fiscalização, avaliação e controle das despesas com saúde nas 3 (três) esferas de governo; revoga dispositivos das Leis nº 8.080, de 19 de setembro de 1990, e 8.689, de 27 de julho de 1993; e dá outras providências;
Considerando a Lei nº 8.080, de 19 de setembro de 1990, que dispõe sobre as condições para a promoção, proteção e recuperação da saúde, a organização e o funcionamento dos serviços correspondentes;
Considerando a Lei nº 8.142, de 28 de dezembro de 1990, que dispõe sobre a participação da comunidade na gestão do Sistema Único de Saúde (SUS) e sobre as transferências intergovernamentais de recursos financeiros na área da saúde;
Considerando o Decreto nº 7.508, de 28 de junho de 2011, que Regulamenta a Lei nº 8.080, de 1990, para dispor sobre a organização do SUS, o planejamento da saúde, a assistência à saúde e a articulação interfederativa;
Considerando a Resolução CIT nº 23, de 17 de agosto de 2017, que estabelece diretrizes para os processos de Regionalização, Planejamento Regional Integrado, elaborado de forma ascendente, e Governança das Redes de Atenção à Saúde no âmbito do SUS;
Considerando a Resolução CIT nº 37, de 22 de março de 2018, que dispõe sobre o processo de Planejamento Regional Integrado e a organização de macrorregiões de saúde;
Considerando a Resolução de Consolidação CIT nº 1, de 30 de março de 2021, que consolida as Resoluções da Comissão Intergestores Tripartite (CIT) do Sistema Único de Saúde (SUS);
Considerando a Portaria de Consolidação GM/MS nº 1, de 28 de setembro de 2017, que consolida as normas sobre Direitos e Deveres, Organização e Funcionamento do SUS;
Considerando a Portaria de Consolidação GM/MS nº 2, de 28 de setembro de 2017, que consolida as normas sobre Políticas Nacionais de Saúde do Sistema Único de Saúde;
Considerando a Portaria de Consolidação GM/MS nº 3, de 28 de setembro de 2017, que consolida as normas sobre as redes do Sistema Único de Saúde;
Considerando a Portaria de Consolidação GM/MS nº 4, de 28 de setembro de 2017, que consolida as normas sobre os sistemas e subsistemas do Sistema Único de Saúde;
Considerando a Portaria de Consolidação GM/MS nº 5, de 28 de setembro de 2017, que consolida as normas sobre as ações e os serviços de saúde do Sistema Único de Saúde;

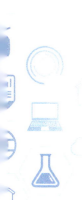

Considerando a Portaria de Consolidação GM/MS nº 6, de 28 de setembro de 2017, que consolida as normas sobre o financiamento e a transferência dos recursos federais para as ações e os serviços de saúde do Sistema Único de Saúde;
Considerando a Portaria de Consolidação nº 1, de 22 de fevereiro de 2022, que consolida as normas sobre atenção especializada à saúde;
Considerando o "Documento Disparador para o Seminário Internacional de Atenção Especializada: subsídios para a construção da Política Nacional de Atenção Especializada em Saúde", e os debates e contribuições realizados durante o XXXVII Congresso do Conselho Nacional de Secretarias Municipais de Saúde (CONASEMS) e a 17º Conferência Nacional de Saúde; e
Considerando a necessidade de estabelecer diretrizes e normas para o desenvolvimento da Atenção Especializada em Saúde no âmbito do SUS, resolve:

CAPÍTULO I
DAS DISPOSIÇÕES GERAIS
Art. 1º Fica instituída a Política Nacional de Atenção Especializada em Saúde (PNAES), no âmbito do Sistema Único de Saúde.
§ 1º Para fins desta Portaria, entende-se como Atenção Especializada o conjunto de conhecimentos, práticas assistenciais, ações, técnicas e serviços envolvidos na produção do cuidado em saúde marcados, caracteristicamente, por uma maior densidade tecnológica.
§ 2º A Atenção Especializada compreende, dentre outras, as seguintes ações e serviços constantes em políticas e programas do Sistema Único de Saúde:
I – a rede de urgência e emergência;
II – os serviços de reabilitação;
III – os serviços de atenção domiciliar;
IV – a rede hospitalar;
V – os serviços de atenção materno-infantil;
VI – os serviços de transplante do Sistema Nacional de Transplantes (SNT);
VII – os serviços de atenção psicossocial;
VIII – os serviços de sangue e hemoderivados; e
IX – a atenção ambulatorial especializada, incluindo os serviços de apoio diagnóstico e terapêuticos.
Art. 2º A Atenção Primária deve ser a porta de entrada preferencial, principal centro de comunicação da Rede de Atenção à Saúde – RAS e local que assume a maior responsabilidade na ordenação do acesso e coordenação do cuidado do usuário de seu território.
Parágrafo único. As pessoas atendidas pela Atenção Especializada apresentam, num dado momento, a necessidade de cuidados mais intensivos e/ou diferentes daqueles disponíveis na Atenção Primária, de modo que a Atenção Especializada deve desempenhar um papel de apoio à Atenção Primária em um sistema de cuidados integrais.
Art. 3º A PNAES possui diretrizes, dimensões e eixos estruturantes que deverão ser considerados na criação e reformulação de políticas e programas que tratem da Atenção Especializada, ou que se relacionam com ela, e que deverão orientar o modo de organização e funcionamento dos serviços de atenção especializada.

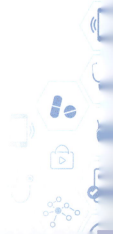

Art. 4º São diretrizes da Política Nacional de Atenção Especializada em Saúde:

I – ampliação e garantia do acesso da população a serviços especializados, em tempo oportuno, com referência territorial e considerando as necessidades regionais, garantindo a equidade no atendimento, a qualidade assistencial, a integralidade e a maior efetividade e eficiência na aplicação dos recursos financeiros;

II – promoção da regionalização dos serviços de atenção especializada em saúde e da integração com os demais serviços na perspectiva da Redes de Atenção à Saúde (RAS), em consonância com as pactuações regionais e macrorregionais;

III – garantia da coordenação do cuidado e da continuidade assistencial, por meio de planejamento da estruturação e oferta de serviços, fluxos assistenciais e transporte sanitário em função das necessidades de saúde da população de um território definido, no âmbito das regiões de saúde;

IV – promoção de um modelo de atenção centrado nas necessidades de saúde das pessoas e no cuidado ao usuário, que engaje a pessoa na produção de seu cuidado e favoreça o compartilhamento de decisões e a atuação interprofissional, interdisciplinar e integrada das diferentes equipes e serviços;

V – fortalecimento da Atenção Primária, por meio do adensamento da sua capacidade clínica, ampliação da sua resolubilidade, da sua capacidade de ordenação do acesso e coordenação do cuidado, de forma articulada com a Atenção Especializada, por meio da promoção da comunicação, corresponsabilização do cuidado, compartilhamento das decisões clínicas e de gestão de recursos necessários entre profissionais, equipes e serviços;

VI – promoção da cultura de segurança do paciente nos serviços especializados, de acordo com suas especificidades, por meio de monitoramento, avaliação e controle de estruturas, processos e resultados assistenciais, para garantir a qualidade no cuidado;

VII – estímulo à adoção de estratégias de formação, educação permanente, valorização, provimento e fixação de profissionais de saúde, visando à melhoria da atenção e a oferta de serviços com qualidade e em quantidade suficiente para garantir o acesso da população, em especial aquela de territórios mais vulneráveis e com vazios assistenciais;

VIII – qualificação da regulação assistencial, centrada no usuário e produtora de cuidado, na garantia da integralidade com critérios claros, equânimes e baseados em diretrizes clínicas compartilhadas pelos serviços da RAS, visando monitorar, reduzir os tempos de espera, minimizar o absenteísmo, evitar a realização de procedimentos desnecessários, aumentar a transparência, fortalecer a coordenação do cuidado e promover a vinculação, corresponsabilização e comunicação entre equipes demandantes, ofertantes e usuários;

IX – promoção da disponibilização de transporte sanitário regionalizado que busque garantir cuidado digno e deslocamento adequado, com financiamento tripartite;

X – estímulo ao uso oportuno e adequado de soluções e inovações de saúde digital para compartilhar e interoperar informações e sistemas, tornar mais ágil e oportuna a comunicação entre os pontos de atenção, melhorar a qualidade, a agilidade, a segurança, a efetividade e a eficiência dos serviços presenciais e remotos e engajar usuários, visando assegurar continuidade do cuidado, bem como evitar deslocamentos e procedimentos desnecessários;

XI – promoção de novas modelagens de serviços de atenção especializada, com a indução de boas práticas de atenção, educação, gestão e participação e a integração desses serviços na RAS;
XII – promoção de maior participação do governo federal no custeio, em pactuação com estados, Distrito Federal e municípios, diante do reconhecimento da diversidade de arranjos de organização dos serviços de atenção especializada, considerando o território e as desigualdades sociais e regionais;
XIII – gestão de tecnologia em saúde, considerando critérios de custo-efetividade e a modernização do parque tecnológico, visando apoiar a transformação digital do setor saúde, buscando a efetividade e eficiência do sistema de saúde, e o avanço tecnológico.
XIV– promoção da articulação entre governos, instituições de ensino, pesquisa e desenvolvimento e a sociedade, visando à produção e disseminação de conhecimentos, a inovação e o desenvolvimento científico e tecnológico;
XV – substituição gradativa da forma de financiamento, alterando o modelo de pagamento por procedimento para a remuneração em modelo fundado no cuidado integrado e integral, na contratualização de metas qualitativas e quantitativas, considerando os recursos aplicados pelas três esferas de governo, as especificidades regionais, as pactuações nos espaços de gestão interfederativa do SUS e assegurando a transparência e eficiência na aplicação dos recursos;
XVI – participação da sociedade e atuação do controle social no processo de implementação, monitoramento e avaliação da política;
XVII – estímulo a práticas de gestão e de trabalho que assegurem a inserção das ações de vigilância em saúde, promoção e prevenção em toda a Rede de Atenção à Saúde;
XVIII – oferta de cuidado especializado orientado pelo princípio da equidade, promovendo a elaboração e implementação de estratégias que garantam o acesso e a qualidade da assistência aos grupos vulnerabilizados nos serviços e equipamentos da RAS, reconhecendo e respeitando as diversidades socioculturais e o enfrentamento do racismo estrutural; e
XIX – desenvolvimento de ações de assistência farmacêutica e de uso racional de medicamentos, de forma a garantir a disponibilidade e acesso a medicamentos e insumos em conformidade com a Relação Nacional de Medicamentos (RENAME), os protocolos clínicos e diretrizes terapêuticas, e com a relação específica complementar estadual, municipal, da União, ou do Distrito Federal de medicamentos nos pontos de atenção ambulatorial e hospitalar, visando à integralidade do cuidado.

CAPÍTULO II
DAS DIMENSÕES DA PNAES
Art. 5º A estruturação da Atenção Especializada em saúde no SUS se dará conforme as seguintes dimensões, que lastreiam os Eixos Estruturantes da PNAES:
I – sistêmica;
II – organizacional; e
III – profissional.
Art. 6º A dimensão sistêmica trata da articulação dos serviços de atenção especializada com os demais pontos de atenção e a integração das práticas profissionais, de acordo com planejamento regional integrado, visando à implementação da RAS, conforme o Anexo I da Portaria de Consolidação

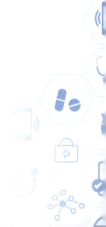

GM/MS nº 3, de 28 de setembro de 2017, com ênfase no seu papel de apoio à atenção primária, com o objetivo de promover a integralidade, a continuidade do cuidado e evitar o desperdício de recursos.

Art. 7º A dimensão organizacional trata do modo como os serviços especializados organizam suas equipes multiprofissionais de forma interdisciplinar para garantir acesso, acolher, oferecer cuidado de qualidade aos usuários e prestar apoio, mediante matricialmente, a outras equipes e serviços da RAS, contribuindo com a regulação do acesso e a continuidade do cuidado da rede de atenção, seja por práticas presenciais ou remotas.

Art. 8º A dimensão profissional trata da forma como os profissionais de saúde dos serviços especializados promovem o cuidado interagem com os usuários, sendo influenciada pela capacidade técnica dos profissionais, pela sua postura ética e capacidade de se responsabilizar e produzir vínculo com os usuários, atuando de acordo com os melhores saberes e técnicas clínicas disponíveis, com bom senso e ética.

CAPÍTULO III
DOS EIXOS DA PNAES
Art. 9º São eixos estruturantes da Política Nacional de Atenção Especializada em Saúde:
I – planejamento ascendente de base territorial e organização dos serviços de Atenção Especializada em Saúde na RAS de acordo com o Planejamento Regional Integrado (PRI);
II – modelo de atenção à saúde centrado nas necessidades de saúde da população e com base na universalidade, integralidade e equidade;
III – fortalecimento e atuação integrada à Atenção Primária;
IV– integração da Atenção Especializada à Saúde com a Assistência Farmacêutica e Vigilância em Saúde
V – regulação do acesso e coordenação do cuidado com equidade e transparência;
VI – informação, comunicação e saúde digital;
VII – gestão dos serviços de atenção especializada;
VIII – formação, educação permanente, valorização, provimento e gestão da força de trabalho em saúde; e
IX – financiamento.
Seção I
Planejamento ascendente de base territorial e organização dos serviços de Atenção Especializada em Saúde na RAS de acordo com Planejamento Regional Integrado (PRI)
Art. 10. Os serviços de atenção especializada em saúde no âmbito do SUS deverão ser ofertados de forma regionalizada, integrada aos demais pontos de atenção da RAS e articulada a outras políticas de saúde e políticas intersetoriais, para garantir:
I – cuidado resolutivo e em tempo oportuno;
II – economia de escala e definição de escopo;
III – qualidade;
IV – efetividade;
V – sustentabilidade; e
VI – continuidade e coordenação do cuidado.

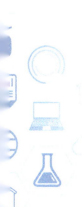

Art. 11. A disposição territorial, o escopo, a escala, o papel e a gestão dos serviços de atenção especializada na RAS deverão ser resultados de planejamento ascendente e participativo, que considere:
I – necessidades de saúde da população bem como parâmetros tecnoassistenciais, epidemiológicos, ambientais, sanitários, demográficos e socioeconômicos existentes;
II – características do território, abrangência territorial da população que será referida a cada serviço, fluxos de deslocamento, disponibilidade de transporte sanitário e vinculação entre serviços, para assegurar os fluxos assistenciais e promover uma comunicação que viabilize a coordenação do cuidado;
III – capacidade instalada e programação da oferta, para evitar sobreposição e conflitos entre os serviços da RAS, sejam públicos ou complementares;
IV – implementação de linhas de cuidado regionais com fluxos assistenciais, pactuação e gestão compartilhada da demanda e da oferta, bem como de critérios e mecanismos regulatórios, no âmbito do PRI;
V – gestão compartilhada, com ênfase na relação entre estado e municípios da região de abrangência da RAS em questão;
VI – processos de pactuação e contratualização; e
VII – critérios de monitoramento e avaliação.
Art. 12. As instituições que atuam na atenção especializada à saúde, sejam de natureza pública ou privada, com ou sem lucrativos, são responsáveis por cumprir estritamente o estabelecido na pactuação com o gestor de saúde local, no que se refere ao escopo, escala, papel, gestão, padrões de qualidade, promoção da segurança do paciente, diretrizes e protocolos clínicos, critérios e mecanismos de acesso, ações de cuidado compartilhado, apoio clínico, telessaúde, entre outros.
Seção II
Modelo de Atenção à Saúde centrado nas necessidades de saúde da população e com base na universalidade, integralidade e equidade.
Art. 13. Os serviços de atenção especializada à saúde deverão ser centrados na pessoa e suas necessidades, comprometida com a coprodução do cuidado entre sujeito, família, equipes demandantes e ofertantes.
Parágrafo único. Para fins do disposto no caput, os serviços devem ter equipes multiprofissionais que atuem de modo interdisciplinar, visando à melhoria da situação de saúde, do bem-estar e a ampliação da autonomia das pessoas e buscando os mais altos graus de integralidade.
Art. 14. A equipe multiprofissional deverá:
I – responsabilizar-se pela pessoa que acessa o serviço;
II – proporcionar um atendimento acolhedor, que respeite as especificidades socioculturais;
III – corresponsabilizar-se no cuidado no âmbito da RAS, buscando garantir a continuidade do cuidado e a referência segura e informada ao próximo ponto da RAS, que deverá continuar o atendimento ao usuário;
IV – orientar o usuário e familiares quanto à continuidade do cuidado, preferencialmente, por meio de um plano de cuidado integrado com a Atenção Primária à Saúde, reforçando a autonomia do sujeito e promovendo o autocuidado;

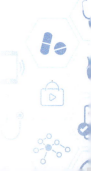

V – articular a continuidade do cuidado com os demais pontos de atenção da RAS, garantindo a transição do cuidado e sua referência segura e informada, em particular com a Atenção Primária; e

VI – articular a interlocução intersetorial com outros equipamentos e serviços no território que possam complementar o cuidado para a promoção e reabilitação em saúde e reintegração social do paciente.

Art. 15. O modelo de atenção à saúde no âmbito da atenção especializada deverá contemplar um conjunto de dispositivos de cuidado que assegurem o acesso, a qualidade da assistência, a coordenação do cuidado e a segurança do paciente.

§ 1º A clínica ampliada, a prática clínica centrada na pessoa e a gestão da clínica deverão ser a base do cuidado para assegurar a sua qualidade e o vínculo entre a equipe, o usuário e seus familiares.

§ 2º O Plano de Cuidado deverá ser elaborado e registrado em prontuário compartilhado pela equipe multiprofissional, tendo as informações clínicas relevantes para o cuidado disponíveis às equipes dos demais pontos de atenção.

§ 3º As equipes dos serviços especializados deverão desenvolver estratégias de educação permanente, apoio clínico e cuidado compartilhado, incluindo apoio matricial, interconsulta, navegação do cuidado e diversas ações de telessaúde (teleconsultoria, teleinterconsulta, telediagnóstico, teleconsulta, telerregulação assistencial), propiciando suporte nas diversas especialidades para as equipes de referência, visando à atenção integral ao usuário.

§ 4º Deverão ser pactuadas e implementadas ações que assegurem a qualidade da atenção e boas práticas em saúde, como protocolos e diretrizes clínicas, com vistas a garantir a segurança do paciente, com intervenções seguras e resolutivas, de forma a evitar ações desnecessárias e qualificar a assistência prestada ao usuário.

Seção III

Do fortalecimento e atuação integrada à Atenção Primária

Art. 16. Os serviços de atenção especializada devem atuar de modo articulado e compartilhado com a atenção primária no cuidado à saúde das pessoas adscritas, contribuindo para o aumento da sua resolubilidade.

Parágrafo único. Para fins do disposto no caput, os serviços de atenção especializada deverão:

I – estar vinculados a um território e a uma quantidade definida de serviços de atenção primária;

II – compartilhar informações clínicas e promover a vinculação, comunicação e tomada de decisões compartilhadas entre os profissionais e equipes de ambos serviços, corresponsabilizando-se pela produção do cuidado dos usuários atendidos; e

III – definir conjuntamente protocolos de cuidado, de encaminhamento, de alta responsável ou de continuidade do cuidado a outro ponto de atenção que, efetivamente, oriente as práticas, fluxos e decisões de atenção e coordenação do cuidado.

Art. 17. Os serviços de atenção especializada devem, de acordo com o arranjo local ou regional da RAS, estar estruturados e aptos a:

I – matriciar as equipes de atenção primária à saúde, de maneira sistemática e regular, de acordo com as necessidades identificadas;

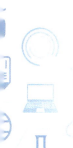

II – realizar interconsulta, teleconsultoria, segunda opinião formativa e tele-educação junto às equipes de atenção primária à saúde;
III – realizar ações de telediagnóstico e de teleconsultas para casos cabíveis aos cuidados remotos de saúde;
IV – realizar telerregulação assistencial, integrando as ferramentas e a lógica do telessaúde ao processo de regulação do acesso; e
V – participar de processos de coordenação e navegação do cuidado para assegurar o melhor tratamento, em tempo oportuno, às pessoas encaminhadas entre um serviço e outro, em especial aquelas que precisam ser atendidas em tempo oportuno para a resolução de um problema de saúde em evolução.
Art. 18. O processo de programação da oferta e de regulação do acesso a exames, consultas e outros procedimentos considerados mais estratégicos à Atenção Primária devem ser feitos, preferencialmente, de modo compartilhado com as equipes de atenção básica, buscando conferir às equipes de Atenção Primária a máxima autonomia na tomada de decisão.
§ 1º Para fins do disposto no caput, são considerados exames, consultas e outros procedimentos estratégicos aqueles:
I – que exigem tratamento em tempo oportuno;
II – mais demandados e que precisam ser gerenciados para evitar longo tempo de espera; e
III – que são relevantes para o aumento da resolubilidade da Atenção Primária.
§ 2º Deverão ser definidos protocolos que estabeleçam as necessidades e procedimentos para os quais caberá ao profissional da atenção primária definir as regras de acesso, bem como os casos em que a decisão e o cuidado serão compartilhados entre equipes demandantes e ofertantes.
§ 3º Devem ser evitados fluxos e processos burocráticos com carência de informações sobre o usuário, de modo a permitir a adequada avaliação e tomada de decisão clínica no processo de regulação do acesso.
Seção IV
Integração da Atenção Especializada à Saúde com a Assistência Farmacêutica e Vigilância em Saúde
Art. 19. Para a promoção da integralidade das ações no sistema de saúde, deve haver a inserção da Vigilância em Saúde nas instâncias e pontos da RAS, por meio de articulação e construção conjunta de estratégias e ações.
Parágrafo único. Os serviços de Atenção Especializada devem se articular com a Vigilância em Saúde, visando à promoção da saúde e a prevenção de doenças e agravos, bem como a redução da morbimortalidade, vulnerabilidades e riscos à saúde das pessoas.
Art. 20. As ações de Assistência Farmacêutica devem estar integradas aos serviços de atenção especializada, com vistas a contribuir para o acesso e melhoria da segurança e efetividade do uso de medicamentos a nível individual e populacional, colaborando para a tomada de decisões clínicas dos profissionais e do próprio usuário.
Parágrafo único. Os serviços de atenção especializada devem, preferencialmente, ofertar ações e serviços farmacêuticos, de forma a colaborar para maior efetividade dos tratamentos, prevenção e resolução de problemas relacionados à farmacoterapia.

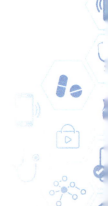

Seção V
Regulação do acesso e coordenação do cuidado com equidade e transparência
Art. 21. As ações, serviços e procedimentos de saúde na atenção especializada devem ser:
I – planejados e programados a partir das necessidades de saúde de uma determinada população;
II – regularmente contratualizados e executados; e
III – permanentemente monitorados e avaliados.
Parágrafo único. A integração das informações deve permitir maior transparência e o melhor suporte à tomada de decisões sobre investimentos, expansão e realização de novos contratos e a gestão sustentável dos recursos.
Art. 22. O acesso regulado, organizado em consonância com a Política Nacional de Regulação, com o objetivo de garantir a atenção em tempo oportuno e reduzir a taxa de absenteísmo e o tempo de espera, deverá:
I – assegurar a equidade e a transparência;
II – possuir práticas regulatórias produtoras de cuidado;
III – estar organizado a partir de linhas de cuidado;
IV – considerar o papel regulador de cada serviço da RAS;
V – estar articulado com as respectivas centrais de regulação; e
VI – possuir priorização por meio de critérios clínicos e que avaliem riscos e vulnerabilidades.
Art. 23. A regulação do acesso aos diversos prestadores deve:
I – possuir base regional, a partir da gestão compartilhada entre estado e municípios, sem prejuízo da autonomia de cada ente;
II – ter comando único; e
III – ordenar e regular o acesso aos diversos prestadores em um processo dinâmico de regulação, monitoramento e avaliação.
Art. 24. O gestor estadual, distrital ou municipal de saúde será responsável pela regulação do acesso, nos termos desta Política, da Política Nacional de Regulação do SUS e conforme pactuação, utilizando-se de:
I – diretrizes clínicas, protocolos assistenciais e de acesso; e
II – critérios de priorização com base em avaliações de risco e vulnerabilidade.
Art. 25. As ações regulatórias devem incluir dispositivos centrados nas necessidades do usuário como:
I – a gestão e transparência das filas de espera;
II – o matriciamento;
III – a educação permanente;
IV – a alta responsável;
V – a telessaúde;
VI – a telerregulação assistencial; e
VII – o cuidado compartilhado entre profissionais da atenção básica e especializada.
Art. 26. Os protocolos de acesso e os processos e fluxos regulatórios devem possuir regras, critérios, processos de decisão e de agendamento pactuados, transparentes e compartilhados por todos os envolvidos em sua execução.
Art. 27. A regulação do acesso deve ocorrer na forma de linhas de cuidado ou de grupos de ofertas de cuidados integrados, dentro do nível de resolubilidade do estabelecimento de saúde e buscando evitar a vinculação definitiva

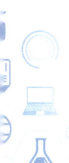

do paciente, ou prolongando sua permanência, na atenção especializada, sem justificativa clínica (efeito velcro).

Art. 28. Os serviços de atenção especializada em saúde, de acordo com os fluxos regulatórios locais e com a Política Nacional de Regulação em Saúde, deverão:

I – disponibilizar sua oferta às centrais de regulação de acordo com o pactuado na contratualização; e

II – colaborar com a regulação do acesso a consultas, exames e procedimentos ofertados em suas dependências ou em outros serviços de saúde, compartilhando a responsabilidade na gestão das filas.

§ 1º A situação de saúde e as necessidades dos usuários devem ser consideradas na tomada de decisões no processo de regulação, mediante o acesso aos dados clínicos da pessoa.

§ 2º A regulação do acesso deve ser articulada às ações de telessaúde (teleeducação; teleinterconsulta; teleconsultoria; telediagnóstico e teleconsulta), na lógica da telerregulação assistencial, contribuindo para o aumento do acesso e da resolubilidade, além da redução dos tempos e filas de espera.

§ 3º Para conferir agilidade e a priorização adequada do acesso e reduzir a realização de procedimentos desnecessários, deve ser promovida maior responsabilização:

I – do demandante pelo processo regulatório, da Atenção Primária e de outros pontos de atenção, por meio da tomada de decisão compartilhada; e

II – dos profissionais e equipes demandantes e ofertantes pelas filas e tempos de espera, em especial, com relação às linhas de cuidado e problemas de saúde prioritários.

Art. 29. Deve ser estimulada a produção e gestão do cuidado compartilhado, por meio do relacionamento pessoal e o vínculo entre profissionais de saúde demandantes e ofertantes, para evitar a vinculação definitiva do paciente, ou prolongando sua permanência, na atenção especializada, sem justificativa clínica (efeito velcro), nas hipóteses em que o cuidado pode ser continuado na atenção primária.

Art. 30. Devem ser disponibilizados às equipes demandantes e ofertantes mecanismos de coordenação do cuidado e de monitoração do acesso dos usuários aos serviços que compõem o itinerário terapêutico necessário ao seu cuidado.

§ 1º O processo de regulação deve ser informatizado, com ferramentas que apoiem a coordenação e integração do cuidado, que possibilitem ações de telessaúde e que visem ao monitoramento em tempo oportuno, à comunicação entre equipes demandantes e ofertantes e à tomada de decisões assertivas adaptável às necessidades locais e regionais.

§ 2º O Ministério da Saúde deverá prover soluções de tecnologias de informação e comunicação (TIC) que possibilitem o compartilhamento de dados e informações entre os gestores, os profissionais de saúde e os cidadãos, com vistas a otimizar os processos de agendamento, reduzir o absenteísmo, qualificar o planejamento, monitoramento e avaliação do processo de regulação do acesso, incluindo filas e tempos de espera.

§ 3º Deve ser realizada gestão da informação com inteligência suficiente para conhecer as filas e gerenciá-las com tecnologias adequadas, a fim de evitar que a redução da fila de um tipo de procedimento gere outras na mesma linha de cuidado ou em outras linhas de cuidado que tenham procedimentos comuns.

Seção VI
Da informação, comunicação e saúde digital
Art. 31. As medidas relativas à saúde digital devem:
I – assegurar a proteção dos dados pessoais dos cidadãos e a governança pública das informações em saúde, nos termos da Lei nº 13.709, de 14 de agosto de 2018 – Lei Geral de Proteção de Dados Pessoais (LGPD);
II – promover mudanças e inovações no processo de trabalho, ganhos de efetividade e eficiência;
III – promover o aperfeiçoamento do planejamento e da gestão de serviços e sistemas de saúde; e
IV – promover a melhoria do acesso e da qualidade do cuidado.
Art. 32. Devem ser adotadas medidas e ações para:
I – informatizar os serviços de atenção especializada, ambulatoriais e hospitalares;
II – garantir o registro e a atualização regular dos dados nos sistemas oficiais de informação do SUS;
III – assegurar a atenção remota; e
IV – garantir a interoperabilidade de dados.
§ 1º Para fins do disposto no inciso I do caput, a informatização deve ocorrer:
I – com soluções de tecnologias de informação e comunicação (TIC) de prontuários eletrônicos e sistemas de gestão de serviços de saúde que utilizem padrões de troca de dados e modelos de informação pactuados de maneira tripartite, garantindo a interoperabilidade entre as soluções e sistemas de informação;
II – com padrão adequado de infraestrutura e segurança de TIC; e
III – de forma a disponibilizar registro clínico eletrônico de saúde nos pontos de atenção da RAS, a ser utilizado para a tomada de decisões clínicas, coordenação do cuidado, apoio matricial e demais ações de telessaúde.
§ 2º Para fins do disposto no inciso III do caput, a atenção remota compreende a educação em saúde, a orientação de usuários, o telemonitoramento, a coordenação do cuidado, a navegação do usuário na RAS, a teleconsultoria, a teleinterconsulta, o telediagnóstico e a teleconsulta.
§ 3º A governança pública dos dados deve apoiar a decisão incrementando a capacidade analítica e utilizando ciência de dados e inteligência artificial para finalidades diversas, como:
I – pesquisas com relevância sanitária que utilizem dados de eventos pregressos;
II – previsão de situações futuras que exijam ações preventivas e preparatórias; e
III – mecanismos de controle interno e detecção de irregularidades.
Seção VII
Da gestão dos serviços de atenção especializada
Art. 33. A gestão dos serviços da atenção especializada em saúde deverá ser pautada:
I – na garantia do acesso e qualidade da atenção;
II – no cumprimento de metas pactuadas nos processos de contratualização;
III – na eficiência e transparência da aplicação dos recursos; e
IV – no planejamento ascendente e gestão participativa e democrática.

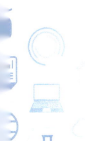

Art. 34. São de avaliação da gestão interna do serviço:
I – a gestão participativa e democrática;
II – a atuação da ouvidoria;
III – as pesquisas de satisfação; e
IV – as demais modalidades de aferição e manifestação da opinião e sugestões dos usuários.
Art. 35. O gerenciamento das práticas de cuidado no serviço deverá ser realizado na perspectiva da integração da prática clínica, por meio da implementação de medidas para garantir:
I – o acesso de usuários encaminhados e que já estejam em processo de cuidado no serviço às várias ações e procedimentos necessários ao seu plano de cuidado;
II – a regulação interna entre diferentes profissionais e equipes, bem como para a realização de procedimentos, eliminando etapas evitáveis no itinerário terapêutico planejado para a pessoa;
III – a qualidade da atenção e gestão do cuidado, incluindo diversas práticas, como a educação permanente e auditoria clínica, visando ao aumento da resolubilidade e da satisfação das pessoas;
IV – a otimização da capacidade instalada, com a redução do absenteísmo e a atenção à saúde remota para os problemas e necessidades sensíveis a este tipo de cuidado;
V – a análise do perfil de usuários atendidos, para monitorar ações e resultados, construir e implementar diretrizes clínicas e processos de cuidado que visem ao aumento da qualidade, efetividade e eficiência do serviço, para evitar a vinculação definitiva do paciente, ou prolongando sua permanência, na atenção especializada, sem justificativa clínica (efeito velcro), e a realização de procedimentos desnecessários;
VI – a gestão da oferta, com o gerenciamento da agenda, realização de práticas de monitoramento do número de consultas por perfil de usuário com a decorrente avaliação da pertinência de dar alta e fazer contra referências responsáveis com a transição do cuidado à Atenção Primária; e
VII – a gestão da demanda, de forma a estimular a educação permanente dos profissionais da Atenção Primária e o matriciamento; e
VIII – o monitoramento de ações e resultados, visando ao aumento da eficácia e eficiência do serviço, por meio de implementação de diretrizes clínicas e avaliação do número de consultas por tipo de usuário.
Parágrafo único. A análise do perfil de usuários atendidos de que tratam os incisos V e VI deste art. pode ocorrer por grupos de diagnósticos, condições de usuários ou por tipo de atenção prevista para um determinado grupo de usuários, como ações de apoio diagnóstico, cuidados resolutivos a serem pontualmente realizados na Atenção Especializada antes de voltar a ser atendido na Atenção Primária ou ainda cuidados com necessidade de continuidade e compartilhamento entre Atenção Primária e Especializada.
Art. 36. Devem ser adotadas ações de indução e apoio à formação de competências específicas de profissionais que ocupem cargos de direção e de gerência intermediária, para profissionalizar a administração dos serviços de Atenção Especializada.

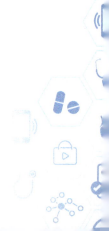

Parágrafo único. A administração dos insumos, da infraestrutura, dos recursos financeiros e a gestão da força de trabalho serão direcionadas para o cumprimento do papel dos serviços de atenção especializada na RAS.

Seção VIII

Da formação, educação permanente, valorização, provimento e gestão da força de trabalho

Art. 37. Os espaços de produção das ações e serviços de Atenção Especializada em Saúde devem se constituir como campo de prática para ensino, pesquisa e incorporação tecnológica em saúde.

Parágrafo único. Os serviços de atenção especializada integrantes do SUS devem contribuir para a formação e educação permanente de suas equipes e dos trabalhadores dos demais pontos de atenção da RAS, por meio do matriciamento, de acordo com o pactuado com os gestores.

Art. 38. Os processos essenciais de gestão da força de trabalho em saúde devem ser orientados por competências articulando:

I – análise e descrição de cargos e posições em função das competências necessárias para o desenvolvimento de um processo de trabalho ou serviço;

II – dimensionamento da necessidade de profissionais por processo de trabalho, serviço e território;

III – seleção, contratação, alocação e redistribuição de profissionais;

IV – estabelecimento de diretrizes para a prática, formação, educação permanente e desenvolvimento profissional e pessoal;

V – reconhecimento, habilitação e acreditação profissional para realização das práticas requeridas; e

VI – sistema de remuneração, gestão de carreira profissional e avaliação de desempenho.

Art. 39. Em iniciativas de formação, provimento e fixação deve ser dimensionada, de forma tripartite, a necessidade de profissionais por região de saúde, em consonância com processos de investimento e planejamento regional integrado.

Art. 40. Deve ser almejado um processo de trabalho interprofissional, em equipe, e visando à ampliação do campo de competências praticados pela equipe de saúde com o objetivo central de avançar nos graus de acesso dos usuários à Atenção Especializada com resolubilidade e com os maiores graus de integralidade possíveis.

Art. 41. Devem ser propostos, nas regiões de saúde, perfis, escopo de práticas e competências para a atuação de profissionais de saúde para:

I – a atenção às necessidades de saúde específicas; e

II – a atuação em determinados serviços.

Parágrafo único. A definição de que trata o caput deve orientar as ações de formação mais pertinentes, sejam elas educação permanente, aperfeiçoamentos habilitadores de competências, especializações latu-sensu, residências médicas e multiprofissionais ou outras, articuladas ou não a processos de provimento e fixação.

Art. 42. Deverão ser ampliadas, diversificadas e combinadas as estratégias de formação e de habilitação profissional, com o objetivo de ampliar a oferta de serviços e o acesso da população, especialmente em áreas desassistidas.

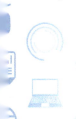

Parágrafo único. As estratégias de que trata o caput deverão prever o reconhecimento da experiência do trabalhador, a certificação de suas habilidades e propor itinerários de formação em serviço realizados no sistema de saúde.

Art. 43. Os serviços de atenção especializada devem adotar as seguintes ações de valorização dos trabalhadores:

I – avaliação de desempenho;

II – educação permanente; e

III – avaliação da atenção à saúde do trabalhador.

§ 1º A avaliação de desempenho dos trabalhadores pressupõe a existência de oportunidades sistemáticas para análises individuais e coletivas do trabalho, com participação ativa dos trabalhadores, buscando a corresponsabilização das equipes com as avaliações.

§ 2º O programa de educação permanente em saúde deve ser oferecido aos profissionais de saúde das equipes, baseado no aprendizado em serviço, de forma que as atividades de aprender e de ensinar se incorporem ao cotidiano dos serviços e equipes.

§ 3º A atenção à saúde do trabalhador contemplará ações de promoção da saúde, prevenção e recuperação de doenças e reabilitação.

Art. 44. A gestão da força de trabalho na atenção especializada em saúde deverá ser direcionada para aperfeiçoar mecanismos de provimento, fixação e habilitação de profissionais, buscando atender aos pressupostos previstos nesta Política.

Seção IX

Do Financiamento

Art. 45. O financiamento da atenção especializada em saúde será realizado:

I – de forma tripartite, pactuado entre as três esferas de gestão;

II – de acordo com as normas específicas do SUS; e

III – em observância às necessidades de saúde da população e às dimensões epidemiológica, demográfica, socioeconômica, espacial e de capacidade de oferta de ações e de serviços de saúde.

Art. 46. O financiamento da Atenção Especializada em Saúde poderá ser composto por recursos distintos relacionados a políticas e programas específicos, devendo seguir as seguintes diretrizes:

I – a busca da sustentabilidade, considerando a população de referência, o território de atuação, a missão e o papel dos serviços de Atenção Especializada desempenhado na RAS, pactuados regionalmente;

II – a ampliação da capacidade instalada, a renovação do parque tecnológico e a inovação de tecnologias, respeitando as especificidades regionais e as pactuações locais;

III – a alocação dos recursos de investimentos que deve considerar, prioritariamente, critérios que visem reduzir as desigualdades na oferta de ações e serviços públicos de saúde, com objetivo de garantir a integralidade da atenção;

IV – a promoção da substituição gradativa de um modelo de pagamento por procedimento para a remuneração centrada no cuidado integral do usuário, por meio da implementação de linhas de cuidado e pela identificação de grupos de ofertas de cuidados integrados necessárias à atenção de determinadas necessidades e usuários;

V – a qualificação e integração dos sistemas de informação para que interoperem informações necessárias à gestão e financiamento;

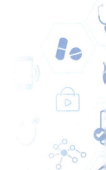

VI – a qualificação dos sistemas de informação possibilitando o registro de toda a produção da Atenção Especializada realizada e custeada com recursos dos estados, do Distrito Federal, dos municípios e da União;
VII – o fortalecimento da contratualização de serviços com previsão de metas e resultados qualitativos e quantitativos, e remuneração por desempenho e alcance de resultados; e
VIII – o reconhecimento dos distintos arranjos da Atenção Especializada em Saúde existentes nos estados, Distrito Federal e municípios e da possibilidade de diversas formas de implementação desta Política pelos entes.

CAPÍTULO IV
DAS DISPOSIÇÕES FINAIS
Art. 47. Compete aos gestores do SUS, em suas esferas de atuação, a implementação da Política Nacional de Atenção Especializada em Saúde, mediante a elaboração de planos, programas e ações voltados para a organização e o funcionamento dos serviços especializados.

ESTAÇÃO DE TELESSAÚDE INTEGRADA DE BEM-ESTAR

É essencialmente uma unidade compartilhada para o provimento de um serviço mais qualificado, com um conjunto de dispositivos e ambientações internas e externas para provimento de cuidados biopsicossociais. Iniciou-se a idealização da estação em maio de 2022, com a conceitualização de privacidade, acessibilidade, capacidade de auto-higienização, segurança e fluxo de ar, espaço interno para duas pessoas, disponibilidade de maca, poltrona acessível, três câmeras, ambientação agradável, aromatização, sonorização ambiental e disponibilidade de equipamentos de apoio ao diagnóstico.

Em 21 de setembro de 2023, foi feito o primeiro lançamento da Estação de Telessaúde Integrada de Bem-Estar, na Universidade de Brasília (UnB), Ceilândia (Figura 18.2), com a presença de diversas autoridades, entre elas a Dra. Ana Estela Haddad, como Secretária de Informação e Saúde Digital do Ministério da Saúde (SEIDIGI), o Dr. Cleinaldo Almeida Costa, diretor do Departamento de Saúde Digital e Inovação do DESD/SEIDIGI/MS, e a deputada Adriana Ventura (autora do PL que se tornou a Lei de Telessaúde nº 14.510/22). A Estação de Telessaúde é uma solução idealizada pela arquiteta Mariana Mie Chao e por Carlos Vinicius Nascimento de Araújo, com a curadoria técnico-científica de Chao Lung Wen. Em 11 de dezembro de 2023, foi implantada em uma primeira da escola de ensino fundamental II, unidade municipal de educação da cidade de Santos, como parte integrante das atividades para a 10ª edição do Programa Santos Jovem Doutor. Representou a primeira ação, na história do país, que reuniu o conceito de teleassistência e bem-estar com espaço cultural em saúde para promoção de saúde em uma escola (Telessaúde nas escolas), representando o cumprimento da Lei nº 14.681, de 18 de setembro de 2023, que institui a Política de Bem-Estar, Saúde e Qualidade de Vida no Trabalho e Valorização dos Profissionais da Educação.

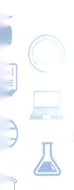

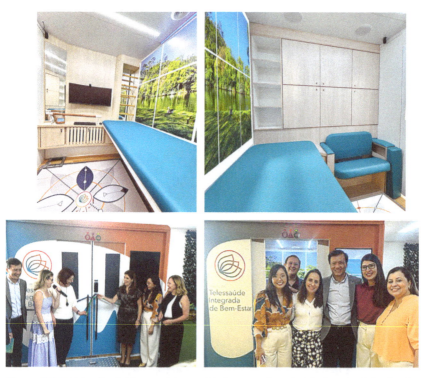

Figura 18.2 Estação de Telessaúde em 21 de setembro de 2023 na UnB Ceilândia (DF). Coord.: Profas. Dras. Vivian da Silva Santos e Margô Karnikowski. Representantes ABTms: Dra. Alessandra Tieppo e Ft. Suehellen Milhomem.

HOSPITAIS HÍBRIDOS CONECTADOS

Na década de 1970, o Brasil era considerado um país formado em sua maioria por jovens. Hoje, estudos apontam que ocorre um processo acelerado de envelhecimento, quando comparado com outros países (Pinho de Almeida, 2021). As projeções apontam uma tendência importante no aumento desses índices, e espera-se que a proporção de indivíduos idosos alcance taxas de 16,5 e 18,7% em 2025 e 2030, respectivamente; ou seja, em cada cinco pessoas da população brasileira, uma terá ao menos 60 anos (IBGE, 2018). Isso pode explicar o aumento significativo de estudos que abordam o envelhecimento e as suas repercussões nos sistemas de saúde (Visentin e Lenardt, 2010; Silveira et al., 2013; Prince et al., 2015). A readmissão hospitalar (*i. e.*, um novo episódio de internação após a alta hospitalar) nesse perfil de pacientes é um evento indesejável e deve ser abordado de maneira estratégica. Além de causar impactos negativos à saúde dos pacientes, as readmissões hospitalares implicam ineficiência operacional dos leitos hospitalares, reduzindo a capacidade do serviço de realizar o tratamento de pacientes que estão aguardando a disponibilidade de uma vaga.

Deve-se começar a planejar os hospitais como *hubs* de saúde: transformam-se em ponto focal para distribuição de serviços domiciliares, com qualidade hospitalar. Possivelmente, precisaremos, na 3ª e 4ª décadas, implementar um novo modelo de distribuição de serviços de saúde, com as teletecnologias assistenciais ampliando o surgimento de hospitais híbridos conectados, que contarão com o aumento da sua eficiência interna aliado à agilidade para o telemonitoramento domiciliar (Figura 18.3).

Esses hospitais se inserem na ideia do ecossistema de Saúde Conectada, em que a Tm e a Ts serão recursos de integração de centros de referências, por meio de uma nuvem cognitiva da saúde, incluindo, por exemplo, salas-cofre digitais, centro de convenção digital, educação, sistemas de diagnóstico, sistema de telemulticuidado domiciliar e farmácias conectadas com os hospitais para a entrega imediata do medicamento em domicílio.

Embora existam diversos indicadores de *performance* da qualidade assistencial, atualmente, reduzir readmissões hospitalares não planejadas se tornou uma das principais prioridades das organizações hospitalares em todo o mundo, atraindo o interesse de gestores hospitalares, profissionais da Saúde e de agentes responsáveis pela definição de políticas públicas. Dessa forma, a readmissão hospitalar tem sido considerada um importante indicador da qualidade assistencial no âmbito internacional e, mais recentemente, no Brasil (Oliveira et al., 2020). Alguns países, com o objetivo de medir a qualidade da prestação do serviço, introduziram métricas para monitorar e penalizar financeiramente os estabelecimentos de saúde com altas taxas de readmissão (Artetxe et al., 2018). Programas semelhantes estão sendo incorporados pela saúde suplementar, visando incentivar os hospitais a atuarem na redução das taxas de readmissões (Chakraborty et al., 2017). Nesse sentido, o monitoramento e a gestão eficiente das taxas de readmissões hospitalares não planejadas devem ser considerados metas fundamentais para a prestação de cuidados de saúde baseados em valor (Ibrahim et al., 2017).

Dados da Agency for Healthcare Research and Quality (AHRQ), entidade responsável pela melhoria da qualidade assistencial nos Estados Unidos, mostraram que, em 2011, mais de 3,3 milhões de pacientes adultos foram readmitidos dentro de 30 dias após a alta hospitalar, resultando em cerca de US$ 41,3 bilhões em custos hospitalares. Entre essas readmissões, 17,2% corresponderam a episódios de reinternação não planejados de pacientes idosos (acima de 65 anos), gerando custos em torno de US$ 24 bilhões, ou seja, 58% acima do custo total. Em 2013, essa taxa foi reduzida para 16,2%, após a implementação de estratégias que visavam à redução das readmissões não planejadas. Posteriormente, outro estudo conduzido pela AHRQ, realizado em 524 hospitais norte-americanos, avaliou a associação entre a qualidade do atendimento e o índice de segurança do paciente (ISS), descrevendo uma taxa média de readmissões hospitalares de 12% (Campione et al., 2017). No Reino Unido, entre 2004 e 2010, 7% dos pacientes que tiveram alta nos hospitais da Inglaterra foram readmitidos dentro dos primeiros 30 dias, acarretando um custo aproximado para o sistema de saúde de 1,6 bilhão de libras por ano (Billings et al., 2012).

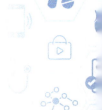

Figura 18.3 Modelo de organização de cadeia de serviço dentro de um hospital híbrido conectado.

Além disso, os dados publicados por Artetxe et al. (2018) sobre as taxas de readmissão conduziram uma revisão sistemática, apontando que os idosos (60 anos ou mais) geralmente apresentam maior risco de readmissão hospitalar quando comparados com indivíduos de outras faixas etárias, sendo reportada uma taxa média de 18,9%, quando consideradas as readmissões não planejadas de qualquer causa ocorridas em até 30 dias após a alta.

No Brasil, mesmo com a escassez de análises sobre o tema, um estudo recente (Bettiol et al., 2020) relatou uma taxa geral de readmissões não planejadas estimada em 13,7%. Diante do desafio do atendimento a uma população cada vez mais idosa, associado ao alto custo dos tratamentos médicos e à necessidade do uso racional e sustentável dos recursos hospitalares, torna-se evidente que a identificação precoce de indivíduos com maior probabilidade de readmissão pode ser de grande utilidade para a melhoria das práticas assistenciais, minimizando o impacto negativo das readmissões hospitalares (Bjorvatn, 2013).

A formação de um ecossistema de saúde conectada com a rede de saúde (ver Figura 1.1, no Capítulo 1), aliada às mudanças de estilo de vida, poderá proporcionar a continuidade da assistência em todos os níveis do cuidado à saúde e uma atenção melhor no monitoramento desses serviços. Será cada vez mais frequente o uso de tecnologias capazes de processar e analisar os dados disponíveis nas diversas fontes de informações sociodemográficas, clínicas e administrativas. Com o aumento da adoção de prontuários eletrônicos, aliados à crescente capacidade de processamento computacional, à computação em nuvem e ao avanço de técnicas de *data mining* (Hand, 2007), o uso de metodologias de aprendizado de máquinas, na medicina, ou *machine learning*, como é amplamente conhecido, está ganhando cada vez mais relevância sobre as abordagens estatísticas tradicionais (Beam e Kohane, 2018).

No contexto da readmissão hospitalar, tem sido observado um interesse crescente no uso de modelos preditivos para a identificação dos pacientes sob maior risco, pois tais técnicas, além de potencializarem o uso de um grande conjunto de variáveis, podem superar os desafios analíticos inerentes aos métodos estatísticos tradicionais (Brüngger e Blozik, 2019). A análise preditiva pode, de fato, fornecer evidências cruciais para a identificação de pacientes com maior probabilidade de serem readmitidos (Choudhury e Greene, 2018). Dessa forma, a incorporação desses algoritmos de predição pode servir como sistema de apoio à decisão para profissionais da Saúde atuarem de maneira mais assertiva diante dos pacientes com maior risco, aumentando, assim, a vigilância e oferecendo programas individualizados de alta hospitalar com orientações de cuidados específicos, além de propiciar uma transição do cuidado com qualidade para o retorno mais precoce às atividades diárias (Borges et al., 2020).

O hospital moderno deve se ajustar de forma contínua à realidade do seu momento histórico, tendo como metas, além de tratar e curar doentes, difundir conhecimento sobre saúde, proporcionar bem-estar aos seus usuários de maneira segura e inovar e expandir as suas áreas de atuação com a organização e a implantação de um teleambulatório. Para que esse modelo seja eficiente, a organização hospitalar deve ter como pontos fortes e diferenciais a qualidade dos seus serviços,

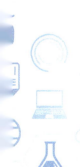

contribuindo com a melhoria da prestação dos serviços oferecidos. A organização hospitalar deve ter infraestrutura de instalações, equipamentos, instrumentais, médicos, funcionários, recursos financeiros e, especialmente, os clientes, que se dirigem até lá em busca de tratamento ou consulta. Como acontece com as organizações em geral, informações adequadas são fundamentais para a gestão de instituições hospitalares, considerando-se o papel social que estas representam.

Buscar otimizar os padrões de eficiência no uso dos recursos alocados às atividades operacionais dos hospitais é uma consequência das condições impostas pela necessidade social e pelo mercado. Vale destacar que a redução de custos operacionais deve ser feita sem que a qualidade dos serviços prestados seja perdida em decorrência de redução de desperdícios, da melhoria dos processos e do aumento da qualificação profissional. No Brasil, a área hospitalar ainda precisa trilhar um longo caminho em busca da modernização de sua gestão e seu funcionamento.

Na perspectiva da Saúde para a terceira década do século 21, pode-se dizer que estamos em um momento oportuno para idealizar, organizar, mensurar e implantar novos conjuntos de serviços que possam ter crescimentos escalonáveis, ser de qualidade e agregar valores para a população. A consolidação e a expansão da Tm e da Ts possibilitará aprimorar a cadeia de serviços em saúde com a oferta de serviços que englobam desde educação em autocuidados, orientação e prevenção para a população (e-Care) até o monitoramento de situações crônicas e multicuidados profissionais em domicílio. Os avanços da internet das coisas (IoT) e da internet das coisas médicas (IoMT), o surgimento de *smartphones* cada vez mais rápidos, com capacidade de realizar multiprocessamentos, compartilhamento de dados em nuvem e integração com vários dispositivos, a hiperconectividade proporcionada pelo 5G/6G, a melhoria dos processamentos em nuvem, a organização de *data lakes* e a incorporação de inteligência artificial (IA) mudarão os cenários de monitoramento de saúde pessoal (Figura 18.4).

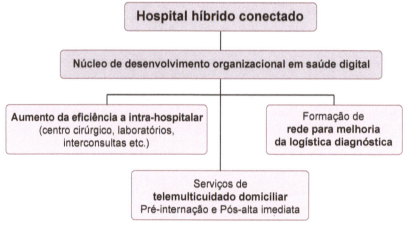

Figura 18.4 Dinâmica de um hospital híbrido conectado.

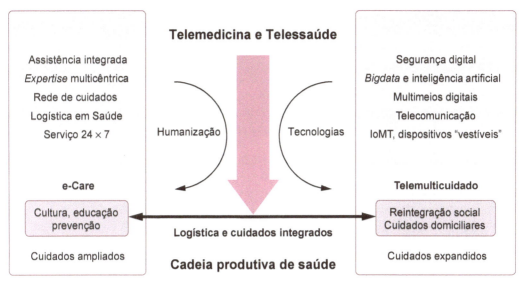

Figura 18.5 Saúde conectada 5.0 e cadeia produtiva de saúde.

No lugar da centralização dos processos de cuidados baseados exclusivamente nos hospitais físicos, avançaremos para a saúde distribuída, em que as residências das pessoas serão os pontos para cuidados contínuos, com maior humanização e redução dos riscos de contágios de doenças em ambientes hospitalares. Cuidados em domicílio serão cada vez mais frequentes, e será analisada a questão da integração entre os hospitais e o serviço de atenção domiciliar como forma de proporcionar a continuidade e a qualidade do cuidado. O atendimento do paciente no seu domicílio pode reduzir o tempo de permanência no hospital, bem como a reabilitação e o tratamento de doenças que demandam cuidados contínuos.

Para a otimização correta do sistema de saúde, é preciso ter uma abordagem ampla que envolva cuidados integrais aos pacientes (Figura 18.5). Pensar em melhorar a qualidade da assistência à saúde, dando subsídios à rede de prestadores de serviços, agregaria uma entrega com melhor valor integrado em saúde. Os custos com os cuidados às doenças são cada dia mais altos. É necessário desenvolver estratégias para reduzir os sinistros (promoção de saúde, prevenção de doenças, lares inteligentes e saudáveis) e eliminar os desperdícios. A abordagem segmentada e fragmentada da saúde resulta em ações isoladas que têm baixa relação com uma abordagem sistêmica dos problemas. É necessário organizar uma central de estratégia e planejamento para análise e estruturação de cadeia produtiva de serviços hospitalares, com a formação de rede hospitalares envolvendo a aplicação da Tm e da Ts.

Em 2019, o IBGE indicou que, em 2034, o percentual da população acima de 65 anos vai atingir 15% de toda a população brasileira; em 2060, vai atingir 25,5%.

Esse envelhecimento populacional exigirá um investimento de cerca de R$ 50,7 bilhões em saúde entre 2020 e 2027. Segundo a OMS, mais de 50% de todos os medicamentos são incorretamente prescritos, dispensados e vendidos. A organização também cita que 55% das prescrições de antibióticos são cientificamente desnecessárias. Medicamentos caros são utilizados com frequência quando existem opções mais baratas e igualmente eficazes.

Nesse contexto, reduzir as despesas com internações desnecessárias, ou que durem mais tempo do que deveriam, deve estar entre as prioridades. Uma alternativa para reduzir o tempo de internação de muitos pacientes é investir em uma boa equipe de atendimento multiprofissional domiciliar, que pode atender pacientes idosos e portadores de doenças crônicas com mais eficiência, melhores resultados e custos reduzidos. Esse é o momento para o uso dos serviços de telemonitoramento de crônicos, teletriagem e telemulticuidados domiciliares.

PREVENÇÃO E PROMOÇÃO DE SAÚDE

A implementação de ações que promovam bem-estar ainda está em fase incipiente no país. As ações para promover a saúde deveriam ser realizadas de forma conjunta, envolvendo articulação e estratégias que integrem do nível assistencial até o educacional e motivacional. Em uma estratégia bem planejada de saúde preventiva, além de promover o diagnóstico precoce e evitar o agravamento de muitas doenças crônicas, os programas de prevenção também podem empoderar o paciente para cuidar da sua própria saúde (autocuidados), além de facilitar e orientar a utilização dos serviços de saúde. Considerando que aproximadamente 67% dos beneficiários de planos de saúde privados no Brasil têm planos coletivos empresariais, o resultado é a elevação dos gastos com a saúde dos trabalhadores das empresas. Dessa maneira, é essencial que haja investimento na melhoria da saúde; caso essa gestão sustentável e populacional de saúde não seja incentivada, poderá repercutir nas empresas, que não conseguirão mais ofertar esse benefício aos trabalhadores.

As empresas deverão considerar mudanças nas práticas de qualidade de vida, que poderão prevenir, por exemplo, diabetes, uma doença crônica não transmissível (DCNT). O foco deverá ser tanto no comportamento do indivíduo como na organização do trabalho, esta visando a melhor comunicação, maior transparência nas ações e percepção de estabilidade no trabalho. Ou seja, essa abordagem mais global deverá utilizar indicadores que foquem não só em sinistros e afastamentos, mas também em aspectos relacionados com estilo de vida e hábitos e estabilidade financeira. Um dos principais objetivos dos programas de prevenção e promoção da saúde é melhorar os indicadores gerais dos pacientes e evitar o agravamento de quadros de doenças crônicas. Por isso, eles podem ser um importante aliado da racionalização de custos e da redução de desperdícios nos cuidados de doenças.

Telemonitoramento e teleconsulta de acompanhamento

O absenteísmo de usuários refere-se ao fato de o paciente não comparecer às consultas e/ou aos procedimentos agendados sem comunicação prévia ao local de realização, e é um problema mundial. Uma revisão de literatura sobre o assunto apontou uma taxa média mundial de absenteísmo de 23%: África (43%), América do Sul (27,8%), Ásia (25,1%), América do Norte (23,5%), Europa (19,3%) e Oceania (13,2%). No Sistema Único de Saúde (SUS), o absenteísmo é um problema crônico, com taxas próximas a 25%. Ele pode estar associado a diversos motivos, entre eles: esquecimento, falhas na comunicação com o usuário, melhora dos sintomas de adoecimento, agendamento em horário de trabalho, falta de transporte e dia da semana agendado etc. Em consequência, há o aumento da fila de espera e de demandas por urgência, a redução da produtividade e a perda da eficiência da clínica e da gestão.

Considera-se a integralidade da atenção um dos maiores desafios, pois exige medidas inovadoras e capazes de promover um atendimento mais humanizado e comprometido com a vida. A inclusão dos serviços de teleorientação e teleconsulta de acompanhamento pode minimizar o absenteísmo. Otimizar os recursos disponíveis e combater o desperdício sem comprometer a qualidade da assistência serão um desafio constante na agenda dos gestores de saúde na atualidade e nos próximos anos.

A abordagem segmentada e fragmentada da saúde resulta em ações isoladas que têm baixa relação com uma abordagem sistêmica dos problemas. A constituição de uma central de estratégia e planejamento para análise e estruturação de uma cadeia produtiva de serviços em saúde torna-se cada vez mais urgente. O momento é oportuno para um replanejamento da saúde, adotando-se o uso das modernas tecnologias interativas.

A expansão da Tm e da Ts exigirá a readequação das infraestruturas das faculdades de profissões da Saúde e seus respectivos hospitais universitários, para que possam cumprir o seu papel de difusão do conhecimento e formação de novos médicos e especialistas nos próximos anos. Cabe lembrar que os educadores de hoje deverão pensar em como será o ambiente médico daqui a oito ou 10 anos, pois é o tempo que um aluno do primeiro ano levará para ingressar no mercado de trabalho. O papel dos educadores de hoje é de extrema responsabilidade. Cabe, aqui, lembrar que, em 1993, poucos imaginavam o papel que a internet desempenharia atualmente. Em 1993, estávamos nos primórdios da *web*.

REFERÊNCIAS BIBLIOGRÁFICAS

Artetxe A, Beristain A, Graña M. Predictive models for hospital readmission risk: a systematic review of methods. Comput Methods Programs Biomed. 2018;164:49-64.

Beam AL, Kohane IS. Big Data and machine learning in health care. JAMA. 2018;319(13):1317-8.

Bettiol AB, Wajner A, Pivatto Júnior F. Hospital readmission and mortality in a Brazilian tertiary public hospital. Qual Manag Health Care. 2020;29(2):76-80.

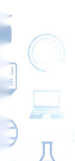

Billings J, Blunt I, Steventon A et al. Development of a predictive model to identify inpatients at risk of readmission within 30 days of discharge (PARR-30). BMJ Open. 2012; 2(4):e001667.

Bjorvatn A. Hospital readmission among elderly patients. Eur J Health Econ. 2013; 14(5):809-20.

Bontje B. Dynamic re-admission prediction of heart patients using scalable models [master thesis]. Netherland: Department of Information and Computing Sciencer, Utrecht University, 2021.

Borges PRT, Fontes DE, Gaudêncio DL et al. Perfil dos pacientes internados em hospitais universitários de grande porte: Conhecer para potencializar a assistência. Saúde (Santa Maria). 2020;46(2). [Internet] 2020 [citado em 2022 dez 3]. Disponível em: https://periodicos.ufsm.br/revistasaude/article/view/43662.

Brüngger B, Blozik E. Hospital readmission risk prediction based on claims data available at admission: a pilot study in Switzerland. BMJ Open. 2019;9(6):e028409.

Campione JR, Smith SA, Mardon RE. Hospital-level factors related to 30-day readmission rates. Am J Med Qual. 2017;32(1):48-57.

Chakraborty H, Axon RN, Brittingham J et al. Differences in hospital readmission risk across all payer groups in South Carolina. Health Serv Res. 2017;52(3):1040-60.

Chao LW. Ambiente computacional de apoio à prática clínica. [tese] apresentada à Faculdade de Medicina – Universidade de São Paulo. São Paulo; 2000.

Chao LW. Segunda opinião especializada educacional. Clínica Médica – Medicina USP/HC-FMUSP. v. 6. Manole; 2009. p. 777-9.

Chao LW, Cestari TF, Bakos L et al. Evaluation of an internet-based tedermatology system. J Telemed Telecare. 2003;9(S1):9-12.

Choudhury A, Greene DCM. Evaluating patient readmission risk: a predictive analytics approach. Am J Engineer Appl Sci. 2018;11(4):1320-31.

Chowdhury MZI, Turin TC. Variable selection strategies and its importance in clinical prediction modelling. Fam Med Community Health. 2020;8(1):e000262.

Departamento de informática do Sistema Único de Saúde do Brasil (DATASUS) [internet]. 2022. Disponível em: https://datasus.saude.gov.br/. Acesso em: 10 nov. 2022.

Gillespie SM, Shah MN, Wasserman EB et al. Reducing emergency department utilization through engagement in telemedicine by senior living communities. Telemed J E Health. 2016;22(6):489-96.

Glans M, Kragh Ekstam A, Jakobsson U et al. Risk factors for hospital readmission in older adults within 30 days of discharge – a comparative retrospective study. BMC Geriatr. 2020;20(1):467.

Goudjerkan T, Jayabalan M. Predicting 30-day hospital readmission for diabetes patients using multilayer perceptron. Int J Adv Comput Sci Appl. 2019;10(2):268-75.

Gundim RS, Wen LC. A Graphical representation model for telemedicine and telehealth center sustainability. Telemedicine Journal and e-Health. 2011;17(3):1-5.

Hand DJ. Principles of data mining. Drug Saf. 2007;30(7):621-2.

Huang Y, Talwar A, Chatterjee S et al. Application of machine learning in predicting hospital readmissions: a scoping review of the literature. BMC Med Res Methodol. 2021;21(1):96.

Instituto Brasileiro de Geografia e Estatística (IBGE). Disponível em: https://agenciadenoticias.ibge.gov.br/agencia-sala-de-imprensa/2013-agencia-de-noticias/releases/21837-projecao-da-populacao-2018-numero-de-habitantes-do-pais-deve-parar-de-crescer-em-2047.

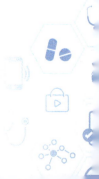

Ibrahim AM, Nathan H, Thumma JR et al. Impact of the hospital readmission reduction program on surgical readmissions among Medicare beneficiaries. Ann Surg. 2017; 266(4):617-24.

Liddy C, Dusseault JJ, Dahrouge S et al. Tele-homecare for patients with multiple chronic illnesses: Pilot study. Can Fam Physician. 2008;54(1):58-65.

Liu W, Stansbury C, Singh K et al. Predicting 30-day hospital readmissions using artificial neural networks with medical code embedding. PLoS One. 2020;15(4):e0221606.

Mahmoudi E, Kamdar N, Kim N et al. Use of electronic medical records in development and validation of risk prediction models of hospital readmission: systematic review. BMJ. 2020;369:m958.

Miller WD, Nguyen K, Vangala S et al. Clinicians can independently predict 30-day hospital readmissions as well as the LACE index. BMC Health Serv Res. 2018;18(1):32.

Oliveira FMRL, Barbosa KTF, Fernandes WAAB et al. Association of the sociodemographic and clinical factors with the risk of hospitalization among elderly individuals treated at the primary health care level. REME. 2019;23:e-1224.

Oliveira PF, Abreu ACC, Pedrosa TM. Readmissões hospitalares em 30 dias após a alta: uma análise da saúde suplementar brasileira. Rev Interdis Ciên Méd. 2020; 4(1):18-24.

Pinho de Almeida L. A importância de políticas públicas voltadas para a população da terceira idade no Brasil: discutindo as tensões e potencialidades do século XXI. TraHS. 2021;10.

Prince MJ, Wu F, Guo Y et al. The burden of disease in older people and implications for health policy and practice. Lancet. 2015;385(9967):549-62.

Shortell SM, Gillies RR, Anderson DA et al. Remaking health care in America. Hosp Health Netw. 1996;70(6):43-4,46,48.

Silveira RE, Santos AS, Sousa MC et al. Gastos relacionados a hospitalizações de idosos no Brasil: perspectivas de uma década. Einstein (São Paulo). 2013;11(4):514-20.

Telehomecare Nursing. Disponível em: http://healthcareathome.ca/northwest/en/Getting-Care/Getting-Care-at-Home/specialized-nursing-care/telehomecare-nursing. Acesso em: 09 nov. 2018.

Veloso R, Portela F, Santos MF et al. A clustering approach for predicting readmissions in intensive medicine. Proced Technol. 2014;16:1307-16.

Vieira Júnior EE, Wen CL. Training of beauty salon professionals in disease prevention using interactive tele-education. Telemedicine and e-Health. 2015;21:55-61.

Visentin A, Lenardt MH. O itinerário terapêutico: história oral de idosos com câncer. Acta Paul Enf. 2010;23(4):486-92.

Zhou H, Della PR, Roberts P et al. Utility of models to predict 28-day or 30-day unplanned hospital readmissions: an updated systematic review. BMJ Open. 2016;6(6):e01.

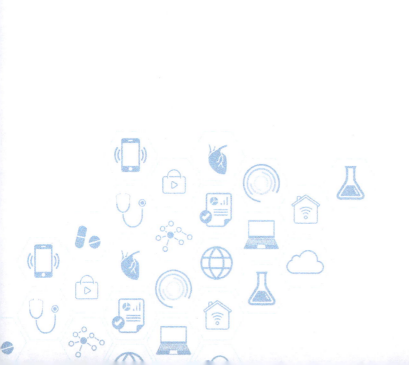

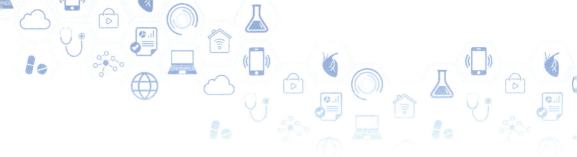

Índice Alfabético

A

Ação, 155
Ambiente de teleducação interativa, 192
Anamnese, 79
Aplicativos de mensagens instantâneas, 41
Aprendizado de máquina (*machine learning*), 131
Aprendizagem
- baseada em
-- equipes, 175
-- problemas, 175
-- projetos, 175
- estruturada, 175
- integrada, 190
- significativa, 175
Áreas de aplicação da robótica
- educacional, 146
- humanoide, 143
- industrial, 142
- médica, 143
Atendimento humanizado, 83
Atestado, 89
Autonomia, 38
Autorização e competência para utilizar a Telemedicina, 40

B

Bem-estar, 153, 209
Beneficência, 38
Bioética, 31, 38

C

Cadeia produtiva, 230
Capacitação profissional, 100
Casas inteligentes, 161

Centro de Tecnologia da Faculdade de Medicina da Universidade de São Paulo, 170
Certificado digital, 43, 44
Chat GPT, 133, 134
Chatbots, 137, 138
Classificação das inteligências artificiais, 130
Código de Ética Médica, 6
Comportamento no mundo digital, 37
Computação gráfica, 179
Conhecimento, 155
Consentimento
- e confidencialidade do paciente, 40
- informado, 38
Cuidado
- em comunicação, 33
- integrado, 105, 111, 120
Cultura digital, 31

D

Decreto nº 9.245/2017, 74
Deep learning, 132
Design de comunicação educacional e educação, 203
Direito de recusa, 39
Dissentimento, 39

E

Educação
- a distância, 191
- digital
-- interativa, 172, 189, 192
-- metacognitiva, 192
- em saúde, 210, 211
- presencial, 192

Emissão de receita médica, atestado e solicitação de exames, 89
Envolvimento, 155
Espaços culturais de saúde, 224
Estação de Telessaúde Integrada, 28, 229, 249
Estilo de vida, 153
Estratégia de Saúde Digital
- HC-FMUSP, 174
- para o Brasil 2020-2028, 73
Estruturas
- assistenciais, 183
- digitais para impressora 3D, 182
Etapas para construção 3D, 186
Ética, 31, 33
Evoluções tecnológicas eletrônicas, 13

F

Formação em Telemedicina e Telessaúde, 41, 93

G

Graduação, 96

H

História
- clínica do paciente, 41
- da Telemedicina e da Telessaúde, 21
Homem Virtual, 179, 180, 186
Hospitais híbridos conectados, 229, 250
Humanização, 77

I

Impressão 3D, 179
Impressora 3D, 182
Inovação disruptiva, 8
Inteligência artificial
- classificação, 130
- estreita, fraca ou restrita, 130
- generativa, 133
- geral, 131
- para saúde, 129
- superinteligente, 131
Interesse, 155
Investigação da história, 79

J

Jovem Educador em Saúde, 211
Justiça, 38

L

Lares inteligentes *wellness*, 163
Lei(s)
- brasileiras sobre ambiente digital, 45
- de Acesso à Informação, 73
- de Portabilidade e Responsabilidade de Seguro-Saúde, 48
- de Telessaúde Integrada – Município de Santos, 65
- do marco civil da internet no Brasil, 45
- do Prontuário Eletrônico, 74
- Federal de Telessaúde, 59
- Geral de Proteção de Dados, 4, 46, 74
- Municipal de Telemedicina de São Paulo, 56
- nº 4.204/2023, 65
- nº 9.998/2000, 209
- nº 12.527/2011, 73
- nº 12.965/2014, 45, 74
- nº 13.709/2018, 46, 74
- nº 13.787/2018, 74
- nº 14.510/2022, 60
- nº 14.681/23, 209
- nº 17.718/2021, 56, 57
Linhas de cuidados, 107, 108, 110
- em câncer, 111
Logística, 229, 230

M

Marco(s)
- civil da internet, 74
- legais da Saúde Digital no Brasil, 71
Medicina conectada, 4, 5, 9
Método educacional, 215
Metodologia ativa digital, 189, 194
Modelo(s)
- de aprendizagem baseado em projeto de soluções de problemas, 201
- de cuidado integrado, 107
- educacionais, 200
Modernização da educação, 172
Mudança, 7

N

Não maleficência, 38
Normas éticas em Telemedicina, 40

O

Objetos
- de aprendizagem, 175, 199
- digitais interativos, 183
Otimização do sistema de Saúde, 229

P

Plataforma
- ambulatório digital didático, 173
- educacional educação digital metacognitiva, 194
- Open Source Moodle, 194

Política Nacional
- de Informação e Informática em Saúde (PNIIS), 72
- de Inovação Tecnológica em Saúde, 74
Preservação da relação médico-paciente, 40
Prevenção e promoção de saúde, 256
Problemáticas da saúde contemporânea, 233
Programa Jovem Doutor, 209, 220
Projeto Homem Virtual, 175, 180

Q

Qualidade, 40, 77
- da atenção e da segurança na Telemedicina, 40
- da informação, 40
Qualificação profissional, 100

R

Receita médica, 89
Redes sociais, 36
Resolução CFM nº 2.314/22, 53
Responsabilidade, 31, 40
- do médico, 40
- do paciente, 40
Respostas de inteligência artificial generativa, 136
Robô de telepresença, 149
Robótica, 140

S

Sala de telepresença imersiva, 151
Saúde
- conectada, 4, 9, 123
- digital, 69, 70
-- acadêmica universitária, 169
- do futuro, 123
- híbrida, 4
- perspectivas a médio prazo, 2

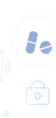

Segunda opinião especializada formativa, 189, 204
Segurança digital, 31
Sequências temáticas do projeto Homem Virtual, 181
Servidores de dados e vídeos, 170
Sinalizadores, 166
Sistemática
- para a produção dos temas do Homem Virtual, 185
- para sessões de segunda opinião especializada formativa, 205
Solicitação de exames, 89

T

Tecnologias
- educacionais interativas, 193
- na educação em saúde, 209
Teleatendimento
- estruturado, 86
- humanizado, 83
Telecirurgia, 55
Teleconferência de ato cirúrgico, 55
Teleconsulta, 53
Teleconsultoria, 55
Telecuidado domiciliar, 167
Telediagnóstico, 55
Telefonia VOIP, 170
Teleinterconsulta, 54
Telemedicina, 1, 13, 19, 69, 78
- novas abordagens com, 4
- responsável, 9
Telemonitoramento, 55
- e teleconsulta de acompanhamento, 256
- em doenças crônicas, 126
- por telefone, 90
Telepresença, 148, 150
Telepropedêutica, 77, 80
Telessaúde, 1, 4, 9, 13, 26, 78
- de estilo de vida e bem-estar, 153
- integrada, 158
- nas escolas, 211
- no Brasil, 74
- novas abordagens com, 4
- responsável, 9
Teletriagem médica, 54
Termo
- de Concordância e Autorização, 86
- de Consentimento Livre e Esclarecido, 38

V

Videoconferência, 147, 170

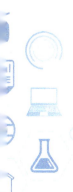